Rコマンダーで簡単！
医療系データ解析

対馬栄輝◉著
TSUSHIMA EIKI

東京図書

- 本書の説明，図表は，Windows 10，Microsoft Office Excel　2016 を使用した環境で作成しています．
- R，R コマンダーは，バージョン 3.6.1～3.6.3 を使用して説明しています．追加のパッケージは 2020 年 3 月現在に提供されているものを使用してます．
- R，R コマンダーは頻繁にバージョンアップしますので，現状ではもっと後のバージョンになっている可能性があります．しかし，操作手順，画面構成等は過去のバージョンを見る限り，変わりありません．
- 万が一，バージョンアップによって操作の変更が発生した部分の補足については，著書のページ（https://personal.hs.hirosaki-u.ac.jp/pteiki/research/stat5/）に掲載しますので，参照してください．
- 第 2 章以降，R，R コマンダーのインストール，コマンドの操作，パッケージのインストール作業の説明になります。平易に記載していますが、やはり難しいときは著者のページ（https://personal.hs.hirosaki-u.ac.jp/pteiki/research/stat5/）に，さらに簡単な改変 R コマンダーの使用法を載せていますので、そちらを参照して下さい。

序　文

統計解析のためにデータは Microsoft Excel に入力して解析するか，統計ソフトウェアに入力して解析する人がほとんどだと思います．

市販されている統計ソフトウェアは操作が簡単で出力も見やすく，専門用語の理解と解析手法の知識があれば，たいていはできるはずです．また最近はわかりやすい解説書もあるので，その本を読みながら進めると，知識が不十分であってもある程度はデータ解析できる人が多いでしょう．

本書で紹介する R，R コマンダーは，その高い信頼性が世界的にも認められているのですが，操作のためには，かなり専門性が要求されます．従って，近年までは統計学を専門とする人以外には敬遠されてきました．実際，本格的に R 言語を理解しようとすれば，それなりの努力と習得時間が必要になります．しかし，無料で入手できるというメリットも魅力です．R を操作するためには R 言語の習得が必要です．この R にパッケージというオプションを追加すると，R コマンダーで操作できるようになります．習得が難しいと考えられてきた R 言語を知らなくてもメニューを選択するだけで R を操作できるようになります．R コマンダーを専門知識のない人でも簡単に使えるというわけです．

本書では，この R コマンダーを利用してデータの統計解析を行う方法を解説しています．さらに解析を進めていくうえでの問題等についても触れています．根気強く読みながら操作を進めていけば，解析ができないという人は，かなり少ないはずです．

しかし，R コマンダーを使ううえで，どうしても R 言語（コマンド入力）に触れなければならない場面が出てきます．その場面とは，① R コマンダーをはじめとした各種パッケージをインストールするとき，② R コマンダーでは出力できない手法を行いたいとき，です．これらの作業は，どうしても避けられないのです．統計学を専門としなくても R を使う人は徐々に増えてきており，上で述べた①はクリアできているようです．本書をはじめとして web でも解説したものが多数ありますので，少し時間をかけてもらえればできるはずです．②に関しては本書でもところどころ説明していますが，なかなか難しい（というか難しく見える）ところがあるかもしれません．どうしてもできないという人には，簡単に解析ができるように改変したＲコマンダーを著者のホームページで配布していますので，そちらを使ってみてもよいでしょう．

私も必要に迫られてＲを習得するに至ったのですが，最初は非常に難しく見えました．しかし，数日で慣れてしまったので，苦手意識を持たずに本書を活用してもらえればと思っています．いったん峠を越せば，本書の内容程度でしたら簡単にできるようになるので，ぜひ使ってみて下さい．利用価値は高い統計ソフトだと思います．

本書を執筆するにあたり，企画からご担当された東京図書の松井誠氏には大変なご尽力を頂きました．この場を借りて感謝申し上げます．また，本書のホームページ関係の資料作成で貴重な時間を割いて頂いた当研究室メンバーの石田水里さん，楫野允也さん，福田敦美さん，松田陽子さん，葉　清規さん，ならびに当大学院ゼミ生の池田裕一君，遠藤龍之介君，渡會　爽君（五十音順）に協力頂けたことで円滑に進めることができました．

本書が，Ｒコマンダーを活用したデータ解析のために少しでもお役に立てれば幸いです．

対馬栄輝

●目次●

本書の構成

- 本書では，いくつかの注意点があります．
- 習得必須 と書かれた章，もしくはセクションでは，必ず読んで理解してもらう必要があります．
- それでも理解が難しい内容かもしれませんので，特に重要な部分は
  このような囲み内に要約し 記述しました．
- R を使用する性質上，どうしても初学者には理解の難しい部分は避けられません．従って，該当する章，セクションに難易度として
  難易度★
  難易度★★
  難易度★★★
  を付記しています．

▶特に記載のないところは，努力して理解して頂きたい部分です．

▶難易度★は，ある程度理解して頂きたい部分です．

▶難易度★★は，難易度★より難しいですが，それでもある程度理解して頂きたい部分です．

▶難易度★★★は，難しい内容ですので，すぐに理解できなくても良い部分です．修得が進んでから理解してもらっても構いません．もしくは，知識のある方に聞いてもらった方が良いかもしれません．

第1章 データの入力

修得必須

◇**本章で解説する事項**

- データの入力方法，入力規則
- 平均や標準偏差の計算

本章では，統計解析のためのデータ入力について解説します．

本章のデータ入力の方法は，ほとんどの統計ソフトウェアに共通する事項ですので，一通り覚えておけば役に立つと思います．

A. データの種類

研究目的のために取得したデータは，最初にMicrosoft Office Excel（以下，Excel）などの表計算ソフトに入力しておきましょう．表1-1は，その例です．“データを入力する”といわれても，どのようにすればよいのか何もわからないという前提で説明します．まずは，データの分類を覚えましょう．

- データには**数値で表すデータ**と，**文字であらわすデータ**があります．
- 数値で表すデータ
    - ▶ 例えば身長（cm），体重（kg），年齢（○歳），テストの得点，気温（摂氏○度）などがあります．
    - ▶ 統計学では，数値データを**比率尺度のデータ**，**間隔尺度のデータ**，**順序尺度のデータ**に分けて表現することがあります．

表 1-1　とある健常者のデータ（n=8）

身長（cm）	年齢（歳）	性別	日頃運動をしているか	握力（kg）		
				右手	左手	平均
164	20	女性	してない	23.1	24.0	23.6
155	24	女性	してない	17.9	20.0	19.0
150	20	女性	してない	22.8	23.5	23.2
158	20	女性	している	23.1	17.2	20.2
166	21	女性	してない	28.0	26.0	27.0
167	20	男性	している	36.0	35.0	35.5
165	20	男性	してない	42.0	37.0	39.5
170	20	男性	してない	41.9	43.6	42.8

- 文字で表すデータ
    - ▶ 性別｛男，女｝，疾患の分類｛疾患 A，疾患 B，疾患 C，…｝，住んでいる地域｛○○県，△△県，××県，…｝などがあります．
    - ▶ これらは数字で表せないので，足し引きはもちろん，優劣も決められないことがあります．
    - ▶ 文字データを**名義尺度のデータ**といいます．

1．間隔・比率尺度のデータ

多くの数値データは足し引きが可能で，その結果もきっちり数値で把握できます．例えば，身長 170cm の人と 160cm の人の差は 10cm です．体重 50kg の人と 40kg の人の差は 10kg です．10kg の重りと 20kg の重りを足すと 30kg になります．

これらの数字は，そのままでも大小をきっちり表しますし，足し引きしても，具体的にどちらがどれくらい大きい・小さいと把握できます．こうしたデータを**間隔尺度のデータ**，または**比率尺度のデータ**と呼びます．

- **間隔尺度のデータ**とは，足し引きしても成り立つデータのことです．
- **比率尺度のデータ**は，足し引き可能なデータかつ，0 のときに“無”を意味するデータです.

- ▶ 身長は足し引き可能です．しかも身長が0cmのときは無になりますので比率尺度のデータです．体重も足し引き可能で0kgのとき，無になりますので比率尺度のデータです.
- ▶ 気温は足し引き可能ですが，0度のとき気温がなくなるわけではありません．従って間隔尺度のデータになります.
- ▶ 厳密には間隔尺度，比率尺度のデータを分けて表すのですが，**我々が統計解析をするうえでは，同じものとして扱っても何ら支障がない**ので，間隔・比率尺度のデータと記述します.

2．順序尺度のデータ

数値で表したデータでも，具体的に大きさの程度を比較できないものがあります．100m走の結果，1位，2位，3位の人がいたとします．1位—2位＝1位の差です．2位—3位＝1位の差です．これら2つの“1位の差”は同じ程度の時間差といえるでしょうか？　1位と2位の差，2位と3位の差は単に順番が先か後かという差です．等間隔ではありませんので，具体的に差の程度は表せません．大学の教授，准教授，助教の給与は，（一般には）順に1，2，3番目に多いと順序付けられますが，それぞれの“金額の差”は，等額ではないはずです．1番目に好きな人，2番目に好きな人，3番目に好きな人も，1番目—2番目の差と2番目—3番目の差が等間隔ではなく，3番よりは2番，2番よりは1番が好きというだけです．このように**順序で表すデータを順序尺度のデータといい，数値が大きい，小さいという比較しかできず，順番だけが意味を持つデータ**になります.

- ● **順序尺度のデータ**とは，値の大小しかわからず，データの足し引きは成り立つと限らないデータです.
- ● 今まで述べたように，厳密には間隔尺度，比率尺度，順序尺度のデータを分けて考えるのですが，我々が統計解析をするうえでは，**これら3つを同じものとして扱っても何ら支障がない**ので，間隔・比率尺度・順序尺度のデータを，**以降では数値データまたは連続データと記述することもあります**.

3. 名義尺度のデータ

文字で表すデータは足し引きすることができず，名義尺度のデータと呼ばれます．性別{男性，女性}，職業の分類{医療職，事務職，教育職}，病気の分類{疾患A，疾患B，疾患C}，色の分類{赤，青，白，黄色}などの分類データがあります．性別では，男性と女性を足し引きすることはできません．職業は医療職と事務職を足し引きすることもできません．これが名義尺度のデータの特徴です．

- **名義尺度のデータ**とは，**分類データ（カテゴリデータ）**のことです．文字で表されます．
  - ▶ **名義尺度のデータを数字で表す時があります**．文字をコード番号で表現（**コード化**）するときです．
  - ▶ 例えば，性別のデータを男性＝0，女性＝1でExcelに入力した場合です．または男性＝1，女性＝2，逆に男性＝1，女性＝0という入力もあります．もともと男性が0とか1という決まりはないので，**区別さえつけばどうやってコード化しても構いません**．
  - ▶ コード番号は加減乗除可能な数値ですので，平均も計算できます．しかし，性別の平均が0.7だとしても，男性＝0，女性＝1なのか，男性＝1，女性＝0なのかは，解析者以外わかりません．従って，コード番号の平均は無意味になります[1]．
  - ▶ 男性＝0，女性＝1または，男性＝1，女性＝0のように，**2カテゴリ（分類）の名義尺度データを0と1の数値で表すとき，ダミー変数（またはダミーデータ）といいます**．
  - ▶ 統計ソフトに，{男性，女性}とか{はい，いいえ}とか，{あり，なし}，{不変，改善}などのように文字で入力してもよいのですが，わざわざ{男性＝1，女性＝0}とか{はい＝1，いいえ＝0}とか，{あり＝1，なし＝0}，{不変＝1，改善＝0}などのように0と1の数字（ダミー変数）で入力するケースもあります．
  - ▶ その理由には，統計ソフトの都合が影響しています．{あり，なし}のように**文字で入力すると解析できない統計手法が存在する**のです．

---

[1] 個人的に，男性＝0，女性＝1と入力したことがわかっていれば，平均が0.9のときは女性が多いと理解できます．しかし第三者には理解できないこともあります．

▶ 平均を求めるとか，足し引きするつもりはないですが，0と1（もしくは1と0）**のダミー変数で入力すると計算できる統計手法が広がります．**便利なので，できればダミー変数で入力することを推奨します[2]．

4．データの変形

同じデータでも，様々な型で入力するときがあります．例えば身長のデータで，Aさんは170cm，Bさんは160cm，Cさんは155cmのように測定すると間隔・比率尺度のデータになります．それぞれのデータは，AとBが10cmの差，BさんとCさんは5cmの差になります．

これを，Aさんが1番大きい，Bさんが2番目に大きい，Cさんが3番目に大きいという意味で，A＝1，B＝2，C＝3と記録することもできます．比率尺度のデータが，順序尺度のデータとなります．

- **データは，どのように測るか，記録するかによって尺度が変わります．**もちろん，**間隔・比率尺度のデータのように具体的に測定したほうが精度は高くなります．**
  - ▶「身長はAさんが1番大きい，Bさんは2番目に大きい」と順序尺度のデータで表すよりは，cmで具体的に間隔・比率尺度のデータで表したほうが明確で客観的です．
  - ▶ **データは，できる限り間隔・比率尺度のデータとして記録した方がよい**のです．
- 場合によっては，順序尺度のデータで表した方が簡単で便利なときもあります．
  - ▶ 筋力トレーニングを行う前と行った後でどれくらい筋力が強くなったかを調べたとします．Aさんは5kg強くなりました．Bさんは2kg強くなり，Cさんは3kg下がってしまいました．このとき，効果の現れた者2名，効果のなかった者1名として効果ありと効果なしに分けて2群で表すと単純でわかりやすいです．
  - ▶ もちろんですが，筋力の変化した量（kg）の詳細はわかりませんので，情報量の精度は下がってしまう欠点があります．

---

[2] 統計ソフトに文字データで入力しても，あとでダミー変数へ修正またはダミー変数として追加することも可能なので，最初に必ずダミー変数で入力しなければならない，というわけではありません．

- データには，数値データと文字データがあります．
- 文字データは，コード番号にして数字で入力することがあります．

B. データの入力方法

それでは実際にデータを入力しましょう．表 1-1 の例題を見てください．これは，とある健康な対象者 8 名のデータです．早速，このデータを Excel に入力してみましょう．当然ですが，**データの数値は半角で入力**します．なお，Excel のバージョンは問いません．

データを入力するにあたり，基本となる注意点を述べます．

改めて，図 1-1 のデータを見てみましょう．表 1-1 の例題を題材に注意点を挙げています．

変数：1つのデータ列

③変数名に半角スペースは入れない

⑥欠損（データがないところ）は，空白にせず，“NA”と入力する

④変数名は1行内に収める

②データの行数は対象者数と等しい

①1人のデータは1行に収める

身長（cm）	年齢（歳）	性別	日頃運動をしているか	握力（kg）右手	握力（kg）左手	握力（kg）平均
164	20	女性	してない	23.1	24.0	23.6
155	24	女性	してない	17.9	20.0	19.0
150	20	女性	してない	22.8		23.2
158	20	女性	している	23.1	17.2	20.2
166	21	女性	してない	28.0	26.0	27.0
167	20	男性	している	36.0	35.0	35.5
165	20	男性	してない	42.0	37.0	39.5
170	20	男性	してない	41.9	43.6	42.8

⑤名義尺度のデータは言語でもよいが，可能であれば0–1型のタミー変数で入力する

図 1-1　データの入力ルール

1．1 人のデータは 1 行に収める

図 1-1 のデータ行列では 8 名分のデータとなっています．図 1-1 ①のように，**対象者 1 名のデータは 1 行となるように入力**します．従って，必ず**対象者人数分の行で構成**されます．

データ行列の 1 列 1 列を“変数”と呼びます．**変数というのは，身長，年齢，性別，日頃運動をしているか，…というデータ項目のこと**です．この例では，7 項目とっていますので，7 列となります．1 名につき，100 項目のデータを取ったなら，100 列のデータになります．

- **データの列は変数の数，行数は必ず対象者数と等しくなります**（図 1-1 ②）．
- 同一人物のデータが違う行にまたがって入力されることはありません（図 1-2）．

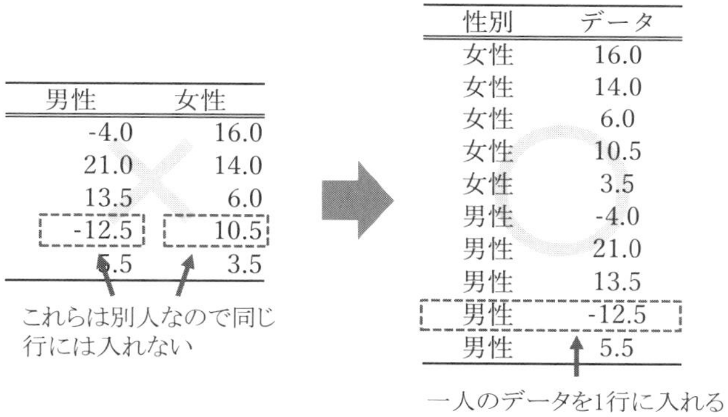

図 1-2　1 人分のデータは 1 行内に入れる

2．変数名に半角記号は入れない

図 1-1 ③は“性別”の変数名のところで，**“性”と“別”の間に半角スペースが入って“性 別”となっています．半角スペースが入っていると統計ソフトに読み込めません（エラーが起こる）**．これはわかりやすい例ですが，“ 性別”のように変数名の前に半角スペースがあるとか，“性別 ”のように変数名の後に半角スペースが入っていてもダメです．

安全策として**変数名に半角記号は含めないようにします**．半角記号でも“.”（ドット）は問題なく使用できます．**仮に半角記号が入っている場合，勝手に“.”に置き換えられます．**しかし，トラブルを避けるために，やはり変数名に半角記号は使用しない方が無難です．

変数名に半角記号（!　"　#　$　%　&　+　* など）は入れないで下さい．半角スペースも入れないで下さい．

3.　変数名は 1 行内に収める

データ行と同様に**変数名の行も 1 行で作成**します．表 1-1 や図 1-1 の例では，変数名が 2 行となっています[3]．例えば“身長”は 1 行目，“(cm)”は 2 行目に入っています．“握力（kg)”は 1 行目，“右手”，“左手”，“平均”は 2 行目に入っています．この場合は，Excel では整理されていいのですが，統計ソフトに読み込みはできません．図 1-3 も参考にしてください．

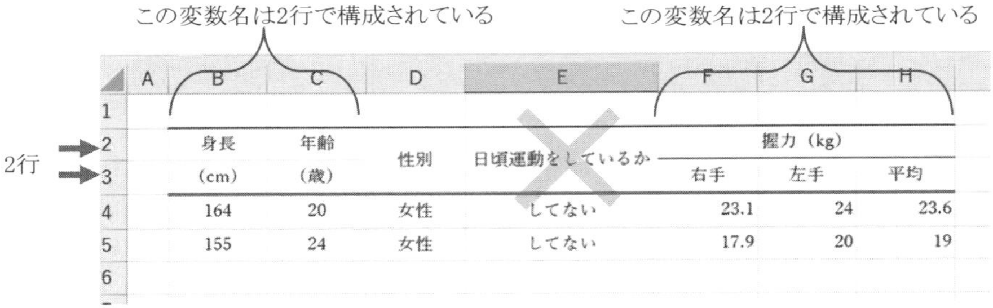

変数名が2行で構成されている　→　統計ソフトに読み込めない

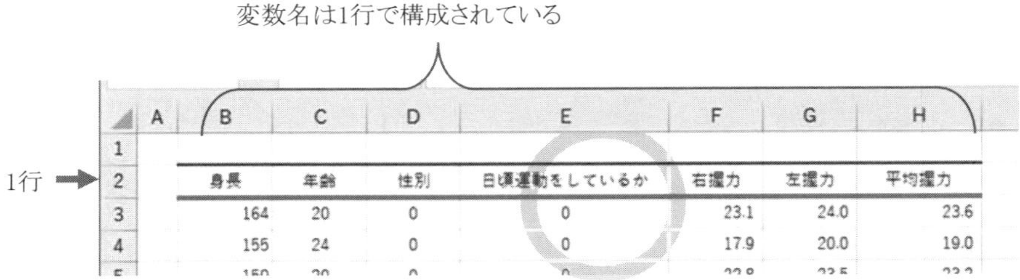

変数名が1行で構成されている→統計ソフトに読み込める

図 1-3　変数名は 1 行（1 セル）に収める

[3] 正確には，上下の 2 セルで入力した場合である．1 つのセルに入力したのに，セルの幅が狭くて単に改行表示されているだけであれば問題ではない．

もう1点，**変数名は同一のものがあると読み込めません**（図1-4）．例えば，“握力”が2つある場合は，統計ソフトによっては読み込みを拒否されることもあります．“握力1”，“握力2”とかのように識別できるような名前で入力してください．

変数名が同じなので，統計ソフトでは読み込めない

1回目測定	2回目測定	握力平均	1回目測定	2回目測定	腹筋平均
23.1	24	23.55	23	20	21.5
17.9	20	18.95	23	21	22
22.8	23.5	23.15	26	31	28.5
23.1	17.2	20.15	25	26	25.5
28	26	27	28	28	28
24	21	22.5	31	30	30.5
42	37	39.5	23	29	26
41.9	43.6	42.75	27	32	29.5
35.8	34.5	35.15	28	25	26.5

図1-4　同じ変数名があると統計ソフトに読み込めない

さらに，変数名が数字で始まる場合は読み込めない，もしくは“X”などの文字で置き換えられるときがあります．“100m走”のような変数名では，読み込まないまたは“X100m走”となるときがあります．“走100m”とか“時間100m走”のように文字から始まる変数名にします．

- 変数名は1行で収めて下さい（改行が入っていてもダメです）
- 同一の変数名は作らないようにします．
- 数字で始まる変数名は先頭に文字を付けてください．

4．名義尺度のデータは，できればダミー変数（0-1型）で入力する

図1-1⑤のデータは，足し引き計算ができない名義尺度のデータです．これは**可能な限り0—1型のダミー変数で入力したほうがよい**と思います．図1-1⑤の例ですと，{女性＝0，男性＝1}{してない＝0，している＝1}と入力すればいいかもしれません．もちろん，

0と1の割り当ては逆になっても問題ありません[4].

アパートの家賃に関するデータ例（図1-5a.）のなかの“方位”と“構造”の変数ではどうでしょうか．これらは，3段階（**3カテゴリ**）**の名義尺度のデータ**です．0，1だけでは表せません．

このように**カテゴリ**（**区分数**）**が3つ以上になったときは，3つの入力方法**があります．

① カテゴリが3つ以上の場合の入力のしかた（1）

1つめは，**単純に数字を割り当てる方法**です．図1-5b.のように｛0，1，2｝の3つの数字で入力します．｛1，2，3｝と割り当てても大丈夫です．区別さえできれば，どんな数字であっても構いません．どのカテゴリを0にするか，1にするかも解析者の自由です．

もし，カテゴリに順序性があるなら，この方法が最良です．カテゴリの順番に数字を割り当てるとよいでしょう．例えば｛小さい，普通，大きい｝の3カテゴリがある場合は，小さい順または大きい順に，0，1，2とか，1，2，3と割り振れば解釈も楽です．

② カテゴリが3つ以上の場合の入力のしかた（2）

2つめが厄介です．**図1-5c.①.の入力方法**です．“構造”の変数が“構造木造”，“構造軽量鉄骨”，“構造鉄骨造”の3変数（3列）に置き換わっています．これらは“構造”の3つのカテゴリ｛木造，軽量鉄骨，鉄骨造｝を3変数（3列）に分解した例です．もとは“構造”の変数だったので，それぞれの変数名の頭に“構造”を付記しています．3列全てが0，1のダミー変数で入力されています．一番上の対象物件では，構造木造が0，構造軽量鉄骨が1，構造鉄骨造が0なので，構造軽量鉄骨の物件というわけです．2行目の対象物件では構造木造が1，構造軽量鉄骨が0，構造鉄骨造が0なので，構造木造の物件と把握できます．

③ カテゴリが3つ以上の場合の入力のしかた（3）

次は，“構造”と同じ3カテゴリのデータである“方位”です．図1-5c.②.の“方位”

4　0と1を逆にすると，統計解析の結果が逆転して出力されるが，判定には何ら影響がない．

0，1，2の3つの数字で分類している
別に，1，2，3でも区分できさえすればよい

家賃	面積	方位	構造
¥60,000	23.2	南	軽量鉄骨
¥77,000	23.2	南東	木造
¥60,000	32.1	南	木造
¥55,000	19.8	南	軽量鉄骨
¥51,000	17.0	南	木造
¥72,000	20.7	南東	軽量鉄骨
¥69,000	27.0	南	木造
¥50,500	14.8	南西	鉄骨造
¥66,000	27.7	南西	鉄骨造

a.元のデータ

家賃	面積	方位	構造
¥60,000	23.2	0	1
¥77,000	23.2	1	0
¥60,000	32.1	0	0
¥55,000	19.8	0	1
¥51,000	17.0	0	0
¥72,000	20.7	1	1
¥69,000	27.0	0	0
¥50,500	14.8	2	2
¥66,000	27.7	2	2

南＝0　木造＝0
南東＝1　軽量鉄骨＝1
南西＝2　鉄骨造＝2

b.3つの数字で分類する方法

①全てのカテゴリを列に変えて0-1のダミーデータで表す方法

家賃	面積	方位南	方位南東	構造木造	構造軽量鉄骨	構造鉄骨造
¥60,000	23.2	1	0	0	1	0
¥77,000	23.2	0	1	1	0	0
¥60,000	32.1	1	0	1	0	0
¥55,000	19.8	1	0	0	1	0
¥51,000	17.0	1	0	1	0	0
¥72,000	20.7	0	1	0	1	0
¥69,000	27.0	1	0	1	0	0
¥50,500	14.8	0	0	0	0	1
¥66,000	27.7	0	0	0	0	1

②カテゴリーより1つ少ない列で0-1のダミーデータにして表す方法

c.0，1のダミー変数で表す方法

図 1-5　アパートの家賃に関するデータ例
3 段階以上の名義尺度データに対する数値化

では **(2) で説明した“構造”の方法と異なって２列で表しています**．もとは“方位”の変数だったので，それぞれの変数名の頭に“方位”を付記しました．“方位南”，“方位南東”の２列だけで，“方位南西”が見当たりません．

一番上の対象物件では，方位南が1，方位南東が0なので方位南の物件となります．2行目の対象物件では方位南が0，方位南東が1なので方位南東の物件になります．一番下の行の物件はどうでしょうか．方位南が0，方位南東が0で，どちらにも該当しないので残りの方向，つまり南西の物件と考えるのです．これだと，カテゴリから1を引いた列数のダミー変数で表現することが可能です．3カテゴリなら2列，4カテゴリなら3列で表します．本来，ダミー変数はこの方法で入力するのが正当です．

ちなみに，南，南東，南西の3カテゴリがある場合，どの2列にするかも自由に決めて構いません．**もし対照群があるなら，対照群以外を変数**にした方が，後々統計解析をした結果の解釈は容易です．

④　どの方法で入力すべきか

上記，3つの方法のうち，どの方法で入力すべきかですが，それぞれ解析の用途によって異なります．

カテゴリが順序性を持つならば（結局，順序尺度のデータになりますが），（1）の方法で入力します．**順序性を持たないなら，（2）か（3）**です．どちらで入力しても構いません．

- カテゴリが2つの名義尺度データは，0，1でコード化して入力します．
- カテゴリが3つの名義尺度のデータは，カテゴリを列に変えて，0，1で入力します（図1-5c.①または②）．
- カテゴリが3つの名義尺度のデータで，図1-5c.の方法が理解できないときは，単純に図1-5b.の方法で入力します．

5.　欠損データの扱い

経時的に取るデータでは，対象者が来なかったとか，調子によって取れなかったという未計測データ，すなわち欠損データ（または欠損）が発生することもあります．未計測ですので，Excelに入力することはできません．図1-1⑥のところに，無理やり欠損を作ってみました．見ての通り空白です．

欠損データの扱いについては，統計ソフトにより異なります．空白のままで読み込めるソフトもあります．本書で扱う予定の**R コマンダーでは，空白（欠損）があると，読み込みができない**ことがあります[5]．欠損部分は空白にせずに，**“NA”という文字を半角入力**しておけば，読み込み可能となります．

> データの欠損値（測定できなかった空欄）には，半角英字で“NA”と入力しておきましょう．

6．データ扱いに関するその他の注意点

上で述べてきたことを注意して統計ソフト用に作成したデータが，表 1-2 になります．Excel 上では表 1-2 のように**罫線が入っていても**統計ソフトへの**読み込みには支障がありません**．**文字の大きさや，中央寄せ，左寄せ**であっても**問題ありません**．ここでは，0-1 のダミー変数にしていますが，仮に**文字のデータ（名義尺度データ）でも読み込みはできます**．

ところが原因は不明なのですが，**Excel で使用するフォントの種類によっては，統計ソフトに読み込めないときがあります**．その際には，Excel のファイルを，いったん**テキスト形式で保存してから，再び Excel に読み込み直す**とか，Excel の**新しいシートにデータを貼り付けて，それをコピーする**などの方法を試してみてもよいでしょう．

C. Excel を使った簡単な記述統計値の求め方

Excel の関数を使った計算ができる人は，ここを読まずに次章に進んでください．

表 1-2 を Excel に入力してみましょう．表の下にある，割り当ての説明（女性＝ 0，男性＝ 1 とか）は入力しなくてもよいです．

それでは，まず関数を使ってみましょう．本書の目的は Excel の使用方法を詳しく説明するわけではないので，多少の説明は割愛します．

5 R コマンダーで Excel データを読み込む方法はいくつかあり，欠損があっても読み込める方法もあるが，本書で説明する主な方法では読み込めないという意味である．

表 1-2　表 1-1 を統計ソフト用に変更したデータ

身長	年齢	性別	日頃運動をしているか	右握力	左握力	平均握力
164	20	0	0	23.1	24.0	23.6
155	24	0	0	17.9	20.0	19.0
150	20	0	0	22.8	23.5	23.2
158	20	0	1	23.1	17.2	20.2
166	21	0	0	28.0	26.0	27.0
167	20	1	1	36.0	35.0	35.5
165	20	1	0	42.0	37.0	39.5
170	20	1	0	41.9	43.6	42.8

女性＝0　していない＝0
男性＝1　している＝1

表 1-2 を Excel に入力したら，“身長”の平均を求めてみます（図 1-6）．方法はいくつかありますが，その 1 つを説明します．さきに，“平均”という文字（ラベル）を入力しておきます（図では A14 セル）．ついでにその下（A15 セル）にも“標準偏差（sd）”と入力します．

① それでは平均の計算結果を表示したいセルを選んで（図では B14 セル），半角で =AVERAGE(　と入力します．
② 次に，計算のもととなる身長データの範囲をマウスでクリックしたままなぞります．なぞり終わったらクリックを離し，
③ 　）　を入力して，Enter キーを押します．
④ 計算結果が表示されます．

この計算式を他のセルにコピー＆ペーストすると，他の変数の計算結果も反映されます．図 1-7 のように，B14 の計算されたセルをコピーし，隣のセルにペーストすると，“年齢”の平均が計算されます．

さらに隣のセルにコピー＆ペーストして“性別”の平均も計算してみてください．0.375

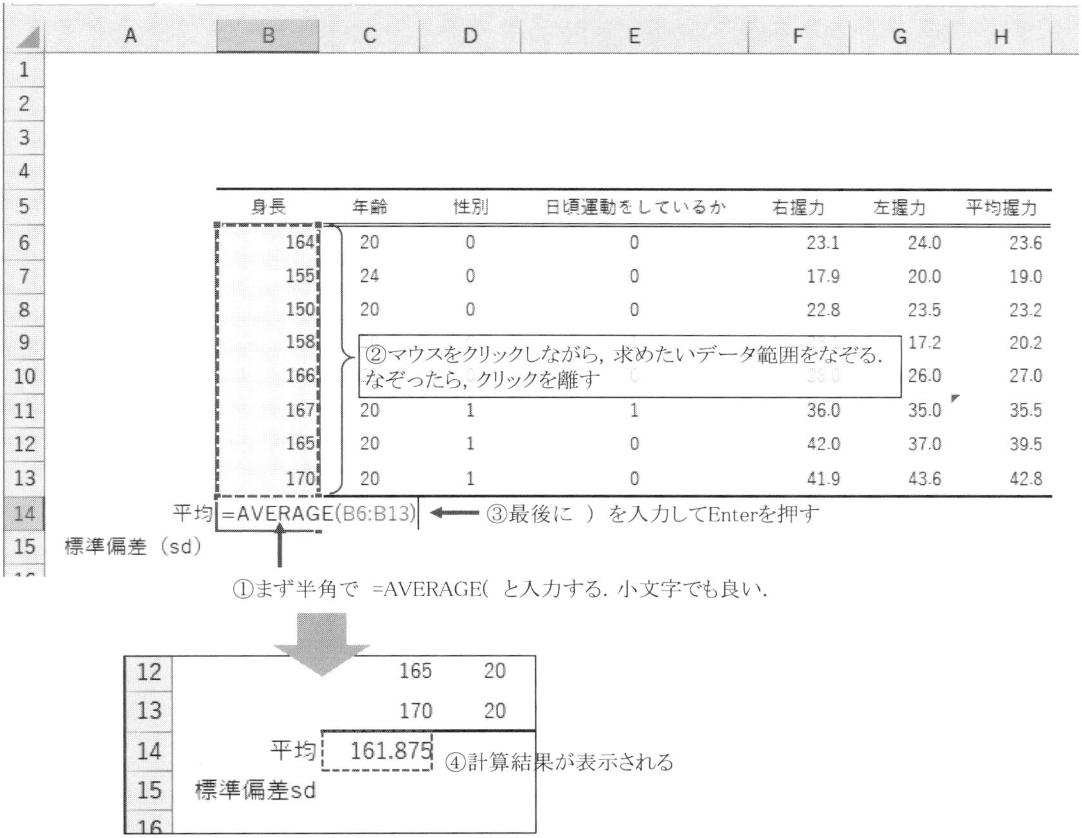

身長
年齢
性別
日頃運動をしているか
右握力
左握力
平均握力
②マウスをクリックしながら，求めたいデータ範囲をなぞる．
なぞったら，クリックを離す
平均
=AVERAGE(B6:B13)
③最後に ）を入力してEnterを押す
標準偏差（sd）
①まず半角で =AVERAGE(と入力する．小文字でも良い．
平均
161.875
④計算結果が表示される
標準偏差sd

図 1-6　Excel で平均を求める

と結果が出るはずです．女性が 0 で男性が 1 なので，「女性が多いかな」という考え方もできますが，本来，性別の平均を求めるのはおかしいはずです．なぜなら名義尺度のデータだからです．

しかし数値で入力しているために，Excel は名義尺度のデータと認識せずに，Excel 上では平均も sd も計算できるのです．

追加の練習として B14 セルの下に，**標準偏差（standard deviation；sd）**の計算もしてみてください．sd の関数は　=STDEV　です．sd とは，データの値の大小バラつきを表す指標で，sd が大きいほどデータはバラついています．詳しくは第 4 章で説明します．

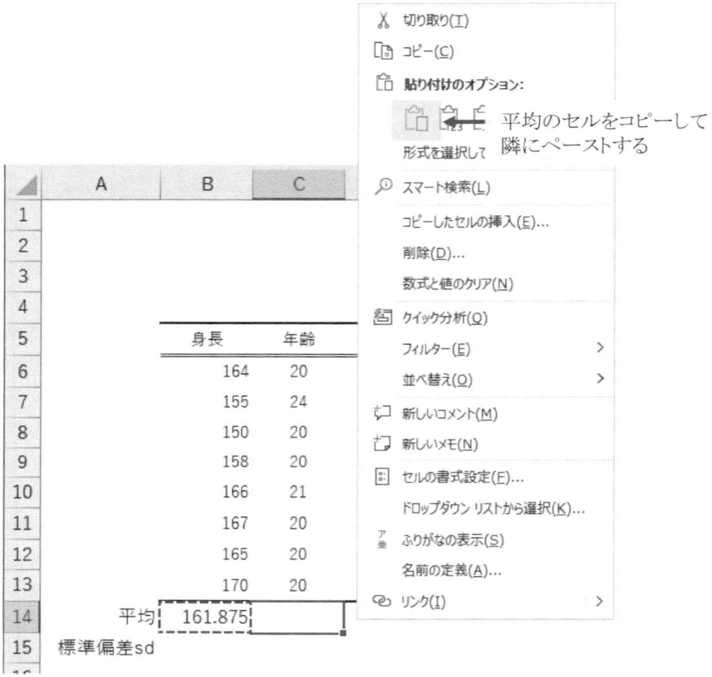

図 1-7　計算式をコピー＆ペーストする

第2章 Rのインストール，Rコマンダーのインストール

修得必須

◇本章で解説する事項

- Rと R コマンダーのインストール方法
- R コマンダーの起動と終了方法

本章の目的は，これだけです．手順は煩雑ですが，順を追ってゆっくり進めれば，よほどのパソコン初心者でない限り，インストールは可能です．あきらめずに進めてください．

A. 統計ソフトウェアとは

統計解析を行うためには，パソコン用の統計ソフトウェア（以下，統計ソフト）を使用します．その統計ソフトはどこから手に入れたらいいのか….

世の中にはたくさんの統計ソフトがあり，どれを使ったらいいか迷うと思います．よく目にするのは，IBM SPSS Statistics（SPSS；日本アイ・ビー・エム）という統計ソフトです．世界中で多用され，聞いたことがある人も多いと思います．SPSS はスタッツギルドのホームページ(1)で見ることができますので，興味があればアクセスしてみてください．SPSS は非常に便利ですが，高価な統計ソフトです．所属する大学や勤務先にあればユーザの権限を確認したうえで使わせてもらってもよいでしょう．しかし，個人では SPSS なんて買えないという人の方が多いと思います．

「やはり私は統計解析ができないのか」と諦める前に，実は無料で解析のできる統計ソフ

トがあるのです．それが「R」や「R コマンダー」という統計ソフトです．OS は Windows でも Mac でも使用できます．**本書では Windows を使った R コマンダーの使用方法について説明します**[1]．

確かに Excel でも統計解析はできます．実際に Excel で統計解析をして学会発表や論文を書く例もたくさんあります．しかし，Excel の正確性は疑問視されています[(2)]．正確ではないから使わないで，とまではいいませんが，正確かどうか不明な点があるかもしれないから，無料の統計ソフトが入手できるなら，それを使った方が無難ではないでしょうか？

B. 統計ソフト「R」，「R コマンダー」とは

R は，RjpWiki[(3)] によれば

『統計計算とグラフィックスのための言語・環境で，GNU プロジェクトの一つであり，AT&T（当時）のベル研究所で John M. Chambers と同僚により開発された S 言語・環境に似ています。R は S を別個に実装したものと考えられます。(引用)』

と書かれています．厳密にいえば統計ソフトではなく言語環境なのです．この時点で，何のことやらさっぱり意味がわからないと思うはずです．

簡単にいえば，**R とは C 言語などのようなプログラミングの言語で，素人が簡単に手を出せない難しい開発ソフトであると思ってください．**この時点では「なんだ，私は手を出せないのか．騙された！」と思っていいでしょう．

そこで，**その「R」を，素人でも“ある程度（このある程度が怪しいですが）”簡単に操作できるようにしたものが「R コマンダー」です．**R コマンダーは，R の操作を代行してくれるオプションで，素人が手を出せないプログラムを一瞬にして代行入力してくれる専門家と思ってください．それによって，素人でも“ある程度”簡単に操作できるようになります．

“ある程度”と付けるのは，残念ながら，その操作が超簡単ではないからです．**簡単と思うレベルは人さまざまですが，操作のための慣れが必要という意味で，“ある程度”と付け**

1　Mac OS の R コマンダーでも操作自体は Windows と変わりない．

ています．どの統計ソフトでも，まったくゼロからすぐできるというものはありませんので必須の習得と思ってあまり気にしないでください．

ところで，このＲまたはＲコマンダーですが，**無料で使えるのに統計計算の信頼性は世界一なのです**．本書でその証明をわざわざするまでもなく，インターネットで調べてもすぐにわかると思います．世界中の統計学者を中心に使用されているR，Ｒコマンダーですから，その**解析結果を学会発表はもちろん，学術論文に記述しても何ら問題ありません**．統計解析に関しては，R，Ｒコマンダーを使って問題ないと信じてください．

C. ＲとＲコマンダーのインストール

本章の目的は，パソコンにＲとＲコマンダーをインストールすることです．早速手順を追って説明します．

いっけん煩雑で面倒な感じはします．ただし，順を追って地道に進めれば必ずインストールできます．図を見ながら一つひとつ進めていってください．

1．Ｒコマンダーのインストール

実際はＲコマンダーを使用します．しかし，Ｒコマンダーは，Ｒの操作を代行してくれるオプションなので，基本として，まずＲをインストールしてから，そのうえでＲコマンダーを追加インストールします．

① Ｒのインストール

1) インターネットブラウザでCRANのＲをダウンロードするページ
https://cran.r-project.org/　を開きます（図2-1）．いちいち，アドレスを入力したくない人は著者のホームページで本書を紹介しているページ[4]
https://personal.hs.hirosaki-u.ac.jp/pteiki/research/stat5/menu2.html
を参照して下さい．インストール作業を簡略化した方法も紹介しています．

2) 図2-1のように［Download R for Windows］をクリックします．

※ Mac OS であれば，“Download R for (Mac) OS X” をクリックします[2].

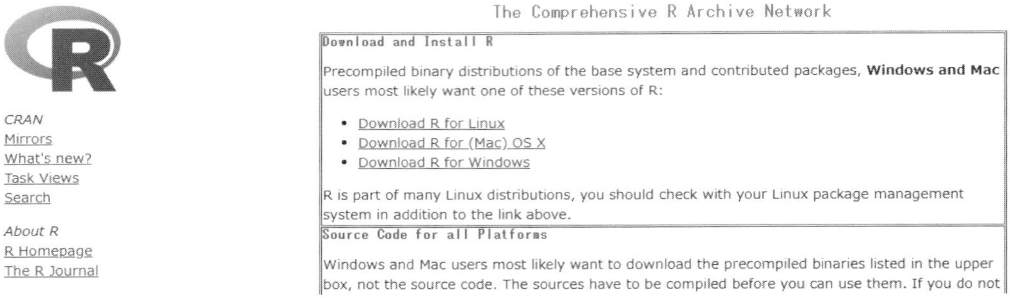
The Comprehensive R Archive Network
CRAN
Mirrors
What's new?
Task Views
Search
About R
R Homepage
The R Journal
Download and Install R
Precompiled binary distributions of the base system and contributed packages, Windows and Mac users most likely want one of these versions of R:
Download R for Linux
Download R for (Mac) OS X
Download R for Windows
R is part of many Linux distributions, you should check with your Linux package management system in addition to the link above.
Source Code for all Platforms
Windows and Mac users most likely want to download the precompiled binaries listed in the upper box, not the source code. The sources have to be compiled before you can use them. If you do not

図 2-1　R のダウンロードページ(CRAN)①

図 2-2 の画面になるので，［base］をクリックします．

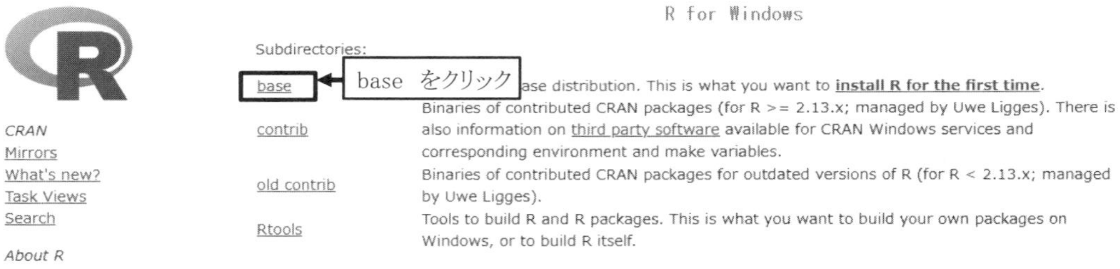
R for Windows
CRAN
Mirrors
What's new?
Task Views
Search
About R
Subdirectories:
base
base をクリック
ase distribution. This is what you want to install R for the first time.
contrib
Binaries of contributed CRAN packages (for R >= 2.13.x; managed by Uwe Ligges). There is also information on third party software available for CRAN Windows services and corresponding environment and make variables.
old contrib
Binaries of contributed CRAN packages for outdated versions of R (for R < 2.13.x; managed by Uwe Ligges).
Rtools
Tools to build R and R packages. This is what you want to build your own packages on Windows, or to build R itself.

図 2-2　R のダウンロードページ(CRAN)②

3)　図 2-3 の画面になるので，［Download R x.x.x for Windows］のところをクリックします（x の数値はバージョンにより変化しますが操作は同様です）．これで R-x.x.x-win.exe というインストールファイルのダウンロードが始まります．**R x.x.x の数字は，バージョンによって変わりますが**，操作自体には影響しませんので，安心してください．（※以降，本文や図では，R 3.x.x と数字を x に置き換えて記載します）

4)　Microsoft Edge の場合は，下に出る 実行 ボタンをクリックします．

---

[2] 本書では Mac OS 向けの R インストール，R の操作手順は省略します．

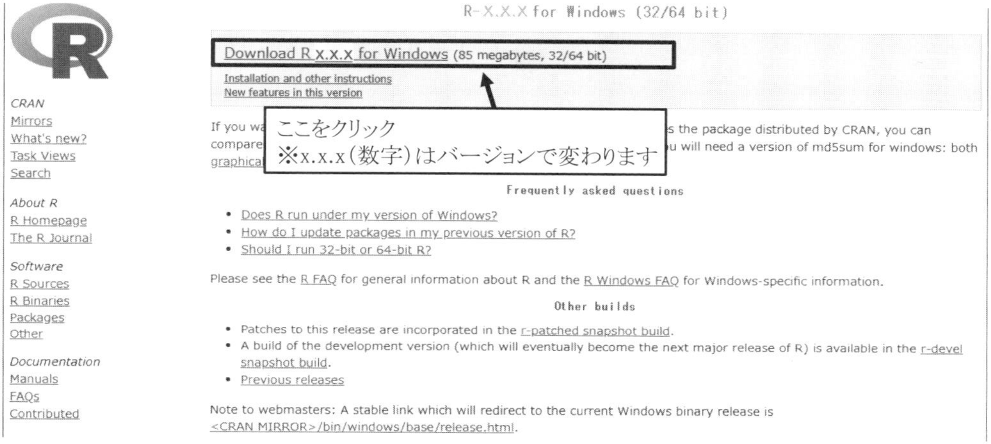
R-X.X.X for Windows (32/64 bit)
Download R x.x.x for Windows (85 megabytes, 32/64 bit)
Installation and other instructions
New features in this version
ここをクリック
※x.x.x(数字)はバージョンで変わります
CRAN
Mirrors
What's new?
Task Views
Search
About R
R Homepage
The R Journal
Software
R Sources
R Binaries
Packages
Other
Documentation
Manuals
FAQs
Contributed
Frequently asked questions
Does R run under my version of Windows?
How do I update packages in my previous version of R?
Should I run 32-bit or 64-bit R?
Please see the R FAQ for general information about R and the R Windows FAQ for Windows-specific information.
Other builds
Patches to this release are incorporated in the r-patched snapshot build.
A build of the development version (which will eventually become the next major release of R) is available in the r-devel snapshot build.
Previous releases
Note to webmasters: A stable link which will redirect to the current Windows binary release is
<CRAN MIRROR>/bin/windows/base/release.html.

図 2-3　R のダウンロードページ(CRAN)③

5)　図 2-4 のダイアログボックスが現れます．①［日本語］を選んで，② OK をクリックします．

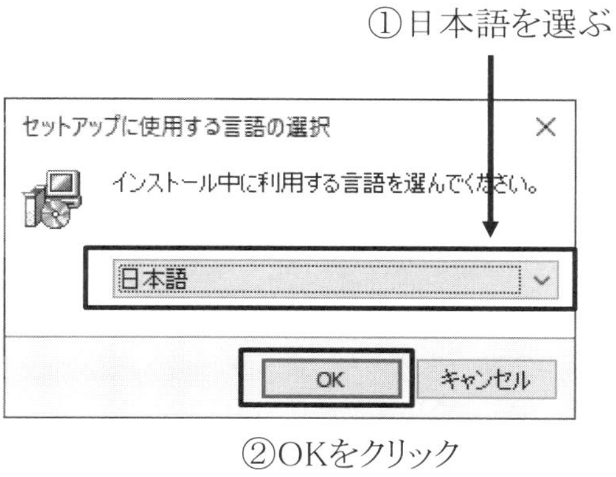
①日本語を選ぶ
セットアップに使用する言語の選択
インストール中に利用する言語を選んでください。
日本語
OK
キャンセル
②OKをクリック

図 2-4　インストール手順①

6)　次々ダイアログボックスが出てきますので，図 2-5 ①～④のように 4 回 次へ(N) をクリックします．なお，2 回目の② 次へ(N) の前に 参照 ボタンでインストール先を変更することもできます．

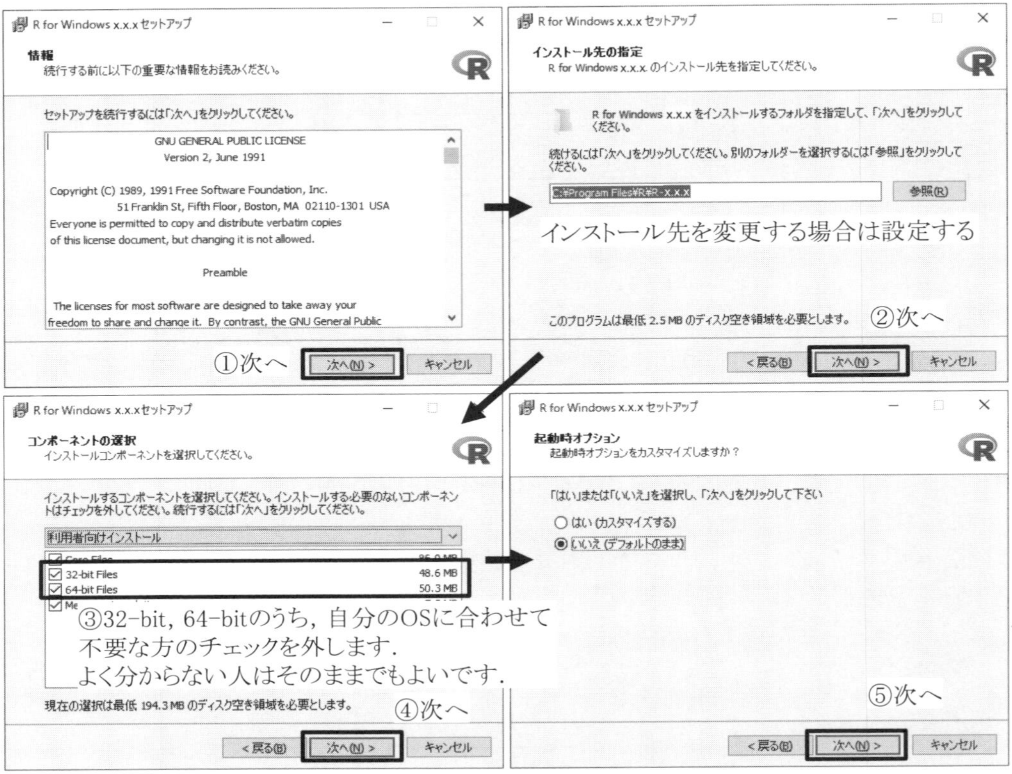
R for Windows x.x.x セットアップ
情報
続行する前に以下の重要な情報をお読みください。
セットアップを続行するには「次へ」をクリックしてください。
GNU GENERAL PUBLIC LICENSE
Version 2, June 1991
Copyright (C) 1989, 1991 Free Software Foundation, Inc.
51 Franklin St, Fifth Floor, Boston, MA 02110-1301 USA
Everyone is permitted to copy and distribute verbatim copies
of this license document, but changing it is not allowed.
Preamble
The licenses for most software are designed to take away your
freedom to share and change it. By contrast, the GNU General Public
①次へ
次へ(N) >
キャンセル
R for Windows x.x.x セットアップ
インストール先の指定
R for Windows x.x.x のインストール先を指定してください。
R for Windows x.x.x をインストールするフォルダを指定して、「次へ」をクリックしてください。
続けるには「次へ」をクリックしてください。別のフォルダーを選択するには「参照」をクリックしてください。
C:¥Program Files¥R¥R-x.x.x
参照(R)
インストール先を変更する場合は設定する
このプログラムは最低 2.5 MB のディスク空き領域を必要とします。
②次へ
< 戻る(B)
次へ(N) >
キャンセル
R for Windows x.x.x セットアップ
コンポーネントの選択
インストールコンポーネントを選択してください。
インストールするコンポーネントを選択してください。インストールする必要のないコンポーネントはチェックを外してください。続行するには「次へ」をクリックしてください。
利用者向けインストール
32-bit Files 48.6 MB
64-bit Files 50.3 MB
③32-bit，64-bitのうち，自分のOSに合わせて
不要な方のチェックを外します．
よく分からない人はそのままでもよいです．
現在の選択は最低 194.3 MB のディスク空き領域を必要とします。
④次へ
< 戻る(B)
次へ(N) >
キャンセル
R for Windows x.x.x セットアップ
起動時オプション
起動時オプションをカスタマイズしますか？
「はい」または「いいえ」を選択し、「次へ」をクリックして下さい
はい (カスタマイズする)
いいえ (デフォルトのまま)
⑤次へ
< 戻る(B)
次へ(N) >
キャンセル

図 2-5　インストール手順②

7）　3 回目の④ 次へ(N) の画面では，チェックボックスで［32-bit Files］と［64-bit Files］を選ぶことができます．インストールする PC の OS によって，どちらかのチェックを外してください．理解できない人は，チェックは無視して，ひたすら①～④の 4 回 次へ(N) をクリックしてください．

8）　その後も図 2-6 のように，① 次へ(N) をクリックし，②［ディスクトップ上にアイコンを作成する］をクリック，③ 次へ(N) をクリックします．インストールが始まったらそのままにして， 完了(F) ボタンが出るまで待ちます．

9）　図 2-6 ④の 完了(F) をクリックすれば，R のインストールは終了です．

これで基本となる R のインストールは終了です．ほとんどトラブルが起こることはあり

ません．

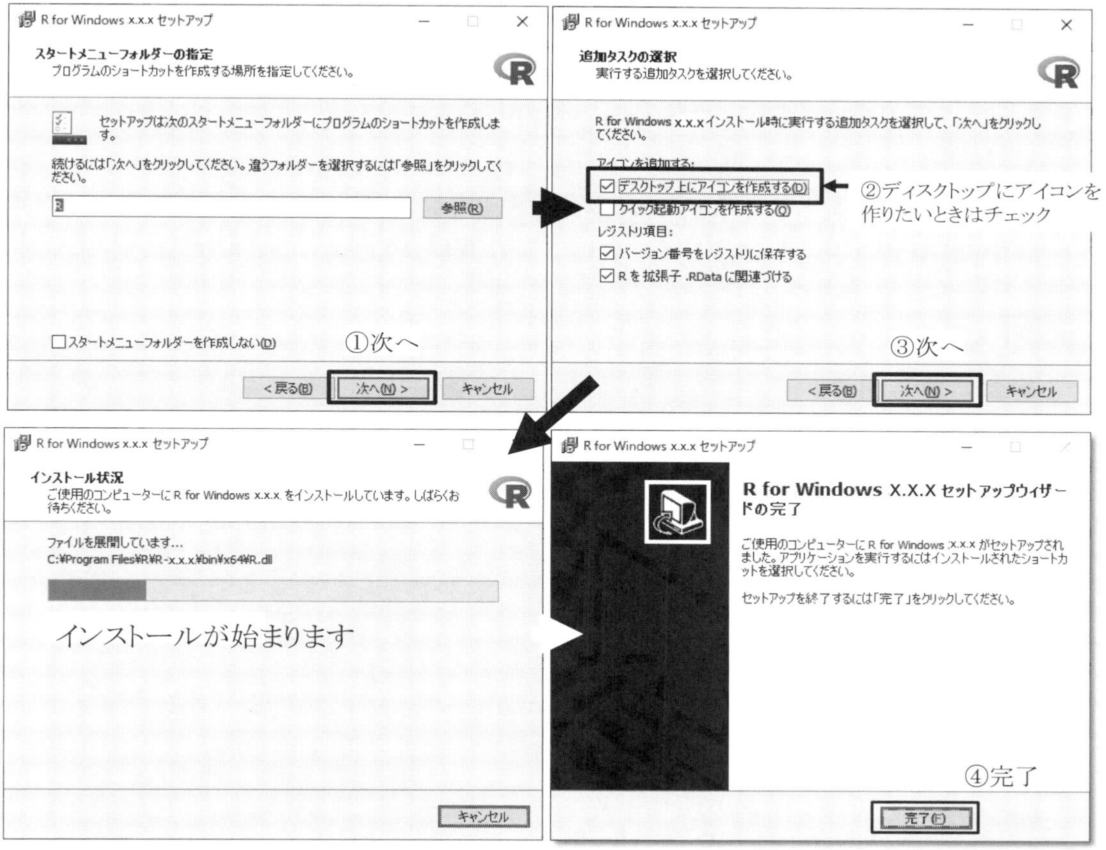
R for Windows x.x.x セットアップ
スタートメニューフォルダーの指定
プログラムのショートカットを作成する場所を指定してください。
セットアップは次のスタートメニューフォルダーにプログラムのショートカットを作成します。
続けるには「次へ」をクリックしてください。違うフォルダーを選択するには「参照」をクリックしてください。
参照(R)
スタートメニューフォルダーを作成しない(D)
①次へ
< 戻る(B)
次へ(N) >
キャンセル
R for Windows x.x.x セットアップ
追加タスクの選択
実行する追加タスクを選択してください。
R for Windows x.x.x インストール時に実行する追加タスクを選択して、「次へ」をクリックしてください。
アイコンを追加する:
デスクトップ上にアイコンを作成する(D)
クイック起動アイコンを作成する(Q)
レジストリ項目:
バージョン番号をレジストリに保存する
R を拡張子 .RData に関連づける
②ディスクトップにアイコンを作りたいときはチェック
③次へ
< 戻る(B)
次へ(N) >
キャンセル
R for Windows x.x.x セットアップ
インストール状況
ご使用のコンピューターに R for Windows x.x.x をインストールしています。しばらくお待ちください。
ファイルを展開しています…
C:¥Program Files¥R¥R-x.x.x¥bin¥x64¥R.dll
インストールが始まります
キャンセル
R for Windows x.x.x セットアップ
R for Windows X.X.X セットアップウィザードの完了
ご使用のコンピューターに R for Windows x.x.x がセットアップされました。アプリケーションを実行するにはインストールされたショートカットを選択してください。
セットアップを終了するには「完了」をクリックしてください。
④完了
完了(F)

図 2-6　インストール手順③

②　R の起動確認

R のインストールが終わったら，正常起動することを確認します．

1)　**ディスクトップに R のアイコンができています．**

2)　**もし，アイコンが［R i386 x.x.x］と［R x64 x.x.x］の 2 つできているとき**（x の数値はダウンロードしたときのバージョンにより異なります），［R i386 x.x.x］は Windows

OS が 32 ビット，［R x64 x.x.x］は Windows OS が 64 ビットの場合です．確認方法は OS のバージョンでも異なるので，インターネットで調べておけばよいでしょう．

3) よくわからなければダブルクリックして起動する方を残せばよいと思います．どちらも起動するなら［R x64 x.x.x］を残してください．不要な方のアイコンはごみ箱に入れて削除しても構いません．以降では，［R x64 x.x.x］のアイコンを残した場合で説明を続けます．

4) アイコンをダブルクリックすると，図 2-7 のように R が起動します．起動完了すれば，**赤字で　>|　のようなコマンドプロンプト**が現れます．

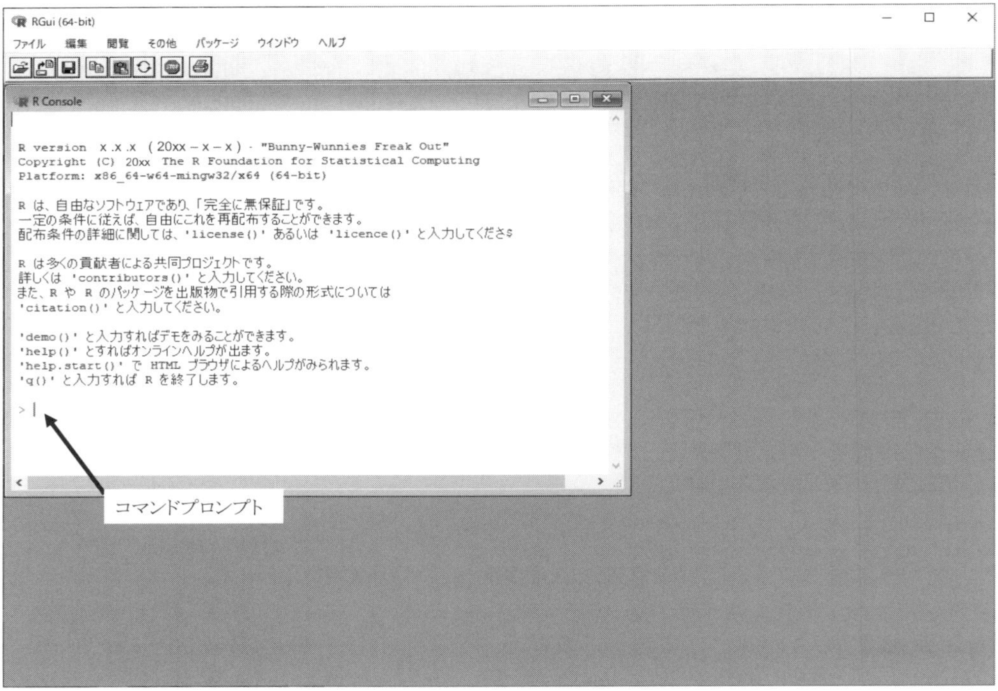
RGui (64-bit)
ファイル　編集　閲覧　その他　パッケージ　ウインドウ　ヘルプ
R Console
R version x.x.x (20xx－x－x) - "Bunny-Wunnies Freak Out"
Copyright (C) 20xx The R Foundation for Statistical Computing
Platform: x86_64-w64-mingw32/x64 (64-bit)
R は、自由なソフトウェアであり、「完全に無保証」です。
一定の条件に従えば、自由にこれを再配布することができます。
配布条件の詳細に関しては、'license()' あるいは 'licence()' と入力してくださ$
R は多くの貢献者による共同プロジェクトです。
詳しくは 'contributors()' と入力してください。
また、R や R のパッケージを出版物で引用する際の形式については
'citation()' と入力してください。
'demo()' と入力すればデモをみることができます。
'help()' とすればオンラインヘルプが出ます。
'help.start()' で HTML ブラウザによるヘルプがみられます。
'q()' と入力すれば R を終了します。
> |
コマンドプロンプト

図 2-7　R の起動

5) 試しに R を操作してみましょう．図 2-8 のように，　>|　の部分をクリックしてから，“3+5”と半角入力し，Enter キーを押します．すると，“[1]　8”という結果が出

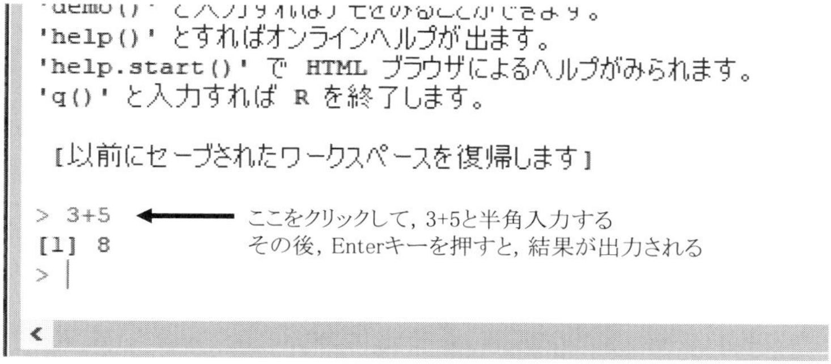
'help()' とすればオンラインヘルプが出ます。
'help.start()' で HTML ブラウザによるヘルプがみられます。
'q()' と入力すれば R を終了します。
[以前にセーブされたワークスペースを復帰します]
> 3+5
[1] 8
>
ここをクリックして，3+5と半角入力する
その後，Enterキーを押すと，結果が出力される

図 2-8　コマンドプロンプトの入力

力されます.

6)　R ではコマンドラインの部分に，いろいろな計算式や関数を入力して，統計計算します．しかし，この方法で操作するのでは，素人なら困ってしまいます．そこで，R コマンダーを追加でインストールします.

③　R コマンダーのインストール

R をいったん終了します．終了時に［作業スペースを保存しますか？］と聞かれますので はい(Y) をクリックします.

まず，**R を管理者権限で起動する設定**に変更します．**これを行わないと，R コマンダーなどのパッケージが正常動作しないことがあるためです.**

●管理者権限で起動する設定（忘れずに行うこと！）

1)　ディスクトップにある R のアイコンを右クリックし，メニューの一番下にあるプロパティを選びます.

2)　現れたダイアログボックス（図 2-9）で，①［詳細設定(D)］をクリック.

3)　②［管理者として実行(R)］にチェックを入れて，下の③ OK ボタンをクリックします.

4)　警告が現れるので，④ 続行 ボタンをクリックします.

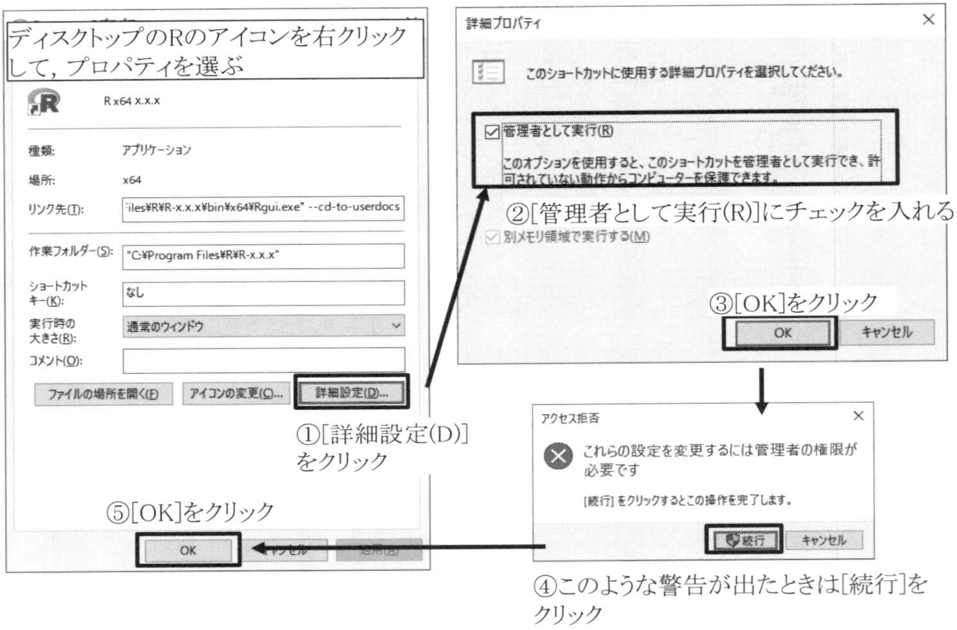
ディスクトップのRのアイコンを右クリックして，プロパティを選ぶ
R x64 x.x.x
種類: アプリケーション
場所: x64
リンク先(T): iles¥R¥R-x.x.x¥bin¥x64¥Rgui.exe" --cd-to-userdocs
作業フォルダー(S): "C:¥Program Files¥R¥R-x.x.x"
ショートカットキー(K): なし
実行時の大きさ(R): 通常のウィンドウ
コメント(O):
ファイルの場所を開く(F)
アイコンの変更(C)...
詳細設定(D)...
①[詳細設定(D)]をクリック
⑤[OK]をクリック
OK
詳細プロパティ
このショートカットに使用する詳細プロパティを選択してください。
管理者として実行(R)
このオプションを使用すると、このショートカットを管理者として実行でき、許可されていない動作からコンピューターを保護できます。
②[管理者として実行(R)]にチェックを入れる
別メモリ領域で実行する(M)
③[OK]をクリック
OK
キャンセル
アクセス拒否
これらの設定を変更するには管理者の権限が必要です
[続行] をクリックするとこの操作を完了します。
続行
キャンセル
④このような警告が出たときは[続行]をクリック

図 2-9　R を管理者権限で起動する設定

5)　最後に⑤ OK をクリックして終了です．

● R コマンダーのインストール

それでは，R コマンダーをインストールします．パソコンはインターネットに接続していなければなりません．

R コマンダーのインストール方法は 2 つあります．簡単なのは，以下の方法です．

●コマンドラインにコマンドを入力する方法

1)　RGui [3] の画面の，＞| のようなコマンドプロンプトのところに（図 2-10 ①）

[3] インストールの方法によっては，R Console と表示されるときもあるが，操作方法等，違いはありません．

install.packages("Rcmdr")

※全て半角

と入力します．

2）［質問］のダイアログボックスが現れますので，全て［はい(Y)］を選択します（②と③）

3）ダウンロード先の一覧が出るので，Japan(Tokyo)（④）を選びます（実際には，どれでもよい）

4）⑤［OK］をクリック後，ダウンロードが始まります．結構時間がかかりますので，待ってください．

5）再び＞|のようなコマンドプロンプトが現れたら，いったん終了です．

⇒以下の「R コマンダーの起動」へ進みます

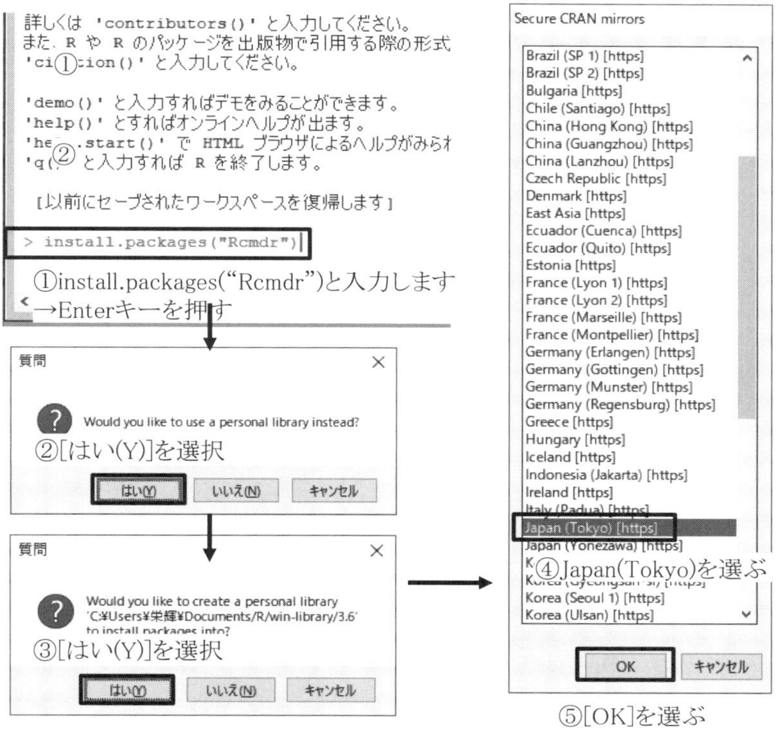

図 2-10　コマンド入力による R コマンダーのインストール

●Rのメニューからインストールする方法

1)　図 2-11 に従って進めます．まず，Rのメニューから①［パッケージ］—②［パッケージのインストール］と選びます．

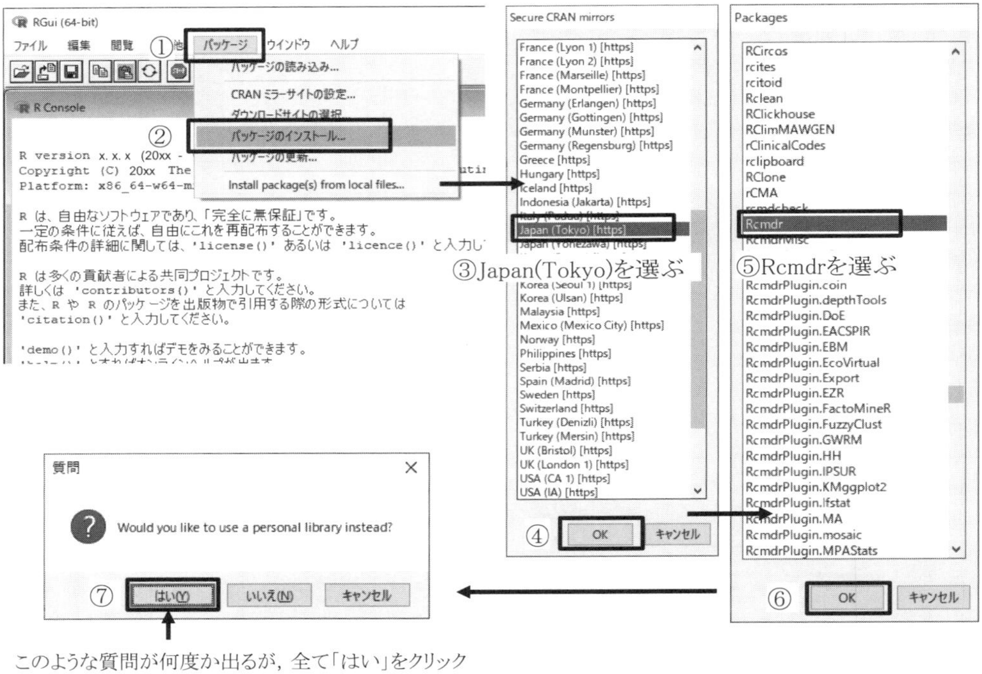

図 2-11　RのメニューからRコマンダーをインストールする①

2)　ダイアログボックスが出てくるので，図 2-11 ③のところで［Japan（Tokyo)］というところをクリックします．実はどこをクリックしてもインストール可能です．その後，④ OK をクリックします．

3)　もういちど，似たような形の別のダイアログボックスが出てくるので，少し下の方にスクロールして⑤［Rcmdr］をクリックします．その後に，⑥ OK をクリックします．

4)　いくつか［質問］のようなダイアログボックスが出るので，全て⑦ はい(Y) をクリックします．

5） 図 2-12 のようにインストールが始まります．少し時間がかかるので終わるまで待ちます．

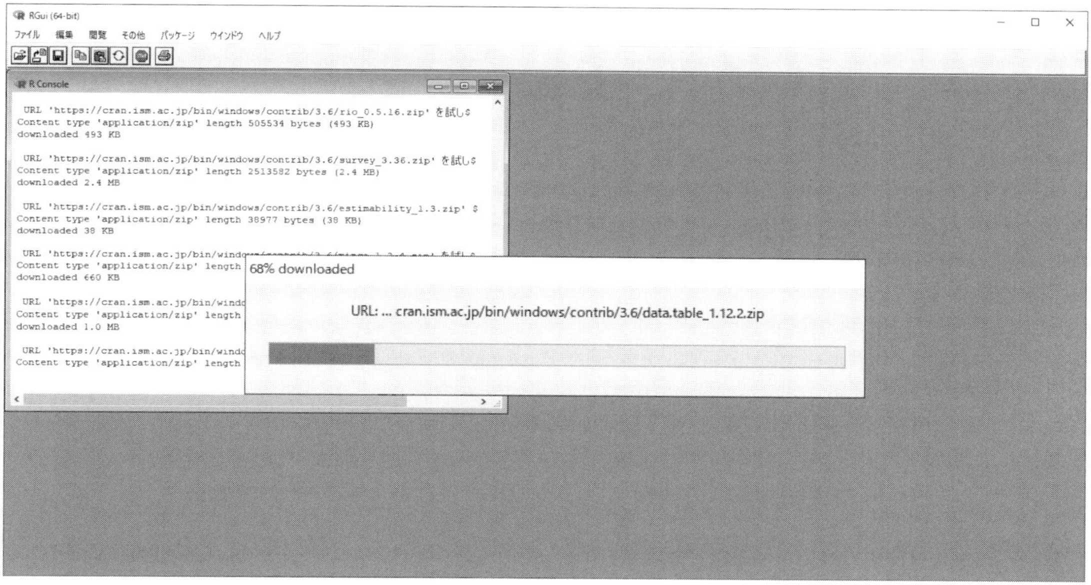
RGui (64-bit)
ファイル 編集 閲覧 その他 パッケージ ウインドウ ヘルプ
R Console
URL 'https://cran.ism.ac.jp/bin/windows/contrib/3.6/rio_0.5.16.zip' を試し$
Content type 'application/zip' length 505534 bytes (493 KB)
downloaded 493 KB
URL 'https://cran.ism.ac.jp/bin/windows/contrib/3.6/survey_3.36.zip' を試し$
Content type 'application/zip' length 2513582 bytes (2.4 MB)
downloaded 2.4 MB
URL 'https://cran.ism.ac.jp/bin/windows/contrib/3.6/estimability_1.3.zip' $
Content type 'application/zip' length 38977 bytes (38 KB)
downloaded 38 KB
Content type 'application/zip' length
downloaded 660 KB
Content type 'application/zip' length
downloaded 1.0 MB
Content type 'application/zip' length
68% downloaded
URL: ... cran.ism.ac.jp/bin/windows/contrib/3.6/data.table_1.12.2.zip

図 2-12　R のメニューから R コマンダーをインストールする②

6） インストールは図 2-13 のようにコマンドラインが待機状態になって終わります．

これでインストールが終了したのですが，もう少し作業が必要です．

⇒以下の「R コマンダーの起動」へ進みます

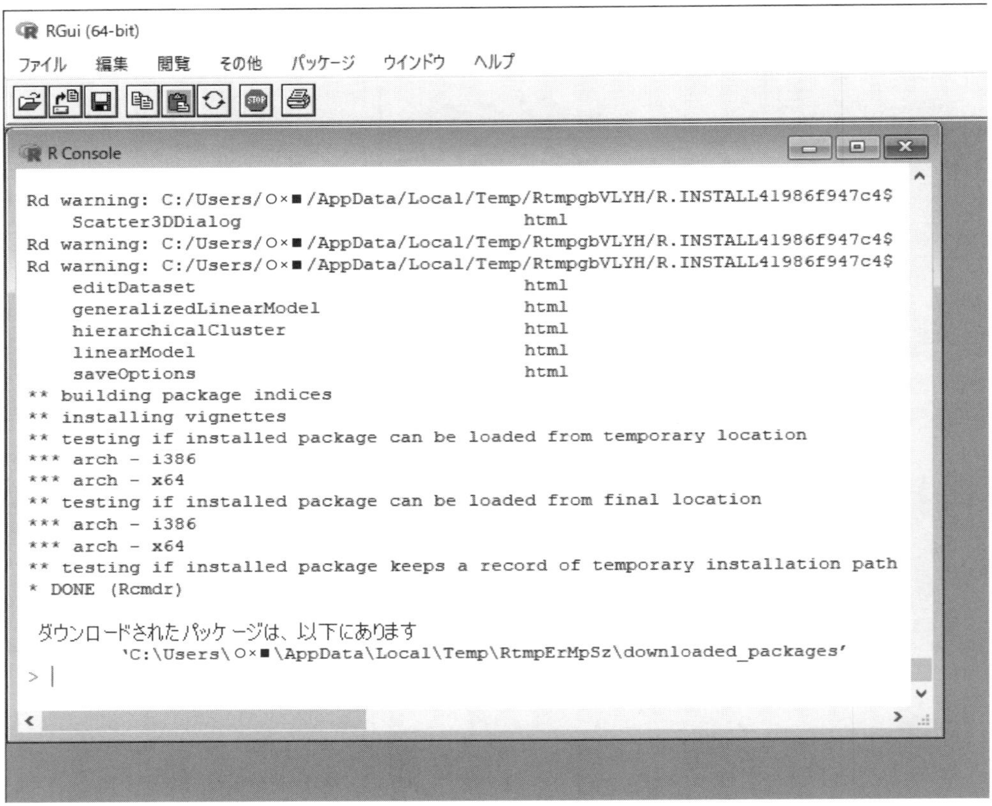
RGui (64-bit)
ファイル 編集 閲覧 その他 パッケージ ウインドウ ヘルプ
R Console
Rd warning: C:/Users/○×■/AppData/Local/Temp/RtmpgbVLYH/R.INSTALL41986f947c4$
Scatter3DDialog html
Rd warning: C:/Users/○×■/AppData/Local/Temp/RtmpgbVLYH/R.INSTALL41986f947c4$
Rd warning: C:/Users/○×■/AppData/Local/Temp/RtmpgbVLYH/R.INSTALL41986f947c4$
editDataset html
generalizedLinearModel html
hierarchicalCluster html
linearModel html
saveOptions html
** building package indices
** installing vignettes
** testing if installed package can be loaded from temporary location
*** arch - i386
*** arch - x64
** testing if installed package can be loaded from final location
*** arch - i386
*** arch - x64
** testing if installed package keeps a record of temporary installation path
* DONE (Rcmdr)
ダウンロードされたパッケージは、以下にあります
'C:\Users\○×■\AppData\Local\Temp\RtmpErMpSz\downloaded_packages'
> |

図 2-13　R コマンダーのインストール終了画面

● R コマンダーの起動（初回は不足ファイルをダウンロードします）

R コマンダーを起動するコマンドを，コマンドラインに入力します．

1)　図 2-14 ①のように，コマンドプロンプト（赤字の＞|）の部分をクリックし，半角で

library(Rcmdr)

と入力します．入力後，Enter キーを押します．

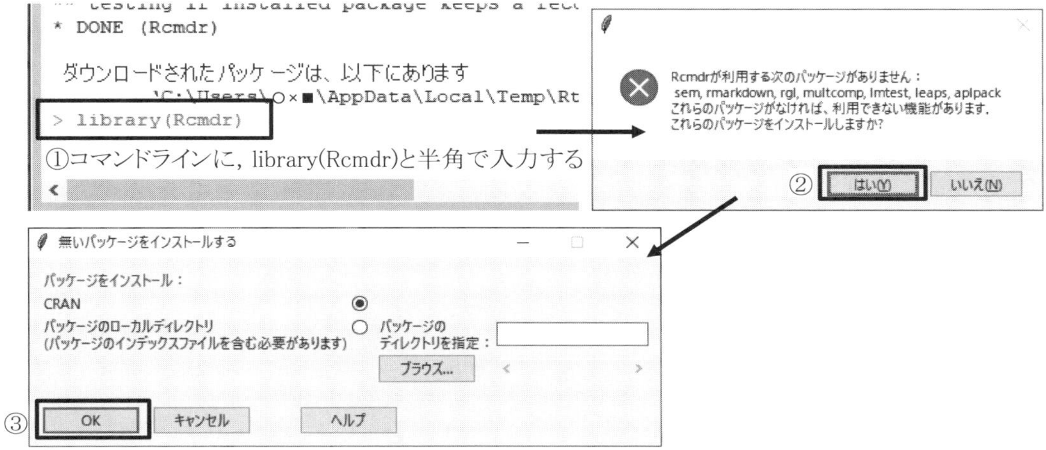
* DONE (Rcmdr)
ダウンロードされたパッケージは、以下にあります
'C:\Users\○×■\AppData\Local\Temp\Rt
> library(Rcmdr)
①コマンドラインに，library(Rcmdr)と半角で入力する
Rcmdrが利用する次のパッケージがありません：
sem, rmarkdown, rgl, multcomp, lmtest, leaps, aplpack
これらのパッケージがなければ、利用できない機能があります。
これらのパッケージをインストールしますか?
②
はい(Y)
いいえ(N)
無いパッケージをインストールする
パッケージをインストール：
CRAN
パッケージのローカルディレクトリ
(パッケージのインデックスファイルを含む必要があります)
パッケージの
ディレクトリを指定：
ブラウズ...
③
OK
キャンセル
ヘルプ

図 2-14　R コマンダーの起動

2)　［Rcmdr が利用する次のパッケージがありません］のような警告のダイアログボックスが出ます．これに対しては② はい(Y) をクリックします．

3)　［無いパッケージをインストールする］というダイアログボックスで，③ OK をクリックします．

4)　またインストールが始まりますので，少し待ちます．R コマンダーのインストールが完了すると，新たに R コマンダーの画面が現れます（図 2-15）．

5)　R を操作する際は，常に R と R コマンダーの 2 画面が起動します．

これで，晴れて R コマンダーがインストールされました．

2.　R コマンダーの最終設定

以上で R コマンダーはインストールされましたが，実は，ちょっと起動が面倒です．従って，少し細工をします．何のことやら理解できない人は，とにかく以下に従って設定を進めてください．

1)　ディスクトップにある R のアイコン（使用した方の何れか）を右クリックします（図 2-16 ①）．メニューから，②［プロパティ］を選びます．

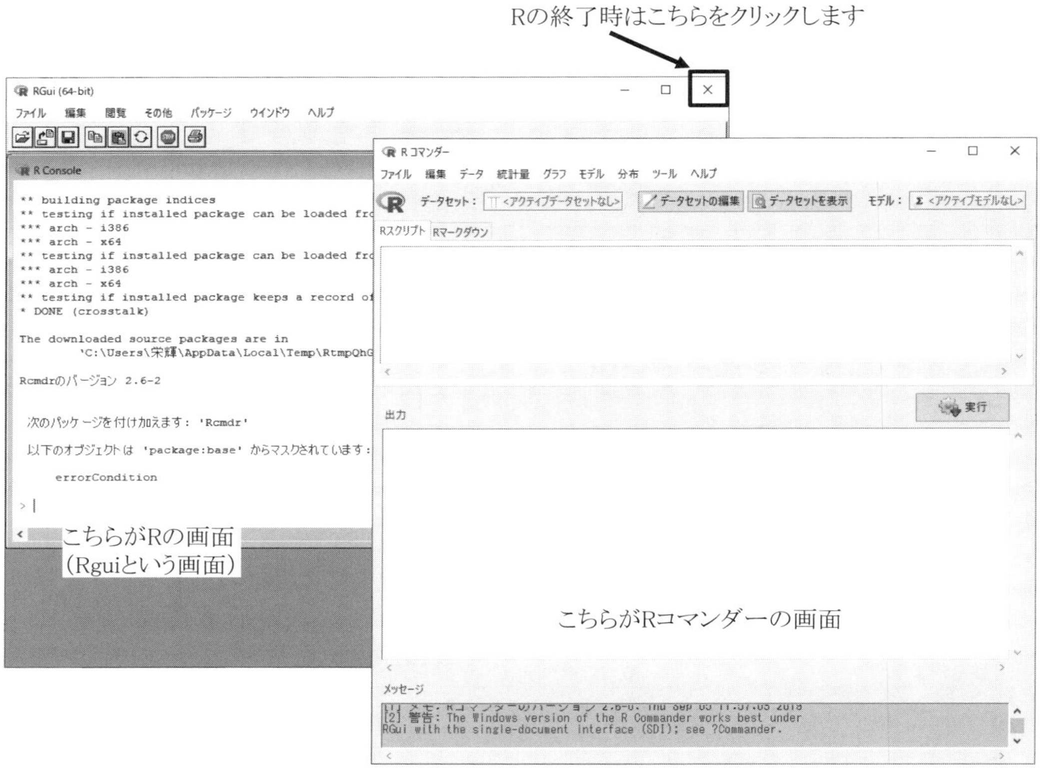
Rの終了時はこちらをクリックします
RGui (64-bit)
ファイル 編集 閲覧 その他 パッケージ ウインドウ ヘルプ
R Console
** building package indices
** testing if installed package can be loaded fro
*** arch - i386
*** arch - x64
** testing if installed package can be loaded fro
*** arch - i386
*** arch - x64
** testing if installed package keeps a record of
* DONE (crosstalk)
The downloaded source packages are in
'C:\Users\栄輝\AppData\Local\Temp\RtmpQhG
Rcmdrのバージョン 2.6-2
次のパッケージを付け加えます: 'Rcmdr'
以下のオブジェクトは 'package:base' からマスクされています:
errorCondition
こちらがRの画面
（Rguiという画面）
R コマンダー
ファイル 編集 データ 統計量 グラフ モデル 分布 ツール ヘルプ
データセット: <アクティブデータセットなし>
データセットの編集
データセットを表示
モデル: <アクティブモデルなし>
Rスクリプト
Rマークダウン
実行
出力
こちらがRコマンダーの画面
メッセージ
[2] 警告: The Windows version of the R Commander works best under
RGui with the single-document interface (SDI); see ?Commander.

図 2-15　R コマンダーと R（RGui）の画面

2）　図 2-17 左上の画面が現れます．

①　［リンク先］の

| B:\R-x.x.x\bin\x64\Rgui.exe --cd-to-userdocs |

の Rgui.exe 以降の部分　--cd-to-userdocs を，R_DEFAULT_PACKAGES= “Rcmdr” に書き換えて，

| ②　B:\R-x.x.x\bin\x64\Rgui.exe R_DEFAULT_PACKAGES=Rcmdr |

にします．全て半角で入力してください．「 _ 」（**アンダーバー**）　**を忘れないように気を付けて**ください．

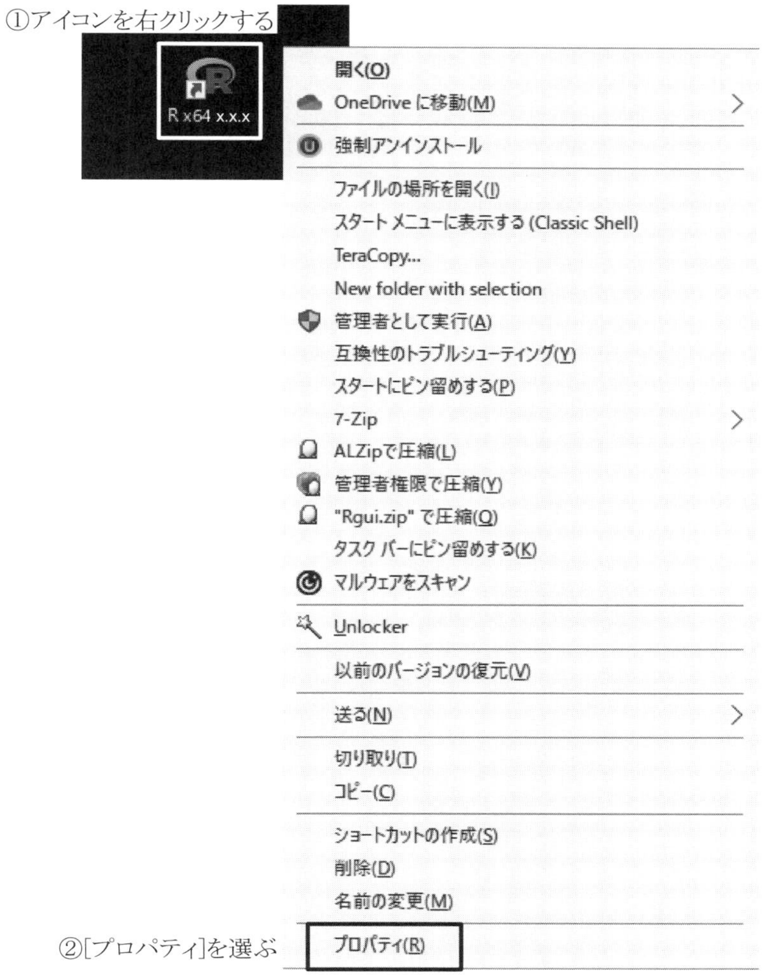

図 2-16　R コマンダーの最終設定①

なお，前半のパス B:\R-x.x.x\··· の部分は，各パソコンの環境によって異なりますので，気にしないで下さい．また，バージョンが異なっても操作は同じです．

この書き換え操作については，自信が無いようであれば，本書を紹介しているページ[4]からコピー＆ペーストしたほうが無難です．

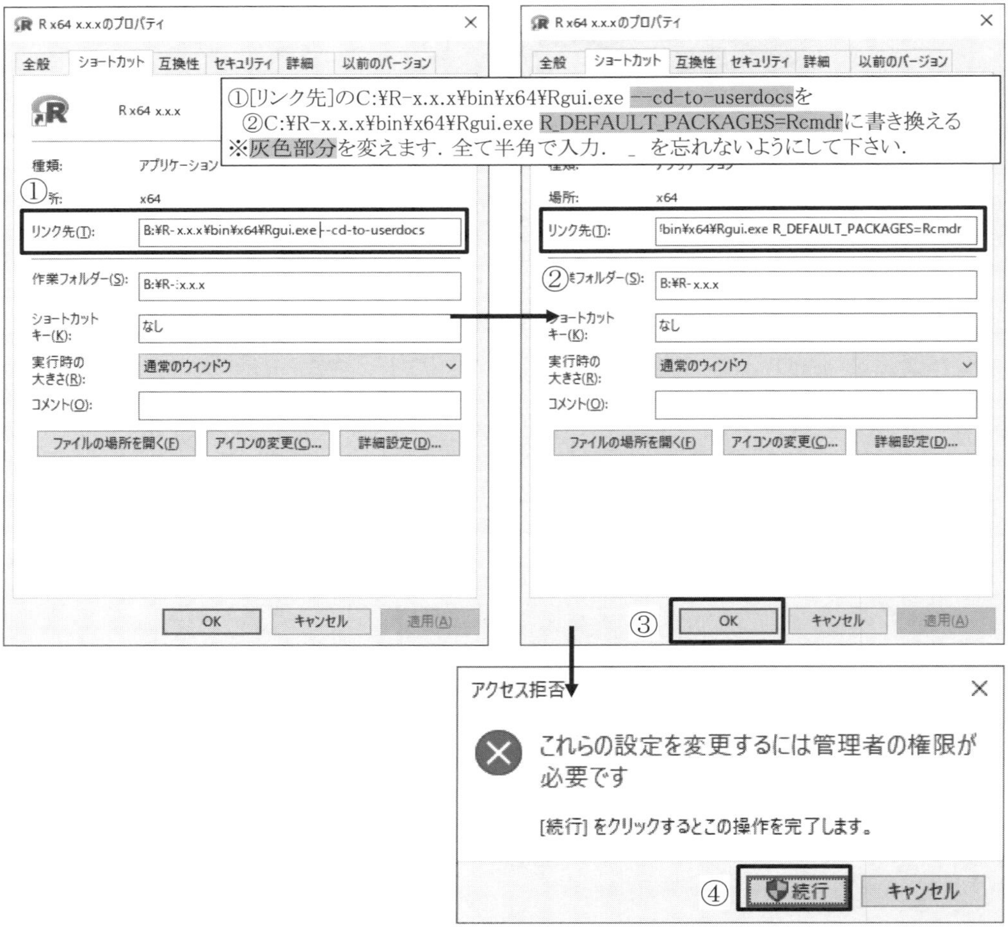

図 2-17　R コマンダーの最終設定②

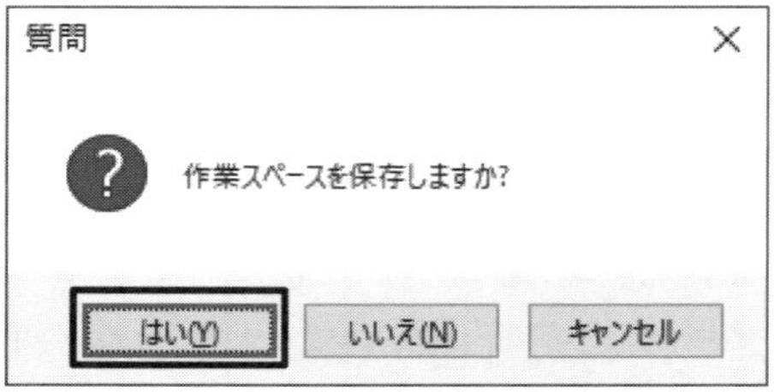

図 2-18　R コマンダー終了時の確認

3)　その後，③ OK をクリックします．**場合によっては，［アクセス拒否］のような警告画面が出ますので，管理者権限で④ 続行 をクリック**してください．

以上でRコマンダーの全ての設定が終了しました．ここで，いったん Rを終了してください．終了の時は，**常にRGuiの方で終了**（図2-15）します．**終了時に［作業スペースを保存しますか？］の質問ダイアログボックスが現れますので，** はい(Y) をクリックして下さい．

- Rをインストールした後，Rコマンダーを追加インストールします．
- R，Rコマンダーは管理者権限で起動するようにします．
- Rの起動アイコンの設定を変更しておきます．
- 終了時に［作業スペースを保存しますか？］の質問には はい(Y) をクリックします．

D. Rコマンダーの起動と終了の方法

Rコマンダーの起動は，Rのアイコンをダブルクリックすると起動できるようになります．まずはアイコンをクリックしてみてください．

①　Rコマンダーの起動

起動には多少時間がかかります．まずRGuiの画面が起動し，コマンドにいろいろと文字が出力されます．その後，Rコマンダー画面が起動します．再度図2-15の状態で2画面開かれます．RGui画面のコマンドプロンプト（赤字の＞|）が現れたら起動完了です．起動が完了する前に操作しようとしても，動作はしませんので注意してください．

②　Rコマンダーの終了

終了するためには，図2-15のRGuiの画面の方で終了してください．閉じると，図2-18

のような［質問］ダイアログが現れます.

［作業スペース］には，R コマンダーを起動してから操作した全ての作業内容が一時的に保存されており，はい(Y) をクリックして終了すると，保存されます．通常は はい(Y) をクリックして終了してください.

［いいえ］を選んだ場合は，起動してから読み込んだデータが保存されません．もし，データを保存したくないのであれば，［いいえ］をクリックします.

- R コマンダーの終了は，RGui の画面で行います
- 終了時の［作業スペースの保存］は，基本的に はい(Y) を選びます

参考文献・WEB 等

(1) IBM SPSS 販売・導入・活用支援のスタッツギルド：https://www.stats-guild.com/ibm-spss.（2019 年）

(2) Computational Statistics & Data Analysis Volume 52, Issue 10：https://www.sciencedirect.com/journal/computational-statistics-and-data-analysis/vol/52/issue/10.（2019 年）

(3) RjpWiki − Rとは：http://www.okadajp.org/RWiki/?R%E3%81%A8%E3%81%AF.（2019 年）

(4) 本章の補足：https://personal.hs.hirosaki-u.ac.jp/pteiki/research/stat5/menu2.html
字数制限があるときは，最終的に適用した検定，相関係数名を記載するだけでもよいでしょう.

第3章 Rコマンダーの基本操作と記述統計

修得必須

◇**本章で解説する事項**

- Rコマンダーに Excel データを読み込む
- Rコマンダーでデータを編集・加工する
- Rコマンダーを使って平均や標準偏差を求める

本章では，Rコマンダーを使用して，Excel からデータを読み込み，簡単なデータの編集・加工の基本操作を行ってみます．

平均や標準偏差の記述統計も求めてみます．

A. Excel データを R コマンダーに読み込む

Excel から R コマンダーにデータを読み込む方法は，いくつかあります．ここでは主要な方法を2つ紹介します．

最初に，**Excel に表 3-1 を入力しておいてください**．Excel データは，著書のページ[1]からもダウンロードできます．

https://personal.hs.hirosaki-u.ac.jp/pteiki/research/stat5/sampledata.xlsx

1．コピー＆ペーストによる読み込みかた（最も簡単な方法）

Excel からデータを読み込むための最も簡単な方法を説明します．

1） Excel に入力したデータの**変数名とデータ部分のみをマウスで範囲指定**します（図 3-1

表 3-1　表 1-2 と同一のデータ

身長	年齢	性別code	性別	日頃運動をしているかcode	日頃運動をしているか	右握力	左握力	平均握力
164	20	0	女性	0	していない	23.1	24.0	23.6
155	24	0	女性	0	していない	17.9	20.0	19.0
150	20	0	女性	0	していない	22.8	23.5	23.2
158	20	0	女性	1	している	23.1	17.2	20.2
166	21	0	女性	0	していない	28.0	26.0	27.0
167	20	1	男性	1	している	36.0	35.0	35.5
165	20	1	男性	0	していない	42.0	37.0	39.5
170	20	1	男性	0	していない	41.9	43.6	42.8

女性＝0　　していない＝0

男性＝1　　している＝1

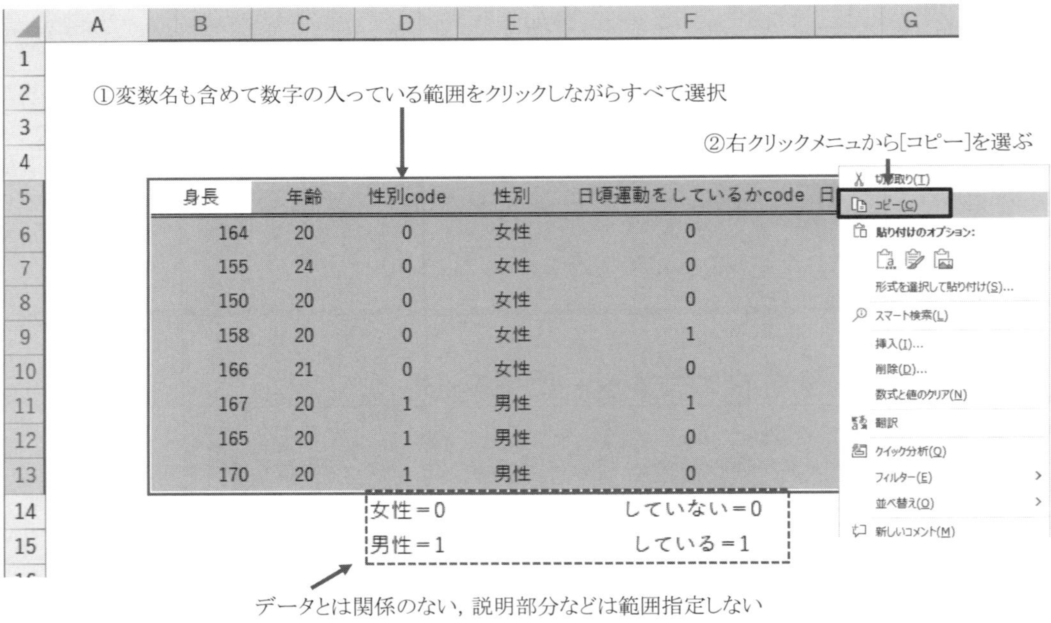
①変数名も含めて数字の入っている範囲をクリックしながらすべて選択
②右クリックメニュから[コピー]を選ぶ
データとは関係のない，説明部分などは範囲指定しない

図 3-1　Excel 上でデータ範囲を指定してコピー

①)．まずはデータ作成上の注意（表 3-2 の 1. と 2.）を読んでおいてください．

2)　範囲指定後に，右クリックメニューから［コピー］を選びます（図 3-1 ②）．

3)　次に，R コマンダーに移り（図 3-2），メニューから①［データ］—②［データのインポート］—③［テキストファイルまたはクリップボード，URL から］を選びます．

表 3-2　エクセルデータを作成するうえでの注意と読み込みエラーの対策

1．エクセルデータを作成する上での注意

1）データで全角の数字は使用しない．文字データは使用できる

2）空白（欠損データ）は，半角英字で"NA"と入力しておく

3）変数名にアンダーバー _ 以外の記号は使わない

4）変数名に半角スペースは使わない

2．エクセルデータで範囲指定する際の注意

1）変数名・データ以外の数字または文字は含めない

2）空白セルは指定しない

3）右クリックコピー後は，他の操作をしないで，すぐRコマンダーに読み込む

3．Rコマンダーで読み込みする時にエラーが出るとき

1）もう一度，エクセルの範囲指定，右クリックコピーからやり直す

2）変数名，データのどこかに空白がないか確認する

・データに空白があれば"NA"を入力する．変数名は何か文字を入力する

3）変数名に半角スペースが入っている

・エクセルの"検索"で探して削除する

4）エクセルのデータ指定範囲内に記号が入力されている

5）変数名，データ以外の余計な文字などが指定範囲に入っている

6）まれにフォント等の相性が悪くて読み込めないときがある

・他のフォントに変えてみる

・エクセルの新しいブックを作り，それにデータをコピー＆ペーストして，新しくデータを作る

・それでもダメな場合は，エラーのセルを探すためにデータの一部分を範囲指定してコピー→Rコマンダーに読み込む，ということを繰り返し，エラーの起こる部分を探す．手間がかかるが確実な方法である

4）　図 3-3 のダイアログボックスが現れます．①でデータ名を決めます．R コマンダーでは，最初にデータ名を決めておきます．**最初は“Dataset”というデータ名がデフォル**

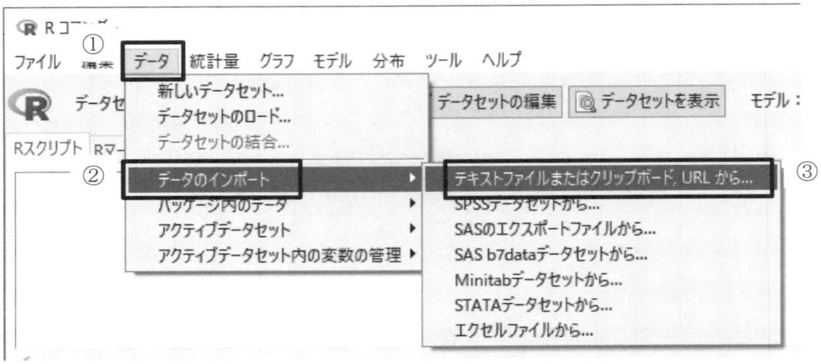

図 3-2　R コマンダーへのデータ読み込みメニューを選ぶ

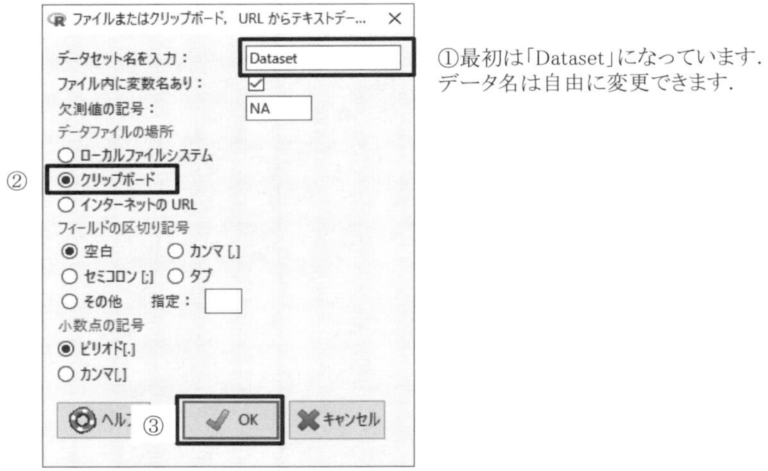

図 3-3　ダイアログボックスの設定

トで勝手に入っています．これは自由に書き換えることができます（本章では，Dataset のままで進めます）．半角文字でも全角文字でも自由につけて構いません．**先頭が数字または数字だけの名前は付けられません**．

5)　図 3-3 ②でクリップボードにチェックをいれます．**クリップボードとは，メモリのこと**です．先ほど Excel から読み込んだデータはメモリ内に記憶されています．

6） 最後に③ OK をクリックします.

7） もし，すでに同じ名前のデータ（ここではDatasetというデータ）が存在している場合は，図3-4の警告が出ます．上書きしてもよいなら“Yes”を，上書きしないなら“No”をクリックして改めて名前を変えてください.

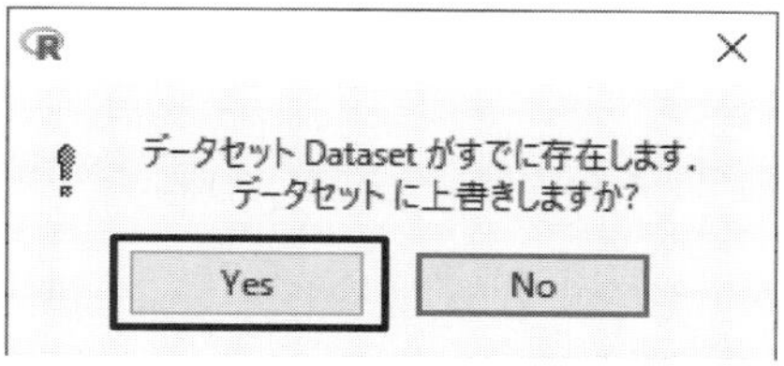
データセット Dataset がすでに存在します.
データセット に上書きしますか?
Yes
No

過去に「Dataset」という名前でデータを保存していれば，この警告が出ます．上書きしたくないときは[No]をクリックして，図3-3の①へ戻り，データ名を変えます.

図3-4　データの上書き確認

うまく読み込めたら，Rコマンダーの下の［メッセージ］表示に図3-5のように**青字でメッセージが出ます**．もし，**赤字でエラーと出力された時は，**もういちどExcel**のコピーからやり直します**．表3-2の3.**も確認してみてください.**

メッセージ
[3] メモ: データセット Dataset には 8 行、9 列あります.

うまく読み込めたら，画面下のメッセージに青字で出力される

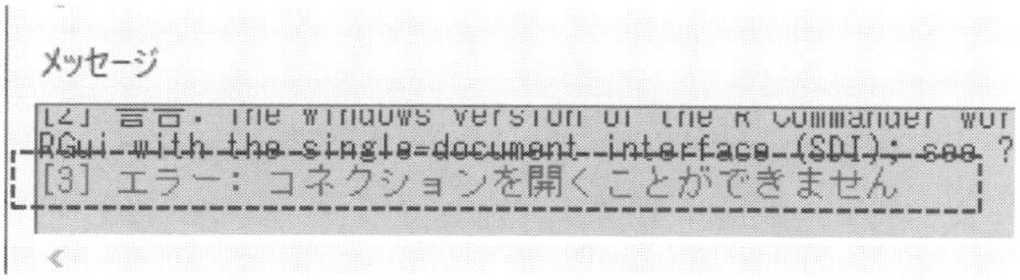
メッセージ
[3] エラー: コネクションを開くことができません

うまく読み込めないときは，画面下のメッセージが赤字になる
⇒もういちど，Excelのコピーからやり直しする

図3-5　読み込み結果の表示（画面下）

読み込みが正しくできれば，図3-6①のようにRコマンダーの データセットを表示 を

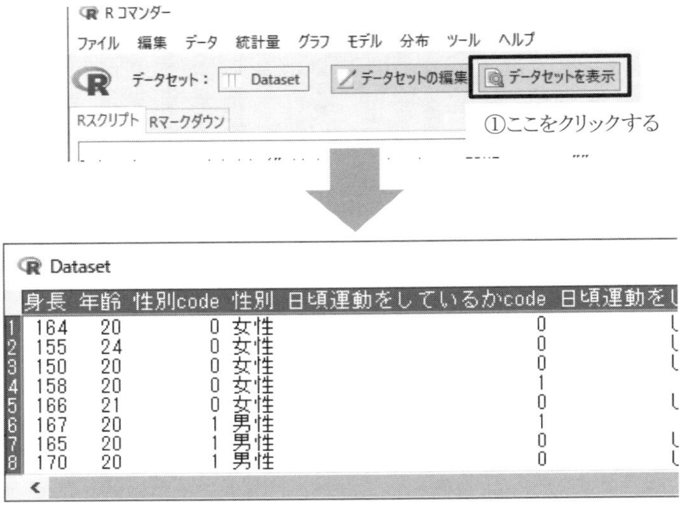

②データウインドウが出てくる. もし出てこなければ, 再度, Excelコピーからやり直し
日本語変数名とデータがズレて表示されることがある.

図 3-6　読み込みの確認

選ぶと，②のようなデータウインドゥが出てきます．正しく読み込まれていることを確認してください．

2. Excel ファイルを直接読み込む（やや面倒な方法）

Excel ファイルを直に読む方法もあります．この方法は，上記の方法でどうしてもうまくできないとき，データの量が多いとき，**欠損データが空白のままで “NA” となっていないとき**，に便利です．

まず，Excel ファイルの方は，図 3-7 のようにしておいてください．注意点は，

- データは A1 から入力する（A 1 が空白だと読み込みに失敗します）
- データ範囲以外には，余計な文字，数字，スペースも入れない

です．

それでは，データの読み込み方法を説明します．

1）図 3-8 のように，R コマンダーメニューから①［データ］—②［データのインポート］

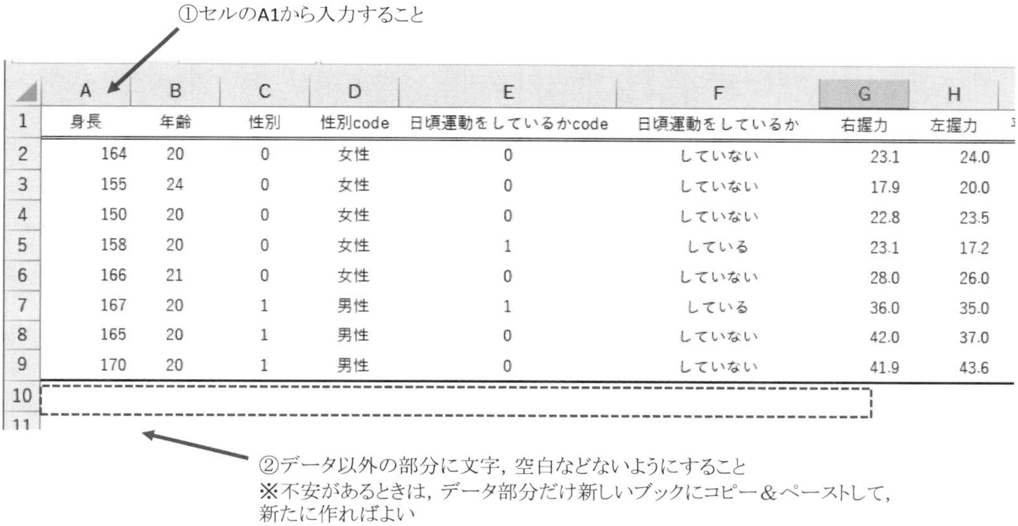
①セルのA1から入力すること
②データ以外の部分に文字，空白などないようにすること
※不安があるときは，データ部分だけ新しいブックにコピー＆ペーストして，
新たに作ればよい

	A	B	C	D	E	F	G	H
1	身長	年齢	性別	性別code	日頃運動をしているかcode	日頃運動をしているか	右握力	左握力
2	164	20	0	女性	0	していない	23.1	24.0
3	155	24	0	女性	0	していない	17.9	20.0
4	150	20	0	女性	0	していない	22.8	23.5
5	158	20	0	女性	1	している	23.1	17.2
6	166	21	0	女性	0	していない	28.0	26.0
7	167	20	1	男性	1	している	36.0	35.0
8	165	20	1	男性	0	していない	42.0	37.0
9	170	20	1	男性	0	していない	41.9	43.6
10								
11								

図 3-7　Excel ファイルから R コマンダーに直接読み込む時の入力方法

—③［エクセルファイルから］を選びます．

2） 新しく出たダイアログボックスで，まずデータ名を決めます（図 3-8 ④）．これも最初は“Dataset”となっています．自由に変えて下さい．ここでは“Dataset”のまま読み込みます．

3） その後，⑤ OK をクリックします．

もし既に“Dataset”という名前のデータがあれば警告が出ます．Yes でそのまま上書きするか，No を選んでやり直し，“Dataset”以外の名前にします．

うまくいけば，ファイルの指定画面に変わりますので，データを選んで読み込んでください．なお，

- 読み込み先のディレクトリが日本語フォルダを介していると読み込めない（図 3-9）．
  - ▶ 全て半角英数のファルダ名でなければなりません．
- もう 1 点，ファイル名は半角英数字でなければならない（図 3-10）．
- 数字から始まるファイル名も読み込めない．

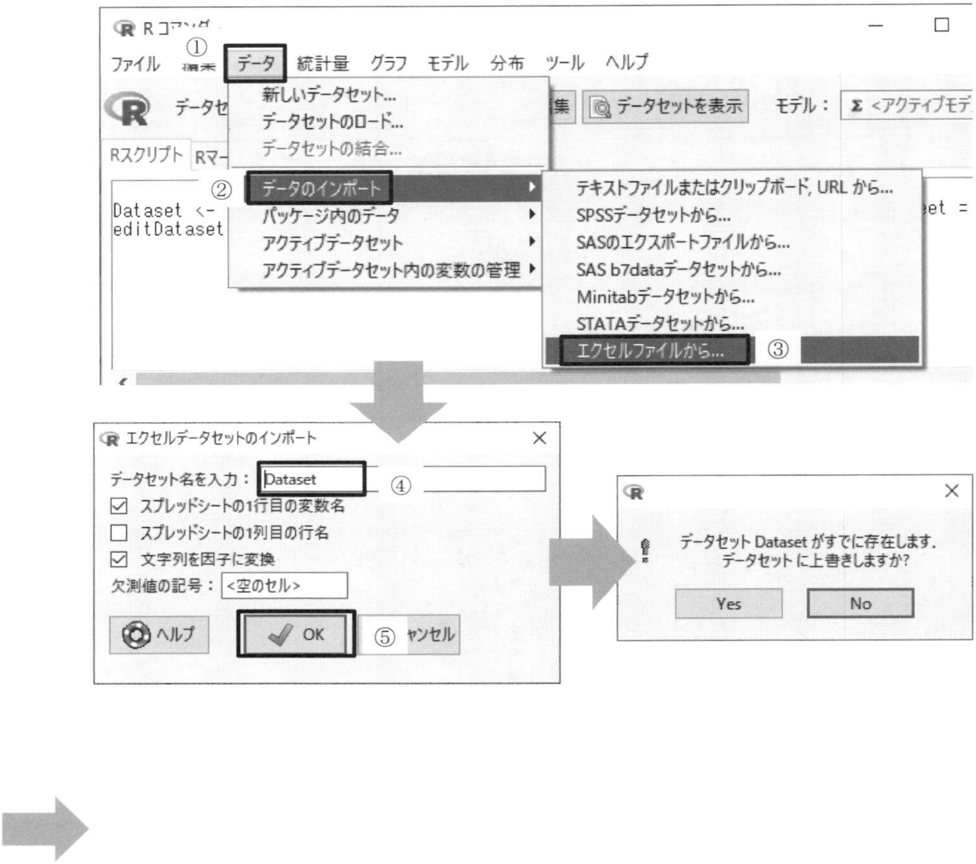

図 3-8　Excel ファイルを直接読む方法

以上は，**R のバージョンにより変化する可能性がありますが**，守っておいて間違いはないでしょう．

- Excel データは基本的に，コピー＆ペーストで読み込みます．

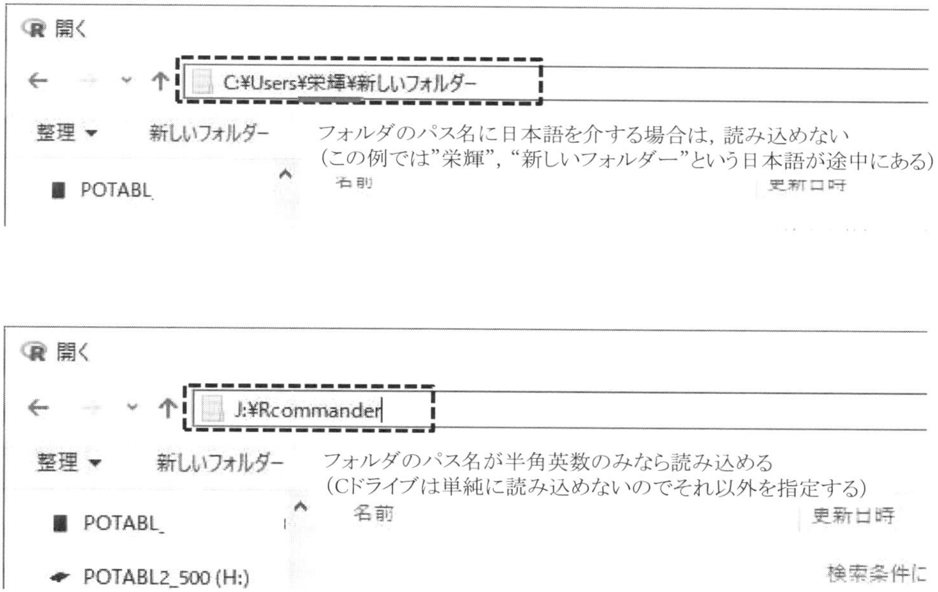

図 3-9　ファイルを読み込めるフォルダパス

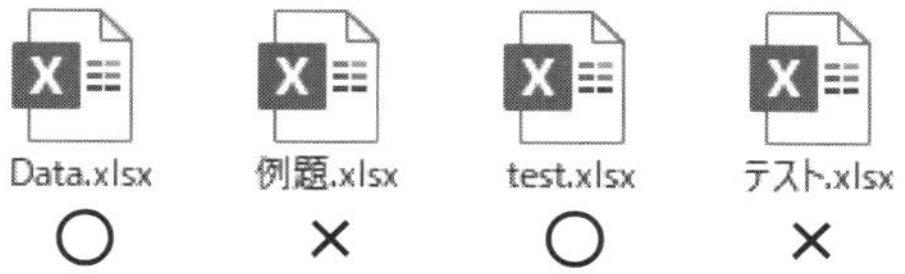

ファイル名は半角英数でなければ読み込めない

図 3-10　読み込めるファイル名

B. R コマンダーの操作

1.　データの加工

データの間違い修正や，列の削除，行の削除などの操作は，R コマンダーでも可能です．しかし，失敗する可能性もあるので，**データの全ての加工は Excel 上で済ませておくのが得策**です．

2. 簡単な平均，標準偏差（sd），中央値など（記述統計値）の求め方

表 3-1 のデータが読み込まれている前提で説明します．

それでは R コマンダーで簡単な統計計算をしてみましょう．最も簡単なのは，**平均や sd，中央値などの記述統計値**を求める作業です．

ここでは，**右握力と左握力の記述統計値**を求めてみます．

1) まずは R コマンダーを起動します．
2) 図 3-11 のように，R コマンダーメニューから①［統計量］—②［要約］—③［数値による要約］を選びます．
3) 図 3-12 のようなダイアログボックスが現れます．［変数（1 つ以上選択）］①のボックスで，“右握力”と“左握力”を選びます．

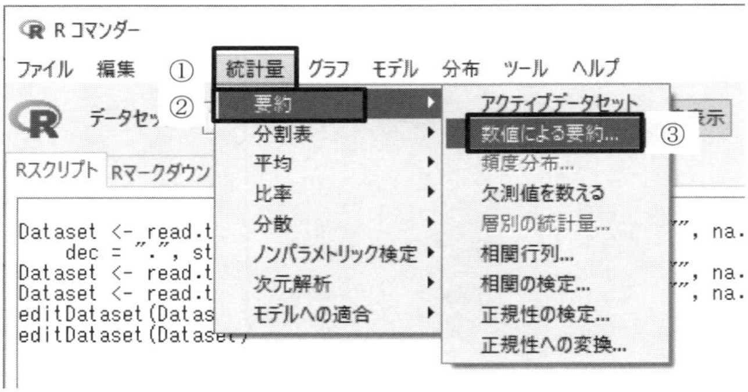

図 3-11　記述統計値を求めるメニューを選ぶ

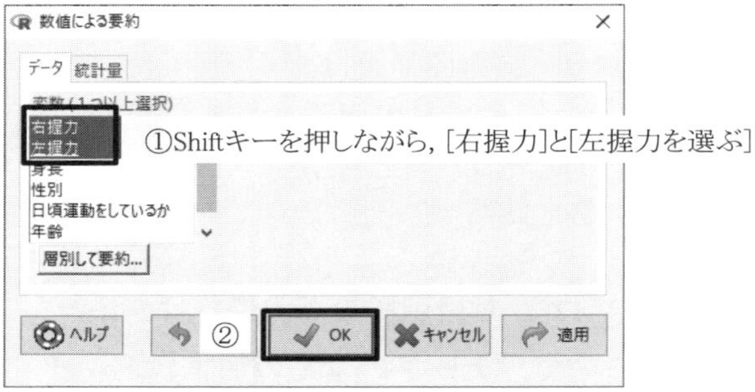

図 3-12　記述統計値を求めたい変数を選ぶ

4) その後②［OK］ボタンをクリックします．結果は図 3-13 のように出力されます．**出力結果は青字のところ**を見てください．

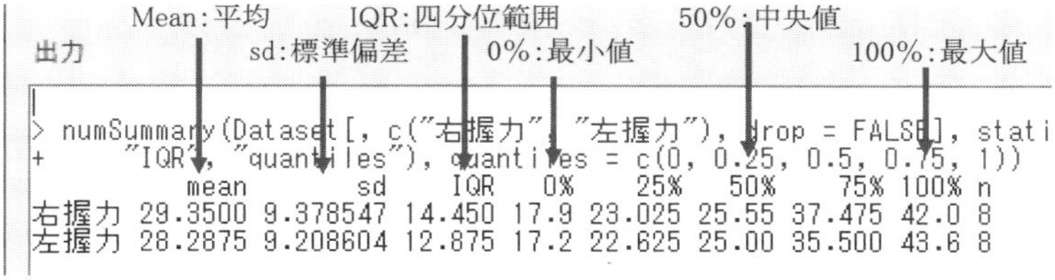

図 3-13　結果が出力される

5) 0%，25%，50%，75%，100%の出力の意味を説明します．もしデータが 100 個あるとすれば，データを小さい順に並べて，最も小さい値が 0%値，25 番目の値が 25%，50 番目（真ん中の値）が 50%（＝中央値），75 番目の値が 75%値，最も大きい値が 100%となります．以上は，わかりやすく 100 個のデータで説明していますが，実際には対象者数 n に応じて，それぞれの割合に相当する値が出力されます．なお，**四分位範囲**（interquartile range；IQR）というのは，**75%値から 25%値を引いた大きさ**（**75%から 25%の値の範囲**）を表します．

3．数値変数と因子変数

R コマンダーは，数値変数と因子変数のデータに分けて識別します．

数値変数は**第 1 章**で述べた数値データ，因子変数は名義尺度のデータです．R コマンダーでは数値で入力したデータは全て数値データ，文字で入力したデータは全て因子変数として認識します．

表 3-1 は“性別”と“性別 code”，“日頃運動をしているか”と“日頃運動をしているか code”のデータがそれぞれ重複して存在しています．よくみると，一方は文字で他方は 0-1 型の数字になっているだけで中身は同じデータです．

● 数値変数と因子変数の注意

因子変数とは名義尺度のデータを表します．{男性，女性} のように文字のデータは，R コマンダーで因子変数にみなされます．数値で入力したデータは，数値変数と認識されます．

因子変数があると，群分けした記述統計値を求めたり，群間の平均や中央値の差の検定を行ったり，分割表の検定などができるようになります．

表 3-1 の“性別 code”，“日頃運動をしているか code”は **0，1 の数値で入力**（ダミー変数）しています．従って R コマンダーでは**記述統計も求められる加減乗除可能な数値変数で認識されています**．分類しただけの 0，1 というラベルとは思っていないのです．
そこで，**実際は 0，1 の数字に見えるけれども，本当は“性別”{男，女}，“日頃運動をしているか”{していない，している} の 2 群に分類した因子変数であると**修正しなければなりません．0 と 1 の数値変数と認識されているデータを，0 と 1 の因子変数へ変更させる必要があります．

もちろん“性別”や“日頃運動をしているか”のように**文字で入力したデータは，最初から因子変数**として認識されています．

● 因子変数の工夫

名義尺度のデータを数値で入力している場合，R コマンダーに読み込んだ後，数値変数を因子変数に変更する作業が必要になります．

それが面倒であれば，最初から表 3-1 のように**文字のデータと，0-1 型のダミー変数の 2 列作成しておくと便利**です．

● 因子変数（文字のデータ）だけではダメなのか？

名義尺度のデータは最初から文字で入力しておけばいいだけと思うはずです．わざわざ 2 つ作る理由がわかりません．

ところが R コマンダーでは，因子変数にすると**解析できない統計手法も出てくるのです**．そのために，わざわざ文字で入力したり，数値で入れたり，複雑にしているのです．

もし，0，1 の数字でしかデータを入力していないときは，以下の手順で因子変数を作っておきます．

● 数値変数を因子変数に変更する手順

1） 図 3-14 のように，R コマンダーメニューから①［データ］—②［アクティブデータセット内の変数の管理］—③［数値変数を因子に変換］を選びます．

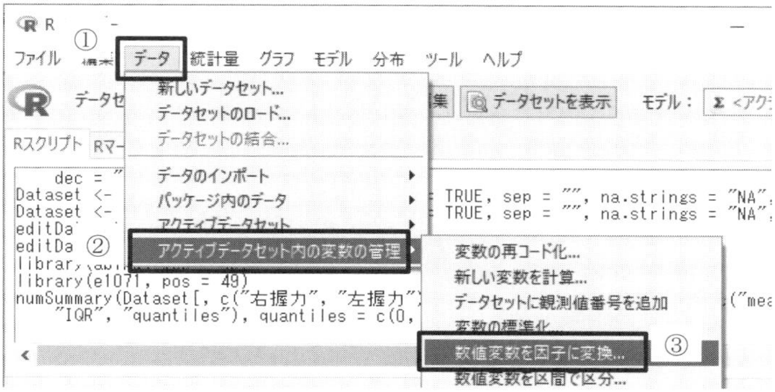

図 3-14　ダミー変数（0，1 データ）を認識させる
数値変数を因子変数に変換する

2） 図 3-15 のダイアログボックスで，①数値変数である“性別 code”，“日頃運動をしているか code”を選択します（因子変数はリストに出てきません）．複数選択する場合は，［Ctrl］キーを押しながらクリックして選択します．

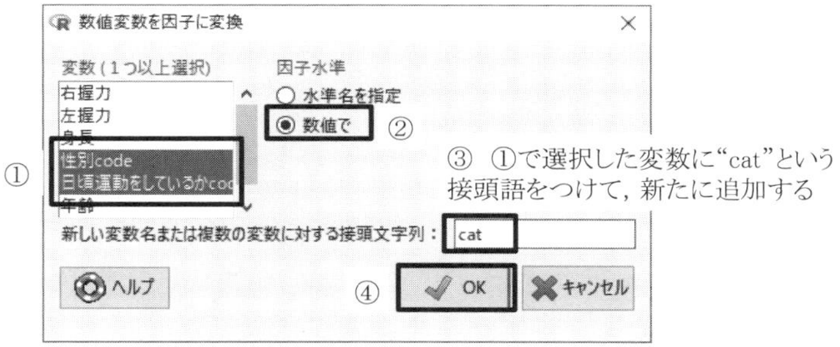

図 3-15　因子変数に変更したい変数を選ぶ

3） 次に，②［因子水準］のところで［数値で］にチェックを入れます．その後，③の［新しい変数名または複数の変数に対する接頭文字列］のところで，“cat”と入力します．

この“cat”はカテゴリ（category）の略字で，著者が勝手に決めた文字なので，自分の好きな文字に決めてよいでしょう．

4)　最後に④ OK をクリックします．

この操作によって，“性別 code”，“日頃運動をしているか code”という数値データは残したまま，“cat 性別 code”，“cat 日頃運動をしているか code”の新たな因子変数が追加されます．

R コマンダーで図 3-16 の データセットを表示 ボタンをクリックして，データを見てください．データ列の最後の方に“cat 性別 code”，“cat 日頃運動をしているか code”が追加されています．見た目は，“性別 code”，“日頃運動をしているか code”と全く同じデータになります．

- 因子変数とは，名義尺度のデータのことです．
- ダミー変数など，名義尺度のデータを数字で入力したときは，因子変数として指定しておきましょう．

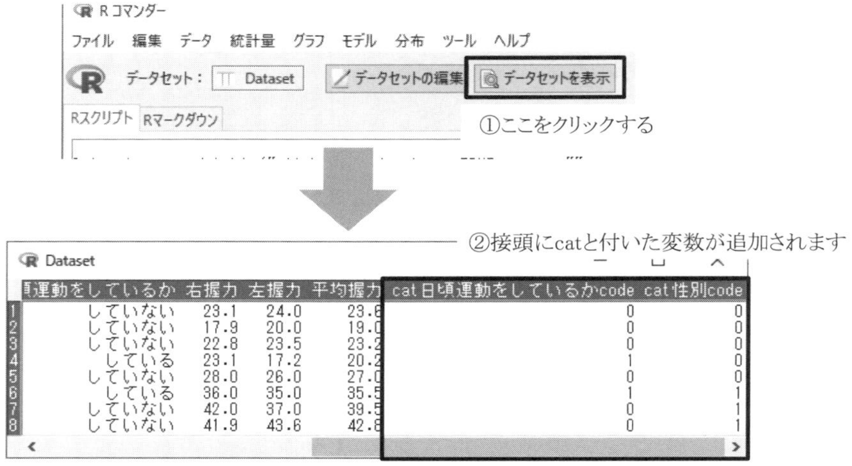

図 3-16　再びデータセットを表示してみる

4. 群分けした記述統計値の求め方

せっかく因子変数を作りましたので，**カテゴリ（群）に分けて記述統計値を出力してみましょう**．

“cat 性別 code”を利用して，男女別に記述統計値を出力してみます．実際は“性別”という因子変数があるのですが….

1) 図 3-17 のように，①［統計量］—②［要約］—③［数値による要約］を選びます．

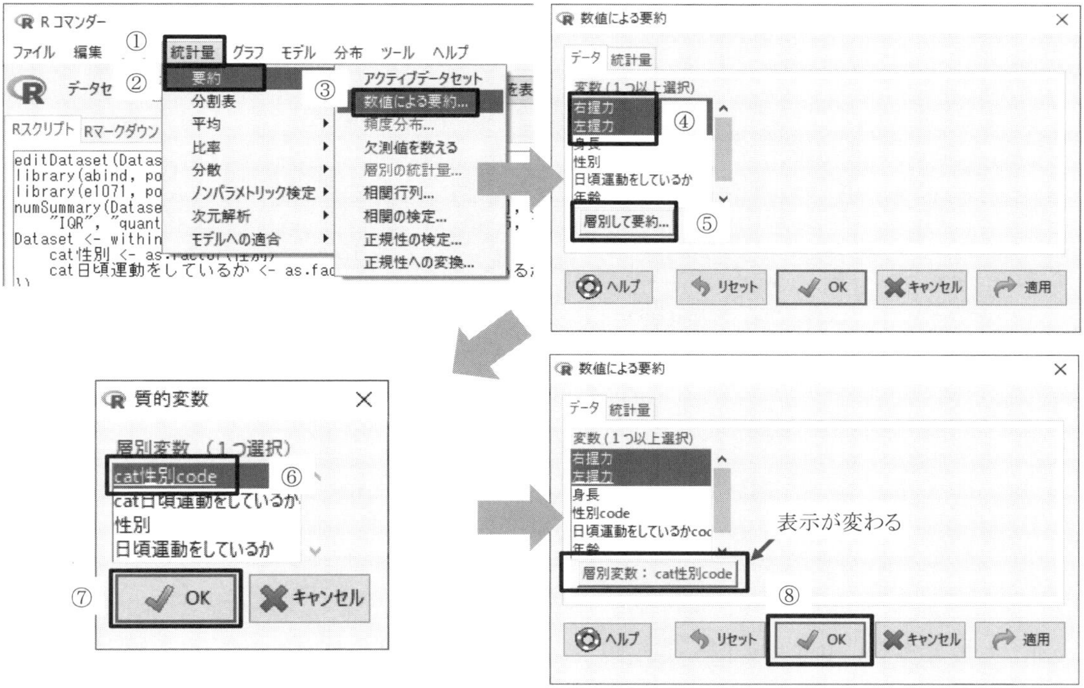

図 3-17 男女別に記述統計値を出力する

2) ダイアログボックスで，④“右握力”と“左握力”を2つ選びます．複数選択する場合は，［Ctrl］キーを押しながらクリックして選択します．ここまでは，図 3-11，図 3-12 と全く同じ手順です．

3) その後に⑤ 層別して要約 ボタンをクリックします．これは，層別＝群分けして記述統計値を求めるという手順です．クリックすると，“cat 性別”，“cat 日頃運動をしているか”の2つが現れます．

4) 記述統計値を男女に分けて出力したいので，⑥“cat 性別”を選びます．その後，⑦ OK ボタンをクリックします．

5) もとのボックスに戻ると，［層別変数：cat 性別］と表示されています．そして⑧ OK ボタンをクリックします．

R コマンダーに，男女別に記述統計値が出力されます（図 3-18）．出力の意味は，図 3-13 と同じです．

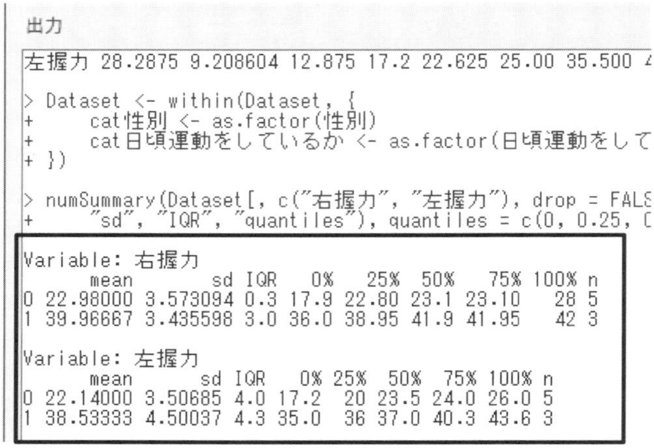

```
出力
左握力 28.2875 9.208604 12.875 17.2 22.625 25.00 35.500

> Dataset <- within(Dataset, {
+     cat性別 <- as.factor(性別)
+     cat日頃運動をしているか <- as.factor(日頃運動をして
+ })

> numSummary(Dataset[, c("右握力", "左握力"), drop = FALS
+     "sd", "IQR", "quantiles"), quantiles = c(0, 0.25,

Variable: 右握力
      mean       sd IQR   0%   25%  50%   75% 100% n
0 22.98000 3.573094 0.3 17.9 22.80 23.1 23.10   28 5
1 39.96667 3.435598 3.0 36.0 38.95 41.9 41.95   42 3

Variable: 左握力
      mean      sd IQR   0% 25%  50%  75% 100% n
0 22.14000 3.50685 4.0 17.2  20 23.5 24.0 26.0 5
1 38.53333 4.50037 4.3 35.0  36 37.0 40.3 43.6 3
```

図 3-18　記述統計値の結果

因子変数であれば0と1に限らず，{0，1，2} または {1，2，3} のように分類された名義尺度データの各数値の群別に結果を出力できます．群はいくつあっても構いません．

C. 代表的なグラフの描き方

ここではよく用いられる，散布図，エラーバー，箱ひげ図の描き方を説明します．

1. 散布図の描き方

まずは散布図の描き方を説明します．“右握力”と“左握力”の散布図を描いてみましょう．

1） 図 3-19 のように①［グラフ］—②［散布図］を選択し，新たに出たダイアログボックスで③［x 変数］から“右握力”，③［y 変数］から“左握力”を選びます．x 変数は横軸，y 変数は縦軸に出力されます．ただの関係を見るだけなら，どちらを x，y にしても問題ありません．

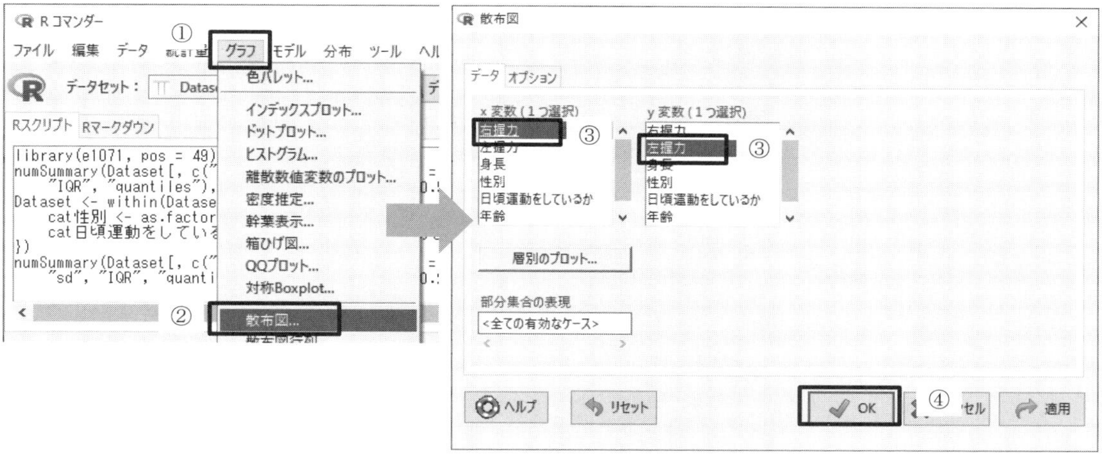

図 3-19　散布図の出力設定

2） その後，④ OK をクリックします．

図 3-20 のように，RGui 画面の方に散布図が出力されます．散布図によって，一方の値が大きく（小さく）なると，もう一方の値も大きく（小さく）なるという 2 変数の関係を観察できます．

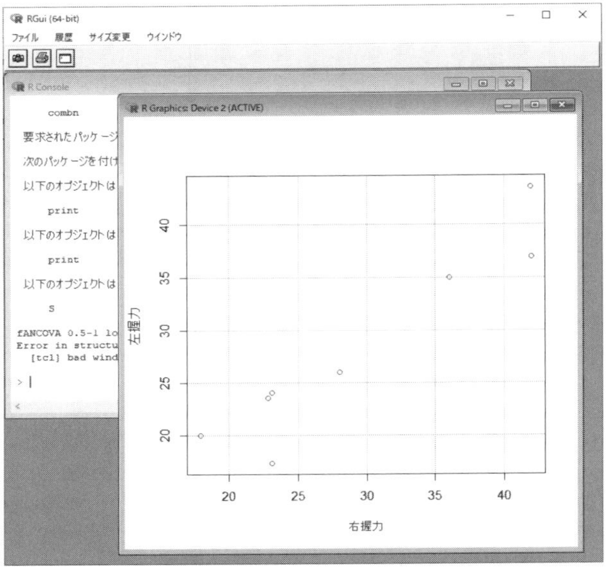

図 3-20　散布図の出力

2. エラーバーの描き方

エラーバーもよく使われるグラフです．意味は後述しますので，まずは出力の手順を説明します．ここでは，男女別の右握力のエラーバーを描きます．

1)　図 3-21 のように①［グラフ］—②［平均のプロット］を選択し，ダイアログボックスで，③［因子］は群を分けるデータ（因子変数しか出てこない），③［目的変数］で“右握力”を選びます．

2)　その後，④ OK をクリックします．

図 3-22 のように RGui 画面の方にエラーバーが出力されます．それぞれの群（0 が女性，1 が男性）で黒い点は平均，上下に引いてある線は sd の大きさを意味します．男性の方が平均は大きいということがわかります．sd は男女とも同じくらいの大きさです．

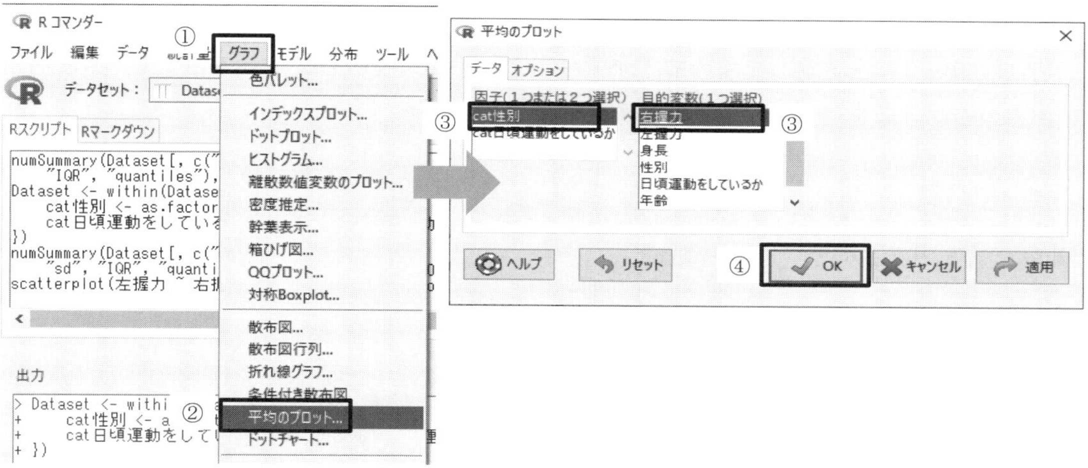

図 3-21　エラーバーの出力設定

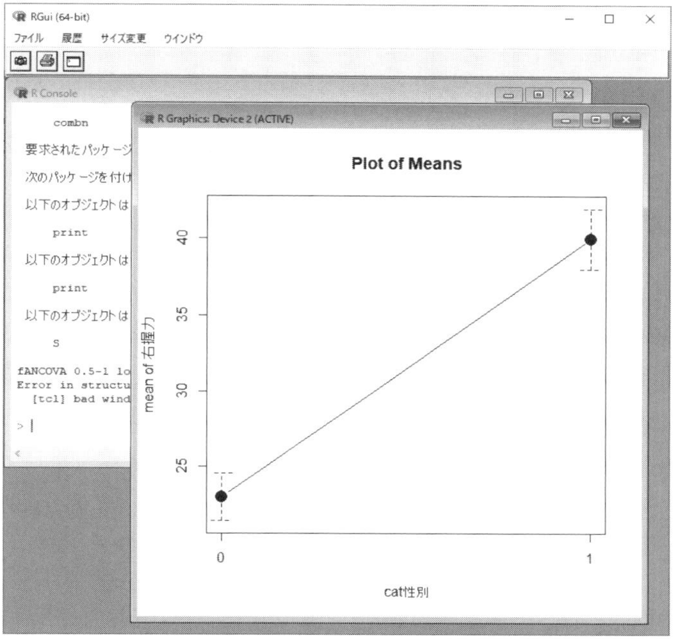

図 3-22　エラーバーの出力

3. 箱ひげ図の描き方

箱ひげ図の意味も後述しますので，まずは出力の手順を説明します．ここでは，男女別の右握力の箱ひげ図を描きます．

1) 図 3-23 のように①［グラフ］—②［箱ひげ図］を選択し，ダイアログボックスで，③［変数］で“右握力”を選びます．

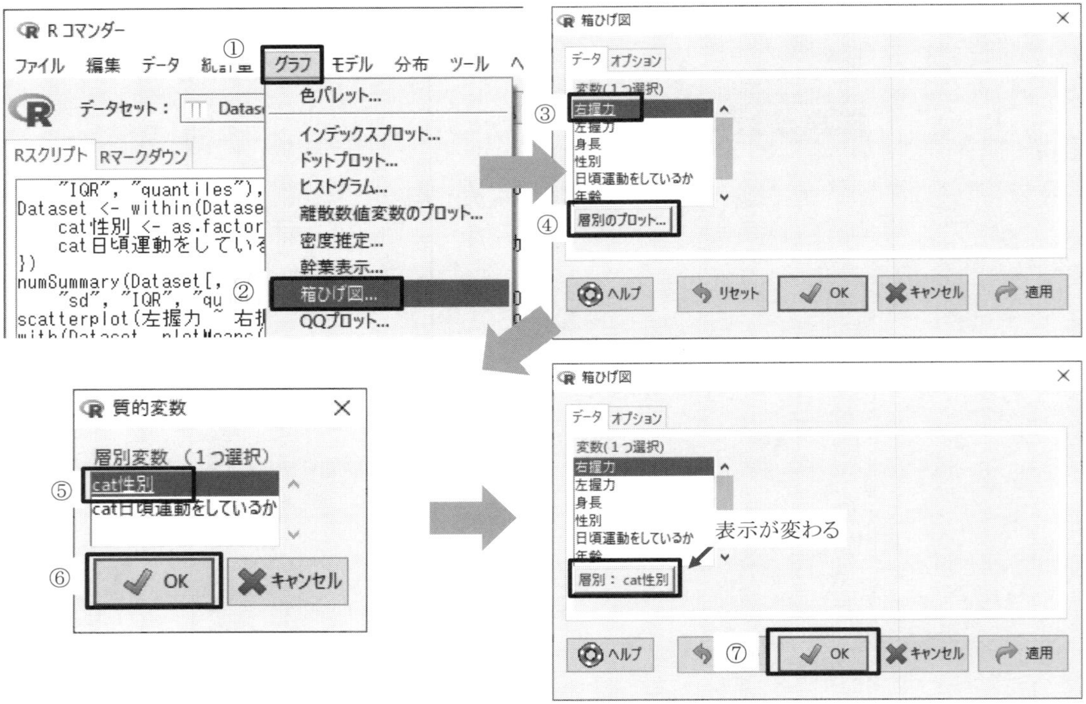

図 3-23　箱ひげ図の出力設定

2) ④［層別のプロット］を選び，新たに出てくるダイアログボックスで，群分けのデータ⑤“cat 性別”を選びます．これも郡を分ける変数の選択なので因子変数しか出てきません．

3) ⑥ OK ボタンをクリックすると，［層別：cat 性別］と表示されていることを確認して，⑦ OK をクリックします．

図 3-24 のように RGui 画面の方に箱ひげ図が出力されます．それぞれの群（0 が女性，1 が男性）で黒い横線は中央値，上下の箱は四分位範囲（IQR）なのですが，この図ではわかりにくいので，別の例を次節で挙げて説明します．

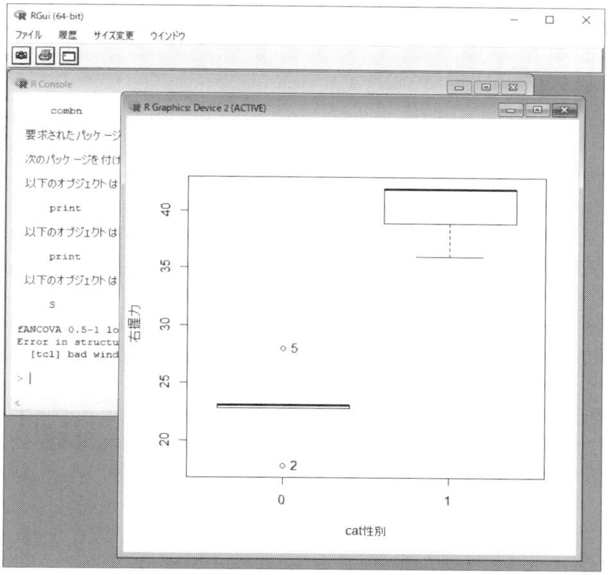

図 3-24　箱ひげ図の出力

4. エラーバーと箱ひげ図の意味

図 3-25 には，日頃運動をしている群・していない群別の“平均握力”のエラーバーと箱ひげ図を載せています．もとはどちらも同じデータです．

●エラーバー

図 3-25a. のグラフです．平均と sd で表すシンプルなグラフです．グラフの点は平均を表します．点から上下に伸びる線は，平均 +sd と平均－ sd になります．

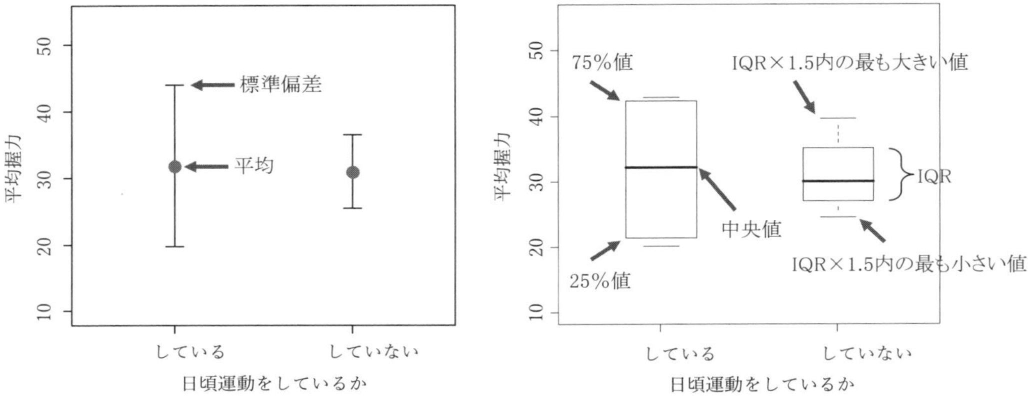

a.日頃運動をしている群・してない群のエラーバー

b.日頃運動をしている群・してない群の箱ひげ図
（IQR：四分位範囲）

図 3-25　握力と身長の関係：散布図と回帰直線

平均と sd で表すグラフなので，データが正規分布（**第 5 章参照**）に従うときに有効です．簡単に描けるのでよく見るグラフですが，簡単ゆえにいくつかの問題もあります．例えば，このグラフを見て平均の差の程度は把握できますが，統計的に差があるかについてはグラフだけから判断するには難しい点と，対応のあるデータ（**第 7 章参照**）の場合はほとんど情報が得られない点が問題です (2)．

●箱ひげ図

図 3-25b. のグラフです．四角の箱とそこから伸びる線（ひげ）で表した図です．箱の中にある横線は中央値（50%値）になります．四角の箱の下辺は 25%値，上辺は 75%値なので箱の上下長は四分位範囲（IQR）を意味します．

上下の線ですが，これがなかなか理解しにくいです．まず IQR の値があります．この IQR を 1.5 倍します．つまり IQR × 1.5 です．

箱の上辺（75%値）+IQR × 1.5 の値の範囲内で最も大きい値まで線を引きます．これが箱の上の線です．次に，箱の下辺（25%値）− IQR × 1.5 の値の範囲内で最も小さい値まで線を引きます．これが箱の下の線です．木の範囲から外れた値は点で表します．図 3-25b. では外れている値がありません．

前に戻って図 3-24 の箱ひげ図をみると，0 の群（女性群）で，上下に 2 つ外れた値があります．それぞれ 5，2 と数字が付記されていますが，これはデータ行列の行の値です．つまり，データの 5 行目の人は値が大きい人，2 行目の人は値が小さい人となります．箱はほとんど見られないので，25%～75%の値の人はほとんど中央値に近い値をとっていると判断できます．

箱ひげ図は，先のエラーバーよりも情報量が多く，非常に有効なグラフであるといわれます．しかし，このグラフも対応のあるデータでは得られる情報量が不足しています．

参考文献・WEB 等

(1) 本書で使用する Excel データ：https://personal.hs.hirosaki-u.ac.jp/pteiki/research/stat5/sampledata.xlsx

(2) Sarah B, Fiona F, et al.: Researchers misunderstand confidence intervals and standard error bars. Psychological Methods, 2005, 10(4):389-396.

第4章 ちょっと難しいが理解にチャレンジ：統計的検定の意味

難易度★★★

◇本章で解説する事項

- なぜ統計的検定を行うのか
- 統計的検定で得られるｐの意味について
- パラメトリック検定とノンパラメトリック検定の違い

本章の目的は，なぜ統計的検定を行うのか，という意味を理解することです．当然，統計的検定の理論をきちんと理解できればよいのですが，なかなかそう簡単ではありません．基礎に関する事項のうち，必要最低限のことだけ解説します．

もし，**理屈はあまり…という苦手な方は，本章を飛ばして次章へ進んでもよいと思います．**始めのうちは無理に理解する内容ではありませんので，後回しになっても一向に構いません．

A. なぜ統計的検定を行うのか？

なぜ**統計的検定**（単に検定ともいいます）を行うのかという説明をします．その前に簡単な例えを利用して説明しますので，理解しておいてください．

1．袋から球を取り出す実験

たくさんの球が入った大きな袋から，球を２個取り出す実験を想像してください（図4-1）．確率論とかの面倒な考えは不要です．単純に，白い球１個と黒い球１個が取り出されたとします．この袋には，何色の球がどれくらい入っているでしょうか？　現実には「球を2個取り出したぐらいじゃ，よくわからない．もっと取り出してよ！」と考えるはずです．

それでは，Aさんが10個の球を取り出します（図4-2a.）．これによって，白い球が5個，

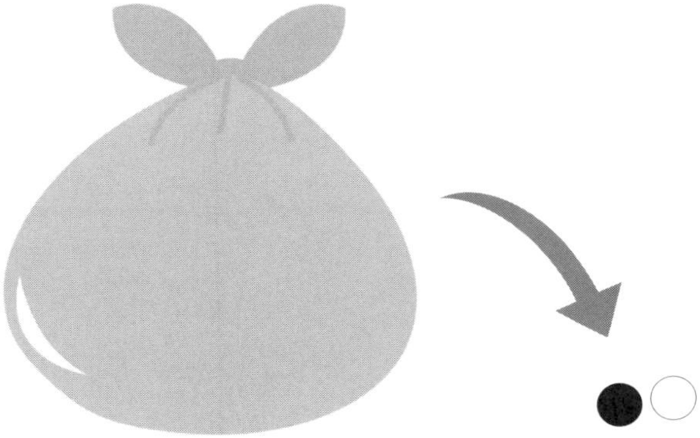

図4-1　たくさんの球が入った袋から2個の球を取り出す

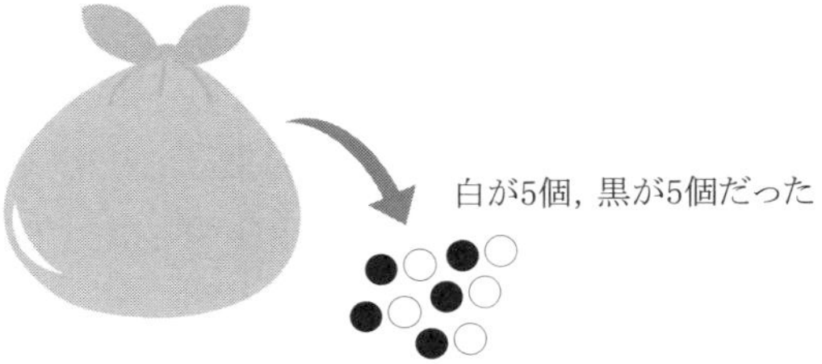
白が5個，黒が5個だった

a.たくさんの球が入った袋から10個の球を取り出す

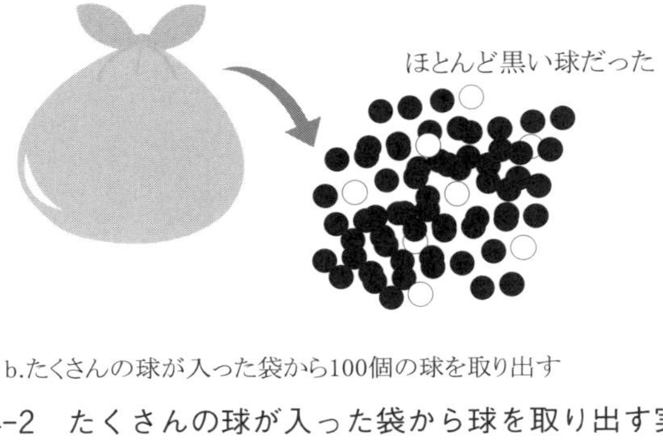
ほとんど黒い球だった

b.たくさんの球が入った袋から100個の球を取り出す

図4-2　たくさんの球が入った袋から球を取り出す実験

黒い球が5個取り出されました．これ以上の実験は無理です．さて，どう考えるでしょうか．「たくさん球が入った袋から，たった10個しか取り出さないのなら何もわからない」という意見もあると思います．しかしこれ以上の情報がなく，何とか大きな袋の球の色を推定しなければならないとき，「白い球が5個，黒い球が5個…，もしやこの袋には白い球と黒い球が同じ数ぐらい入っているのではないか」と考えるのが一般的でしょう．

こんどはBさんが，同じ袋から100個の球を取り出したとします（図4-2b.）．するとほとんど黒い球ばかりが取り出されました．「もしやこの袋にはほとんど黒い球しか入っていないのではないか」と考えるでしょう．Bさんの推定精度は，Aさんよりも**観察数が多い分だけ高い**と考えるのではないでしょうか．

ここまでの結論としては，

- **球を取り出した観察事実の多い方が推定精度は高い**

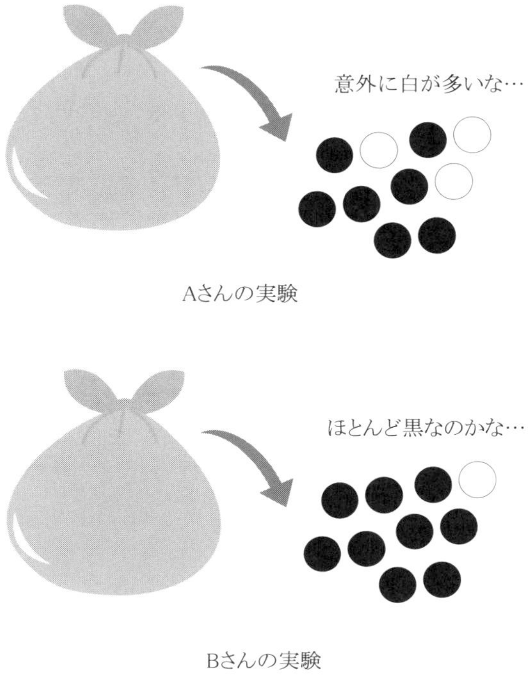
意外に白が多いな…
Aさんの実験
ほとんど黒なのかな…
Bさんの実験

図4-3　たくさんの球が入った袋から10個の球を取り出す

ということです．

もう一つ，当たり前の話をします．今度はＡさんとＢさんに別々の２つの袋を用意します．同じように袋から，それぞれ球を10個取り出す実験をしたとします（図4-3）．当たり前ですが，黒い球の多く入っている可能性が高い袋はＢさんの取り出した袋です．つまり，

- **取り出した球の数が同じだとして，球の色がそろっているほど，その色の球が多い可能性は高い**

というわけです．

2．身長の差は何cm？

Ａさんは，若年健常者（男女）10名（n=10と書きます）の身長を測定し，男女別に記述統計値を求めました．その結果，表4-1a.のようになりました．平均身長は，男女でちょうど16cm違います．男性の方が16cm大きいわけです．「なるほど，平均的に男性の身長は大きいのか」と考えます．

表4-1　若年健常者（男女）の身長を測った２つのデータ

a.n=10のデータ

	平均	sd	IQR	0%	25%	50%	75%	100%	n
女	160.5	7.7	11.5	150.0	155.5	160.5	167.0	169.0	6
男	176.5	5.5	7.5	170.0	173.0	177.0	180.5	182.0	4

b.n=64のデータ

	平均	sd	IQR	0%	25%	50%	75%	100%	n
女	158.0	5.9	8.3	148.0	154.0	157.0	162.3	170.0	40
男	170.8	6.1	8.3	158.0	167.0	170.0	175.3	182.0	24

※n：人数

Ｂさんは，同じ若年健常者（男女）64名（n=64）の身長を測定し，男女別に記述統計値を求めました．その結果，表4-1b.のようになりました．平均身長は男性が12.8cm大きい結果になりました．

これらのＡさんとＢさんは人数こそ違うものの，若年健常者を対象とした同じ測定をしています．同じ実験をしたはずなのに，かたや平均の差は 16cm，かたや平均の差は 12.8cm で値が違います．なぜでしょう？

常識で考えれば，若年健常者といえども個人差は必ず存在します．だから，まったくの同一人物を対象としない限り，対象者が変わるたびに値も微妙に違って当然です．その差は多少，変動します．男女で平均身長が 30cm も 40cm も差があれば，さすがにおかしいと思いますが….

さて，Ａさんは男女で平均 16cm の身長差があると主張しますし，Ｂさんは平均で 12.8cm 差があると主張します．どちらが本当なのでしょうか？　結論としては，もう少し説明が必要です．

3．標本と母集団の概念

標本と母集団の概念を説明します．我々は**n ≒ ∞の人数の集団である母集団**から，**数名の標本**を取りだしてデータを測定します（図 4-4）．母集団は n ≒ ∞ですから**測定できません**．標本については，原則として n ≒ ∞以外の全てです．健常者 10 名を対象にするときは，標本は健常者 n=10 で，母集団は健常者 n ≒ ∞の集団です．

ちなみに統計学では，**母集団の平均を母平均**，**母集団の分散を母分散**といいます．これらは測定できないので現実には知り得ません．**標本から得られた平均を標本平均**，**標本から得られた分散を標本分散**といいます．これらは対象者のデータから簡単に計算できます．

ちなみに**“分散”という見慣れぬ用語**が出てきましたが，これは **sd の 2 乗値**です．sd のようなものと考えてもいいですし，データのバラつきと思ってもよいです[1].

標本平均はこれくらいであった，というだけであれば統計的検定は不要です．Ａさんが「今回対象とした若年健常者 10 名に限っては，男女の平均身長の差は 16cm である」と主張したらそれまでです．その 10 名が 16cm 違ったという事実だけです．Ｂさんも今回対象となった若年健常者 64 名に限っては 12.8cm の差であった，という事実は間違いありません．

---

[1] 素直に標準偏差と書けばいい気がしますが，統計学では母分散，標本分散という用語を使うので，それにならって表現しているだけです．

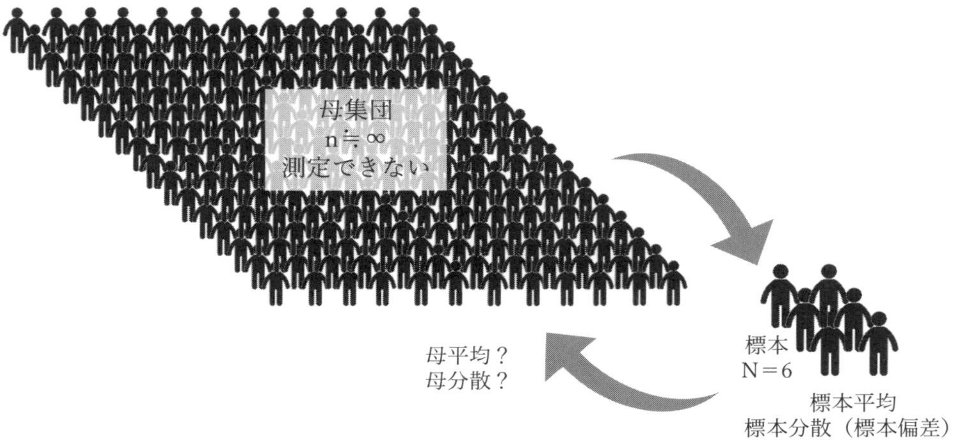

図 4-4　n ≒∞の母集団から n=6 の標本を取り出し推測する

4．標本から得られた結果を一般化するための統計的検定

標本平均を見て「今回は測定対象となっていない健常者も同じ程度の身長差があるだろう」と言及したいなら話は別です．A さんが「私が対象とした若年健常者 10 名における男女の平均身長の差は 16cm であった，だからおそらく世の中の若年健常者の平均身長はそれくらい差があるのではないか？」などと簡単には一般化できません．

通常，我々が研究をするために対象者を選んでデータを取り，差があるとか，関係があるといった傾向を見つけて公表する際には，**一般化を前提とする**のではないでしょうか？「50 歳代の男性 1,000 名を対象として血圧を測定したら，平均収縮期血圧は 138mmHg でした．（従って，一般的に 50 歳代男性の平均収縮期血圧は 138mmHg ぐらいと考えます）」とか，「20 歳代の女性 10 名を対象として握力を測定したら，平均握力は 28kg でした．（従って，一般的に 20 歳代女性の平均握力は 28kg ぐらいと考えます）」と言いたいのではないでしょうか．カッコの中は実際に言わなくても，そのような意味を含んでいると思います．

ところが，再び上で述べたような問題が起こります．A さん（平均身長の差は 16cm）と B さん（差は 12.8cm）の主張の違いです．そこで，「1. 袋から球を取り出す実験」のところで説明した内容が関わってきます．つまり，

- **球を取り出した観察事実の多い方が推定精度は高い**
  →対象者数の多い方が推定精度は高い
- **取り出した球の色がそろっているほど，その色が多い可能性が高い**
  →測定したデータの値が揃っているほど（値のバラつきが小さいほど= sd が小さいほど），値の確信度が高い

ということです．これらから研究者が標本より得られた結果（ここでは平均差）の推定精度を考慮し，推測するのが**統計的検定**になります．具体的な計算は統計ソフトが行いますので，統計的検定を行うだけなら計算の知識は不要です．

なお，統計的検定で扱う標本は，理論的に“偏りなく無作為に抽出された標本”でなくてはなりません．現実に無作為抽出された標本を選ぶのは非常に面倒です．如何にして，偏りなく標本抽出するかは，統計的検定を扱う以上に難しいことです．

B. 統計的検定の意味

統計的検定では，**帰無仮説**と**対立仮説**という仮説を立てて，それを検定するという手順を取ります．しかし，実際に解析する者の立場からは，あまり関係ないのでよくわからなくてもよいというのが本音です．理論的な説明は極力省略したいので，きちんとしたことを知りたいというのであれば，他書を参考にしてください．以降では実際に統計的検定を行う上で，最低限の事項についてのみ説明します．

ここでは，**平均の差の検定という方法を例にして解説**します．検定手法そのものは後の章で個々に説明するので，現時点では気にしないでください．

1. 母集団から標本を抽出するという実験を複数名で繰り返す

まず，図 4-5 のように，男性の母集団と女性の母集団を用意します．そして，それぞれの母集団から n=10 の被検者（標本）を抽出します．なお，n=10 という人数には特に深い意味はなく，たまたま n=10 としただけです．

はじめに A さんが男性と女性を 10 人ずつ選んできて男性の平均身長，女性の平均身長を

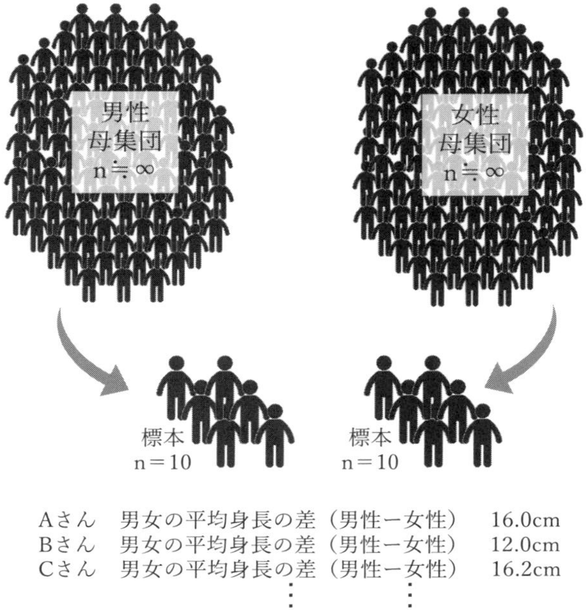

図 4-5　男性の母集団と女性の母集団から n=10 ずつ標本を取り出して身長の差を求める

求めます．そしてその平均身長の差を求めたら男性が 16.0cm 高かったとします．次に，B さんが同じことを繰り返したら男性が 12.0cm 高かったとします．次に，C さんが同じことを繰り返したら，やはり男性が平均身長で 16.2cm 高かったとします．次々と，この同じ測定を 10,000 人が行ったとします．そしてその 10,000 人が求めた平均値を集めてヒストグラムにしたのが図 4-6 だったとします[2].

2.　ヒストグラムとは

ヒストグラムとは，横軸にデータ数値，縦軸に n（人数）を表した人数分布のグラフです．このグラフの横軸の拡がり（つまりデータのバラつき）は対象人数 n と，もとの身長データの sd で決まります．これは，平均付近の値が多く，平均より大きくなるとまたは小さく

2　実際には，R を使って架空のデータによるシミュレーションをしています．

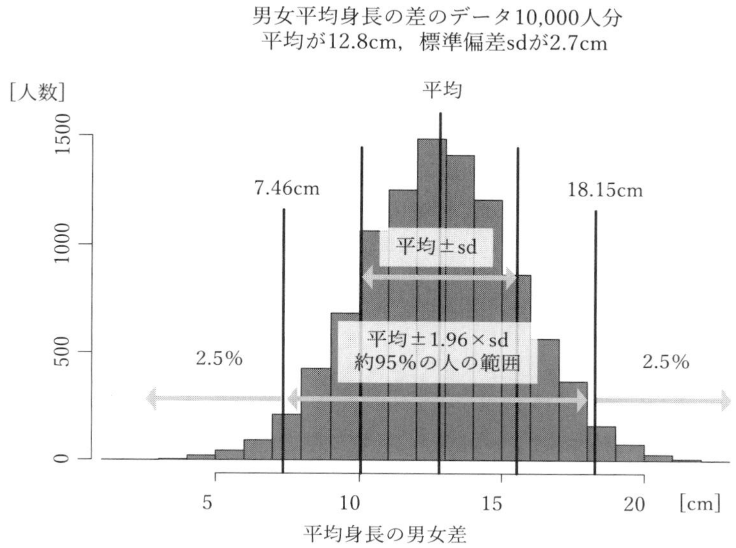

図 4-6　図 4-5 の測定を 10,000 人に行わせた時の平均身長差のヒストグラム

なると値は少なくなっていく**正規分布（第 6 章も参照）**という形を呈しています．

3. 正規分布とは

正規分布 normal distribution とは，データをヒストグラムにしたときに，平均（または中央値）付近のデータが最も多く，平均より大きくなるとまたは小さくなると値は少なくなっていく山のような，釣鐘上の分布です（図 4-7）．実は図 4-6 も正規分布です．n ≒ ∞の場合，理論上は平均が分布の中心に一致します．そして中央値も全く同じ値になります．

正規分布は様々な数理特性を持っており，もしデータが正規分布に従うのであれば，精度の高い統計解析ができることも知られています．従って，統計解析の多くは“もしデータが正規分布に従うのであれば…”という前提を条件にしている手法が多いのです．

図 4-8 では，正規分布のヒストグラムを例として挙げています．データの値をいくつかの幅に区切ってその区間内にいる人数を棒グラフで表しています．棒の値の幅を小さくして（つまり棒の数を多くして）いくと，棒のつなぎ目は階段状からだんだんと曲線状になっていき，最後に正規曲線という形になります．これが理想的な正規分布の形です．

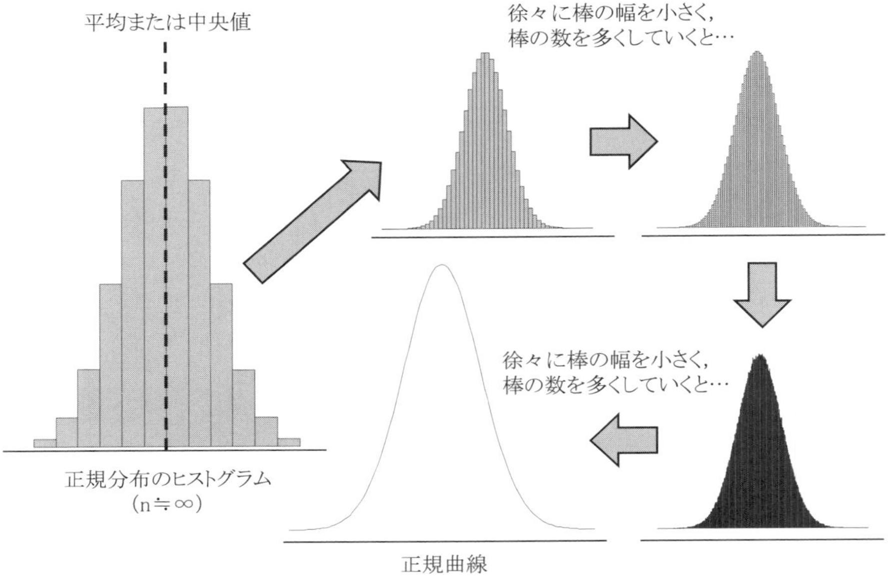

図 4-7　正規分布とは？

標本から得られたデータが正規分布に従うのか，従わないのかの判断は，適切な統計的検定を選択する基準でもあり，重要な確認事項になっています．その確認の手段として**Shapiro-Wilk 検定（第 6 章参照）**が用いられます．

正規分布は，平均の値や sd の値で様々な形を呈します（図 4-9a）．統計的検定では，便宜的に形を揃えるために，**平均＝ 0，sd=1 の形に統一する換算**をします．これを**標準化**するといい，平均＝ 0，sd=1 に換算された正規分布を特に，**標準正規分布**と呼びます．

4．多数のデータから 95%の範囲を求め，それを超えたら異常値とする

10,000 人が男性 10 名，女性 10 名の身長を測って，男女平均身長の差を求めた結果のグラフです．この 10,000 人分の男女平均身長の差の，さらにその平均は 12.8cm となっています．「まあ，もしかしたら母集団の平均（母平均＝図ることができない真の平均）は 12.8cm なのかもしれないけど，それぞれの人が測るときに測定誤差や時間帯や，個人差もあるだろ

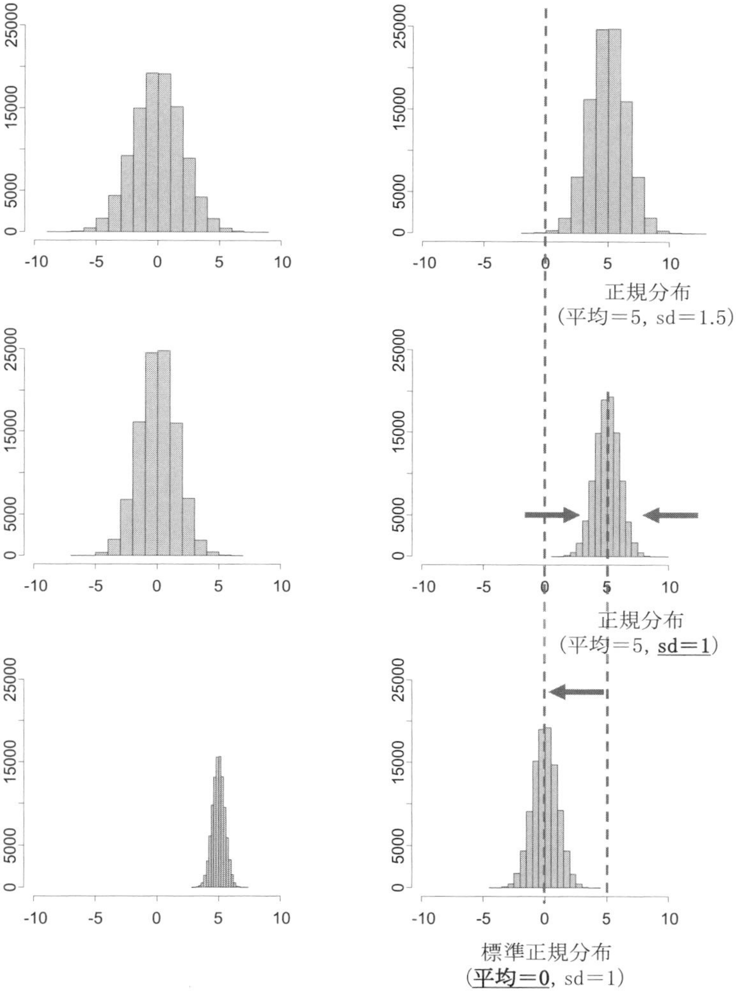

a.さまざまな正規分布
平均も違うし, sdも違う

b.標準正規分布の作り方
Sd=1にして平均=0にする

図 4-8　標準正規分布

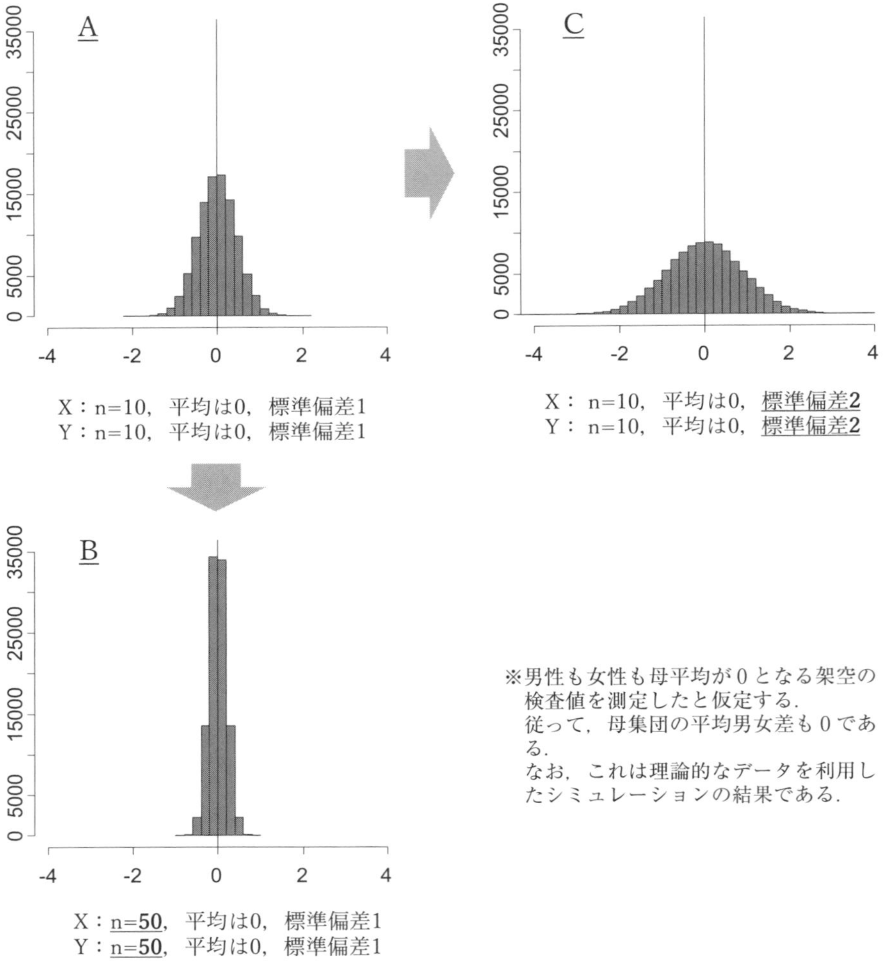

図4-9　100,000人の研究者が男性(X)と女性(Y)を対象として，あるデータの平均差を求めた結果

うから，多少は12.8cmからバラついてもおかしくはないだろう」と考えます．

真ん中の縦線は平均の位置です．平均± sdの範囲にも線を引いています．さらに**平均± 1.96 × sd**の位置にも線を引いています．この平均± 1.96 × sdの範囲は，7.46cmから18.15cmとなり，**この間に約95%の人の値が含まれています**．「私が男女平均身長の差を測ったら11cmだった．まあ，もしかしたら母平均は12.8cmなのかもしれないけど，それぞれ測るときの測定誤差や時間帯や個人差を考慮して，最悪でも7.46〜18.15cmの範囲内に入っていれば95%の人の範囲内に入るので，11cmという値は妥当だろう」と考えます．ここで，**なぜ95%の範囲なのか**という問いに対しては，**統計学で95%範囲が許容できる妥当な範囲と決められているからとしかいえません**．

さて，男性と女性の平均身長の差が7.46cm以下であれば，95%範囲の人の値より小さいとなります．逆に男性と女性の平均身長の差が18.15cm以上であれば，95%の人の値より大きい，となります．実に**95%の人の範囲を超えるところは，異常値と考えましょう**というのです．

5. あなたの測った平均差は異常値なのか？

もしあなたが男性10名，女性10名の身長を測って「平均身長の男女差が20cmだった」とすると，この9,500人（95%）の測定者の値から大きく外れています．その場合，2つの考えが浮かびます．1つは「まあ，運悪くたまたま他の人と違った値が出たのかもしれない．それでも健常な男女の平均身長の差に違いはない」という判断です．もう1つは「おや，これは健常な男女の平均身長の差ではないかも」とか，「もしかしたら若い男性と高齢な女性の差なのではないか？」とか，「健康な女性と何らかの疾患をもった男性の差ではないか？」とか「男女で人種が違うのではないか？」などの疑いの判断です．

統計的検定では「これは健常な男女の平均身長の差」という仮説（＝**帰無仮説**）の95%範囲を超えたので，「これは健常な男女の平均身長の差ではない」という仮説（＝**対立仮説**）を採択します．わずかな可能性で「健常な男女の平均身長の差に違いないが，運悪く，たまたま他の人と違った値が出たのかもしれない」という可能性は5%未満で残しつつですが．

説明が回りくどくなりましたが，一般的に統計的検定では**95%範囲から外れた5%の領域の値をとったときに帰無仮説（「差がない」とか「関係がない」という仮説）を棄てて対立仮説（「差がある」とか「関係がある」という仮説）を採択します**．なぜ，こんな面倒なことをするのか，という疑問は沸くと思います．統計学をよく理解できていない多くの人は，これが納得できないようです．しかし，現実にはよくわからなくても問題は起こらないので，なんとなくの理解で充分です．

C. 統計的検定で出力される確率 p について

統計的検定を行うと図 4-6 のようなグラフを作り，あなたの測定したデータの平均の差はどの辺りに位置するのかを**確率 p**（probability）で出力します．従って p は帰無仮説の成立する確率を表します[3]．帰無仮説とは「差がない」「関係がない」など，「○○がない」という意味を持ちます．

統計的検定によって帰無仮説がどれくらいの確率で成り立つか計算します．その確率が 95％の範囲を超えて，5％未満のわずかな確率でしか成り立たないときに，逆の仮説である対立仮説（「差がある」「関係がある」など）を採択します．

この区切りとなる**確率の判断値である"5％"は，有意水準 p**（これも p になります）と呼ばれます．一般的に，有意水準は５％と１％の２段階で記載します．差の検定を例にとると，出力された結果が $p=0.03$ であれば **5％未満（$p<0.05$）で有意な差がある**，$p=0.009$ であれば **1％未満（$p<0.01$）で有意な差がある**，$p = 0.011$ であれば５％未満（$p<0.05$）で有意な差がある，と書きます．**5％以上となったときは，有意差なし**と判断します．

注意点として，有意水準は値そのものなので「有意水準は $p=0.05$ とした」と書きます．ときどき「有意水準は $p<0.05$ とした」という文章を見かけますが，**$p<0.05$ は 5％未満という範囲なので"水準"ではありません**．

1．差が大きくなると p は小さくなる

再び図 4-6 を例に挙げると，平均の差 12.8cm を下回るほど，逆に上回るほど，p はだんだん小さくなっていきます．平均の差が 20cm になる確率 p は 5％より小さくなります（95％範囲を超えるため）．もちろん，平均差が 30cm の時は，ヒストグラムの右端の方に位置するので，p はさらに小さくなります．よって，**平均の差が大きい（もしくは差が小さ過ぎる）と p は小さくなります**．ちなみに平均の差に限らず，関係の度合いなど，統計的検定で調べたいものの影響（効果）の度合い全てに共通します．

---

[3] 正確にいうと，そうではない．理解を平易にするために，端折って説明していることに注意していただきたい．

2. 人数 n が大きくなると p は小さくなる

対象人数が多くなると推定精度が向上します．つまり，対象者が少ないデータから得られた標本平均よりも，対象者が多いデータから求めた標本平均の方が母平均に近いだろうと考えるのです．例を挙げれば，20 歳男性の平均血圧は 110mmHg であったという測定結果が，n=10 から得られた平均か，または n=1000 から得られた平均かによって，全然違います．通常は，n=1000 から得られた平均の方が，より真の値に近いと考えるのが普通です．

図 4-8 は，100,000 人の研究者が男性（X）と女性（Y）を対象として，母平均が 0 である架空のデータの平均差を求めた結果のヒストグラムです．対象人数が多い方の標本平均は 0 に近く集まります（図 4-8A は n=10，図 4-8B は n=50）．そして 95％の範囲も狭まります．その結果，小さな差でも異常値と判定しやすくなります．従って，図 4-8B は図 4-8A と比べて差が同じでも **n が大きいと p は小さく**なります．

3. データの sd が大きいと p は大きくなる

今度は，対象人数 n が同じなのに，計算の元となったデータ（生データ）の sd が違う例を挙げます．図 4-8C は図 4-8A と比べて，sd が 2 倍になったデータを使って同じ方法で実験した結果です．

標本平均のバラつきは大きくなり，図 4-8A は，だいたい平均差が -2 から 2 の範囲に収まっているのに対して，図 4-8C は -4 から 4 ぐらいまで広がっています．こうなると 95％の範囲も広がるので，図 4-8A では男女の平均差が 2 ぐらいだと 95％を超えた異常値と思えても，図 4-8C では異常値と判断できるかどうかという状態です．端への偏りが小さい分，p は大きくなります．

したがって，**生データの sd が大きいときは，p は大きくなります**．

4. p のまとめ

これまで述べたことは，現時点ではよく理解できない人もいると思います．実際に，統計的検定を行ってみて，思い出す方が多いかもしれません．ひとまず，ここまでのまとめを説明すると，

- 統計的検定で出力される**pが5%未満の値となったときに，対立仮説「差がある」とか「関係がある」を採択**する．つまり「**5%未満（$p<0.05$）**で有意な差があった」とか「**5%未満（$p<0.05$）**で有意な相関関係があった」などの記載は，検定によって出力されるpが5%未満の結果が出たときである．
- さらに**pが1%未満の値となったときには，5%ではなく「1%未満（$p<0.01$）で有意な差があった」とか「1%未満（$p<0.01$）で有意な相関関係があった」と書く**[4]．
- pの値は効果（差や関係）の大きさと関係する．**効果が大きいほど，関係が大きいほどpは小さく**なる．
- pの値は対象者数nの大きさと関係する．**nが大きいほどpは小さくなる**．
- pの値は生データのsd（バラつき）に影響を受ける．**sdが大きいほど，pは大きくなる**．
- **pの値は，効果の大きさ，nの大きさ，sdの大きさに影響を受ける**．従って，**p値のみから効果の大きさ（例えば差の大きさ）を評価することは不可能**である．

D. パラメトリック検定とノンパラメトリック検定

統計的検定には，**パラメトリック検定** parametric testと**ノンパラメトリック検定** nonparametric testという大きな分類があります．

1．パラメトリック検定

パラメトリック検定は，パラメータ（特性値）による検定のことを意味します．正規分布では平均と分散がパラメータになります．したがって，正規分布に従うデータを対象にした検定全般は，平均と分散を利用して検定するゆえにパラメトリック検定とよばれます．例えば，t検定，F検定，回帰分析，分散分析，Pearsonの相関係数などがあります．

[4] 必ずではない．P=0.009と出力されて「$p<0.05$で有意な…があった」と書いても間違いではない．5%よりは1%の方がより確信をもって主張できるという意味で5%と1%の2段階で記述することが多い．

2. ノンパラメトリック検定

ノンパラメトリック検定は，母集団分布がわからないデータまたはパラメータが決められない母集団からのデータに対して用いられます．要は，正規分布以外に従うデータに対して行われる検定全般を指します[5]．少々強引ですが，正規分布に従わない中央値を扱うようなデータに対する検定と考えてもよいでしょう．例えば，χ^2 検定，Mann-Whitney 検定，Wilcoxon の順位和検定，Wilcoxon の符号付順位検定，Kruskal-Wallis の検定，多重ロジスティック回帰分析などです．

ところで，ノンパラメトリック検定は正規分布に従わないデータに対する検定と述べましたが，正規分布に従うデータに対して適用しても間違いではありません．ただし，その場合はパラメトリック検定に比べて，効果が有意になり難い（わかりやすくいえば p が大きくなりやすい）などの問題が起こります．また，確立した 95％信頼区間の算出もされませんので，可能であれば正規分布に従うデータに対しては，パラメトリック検定が適しています．

[5] 実は，正規分布に従うデータに対して適用しても問題ではありません．

第5章 統計解析の手法を選択する

◇**本章で解説する事項**

● さまざまな統計解析を知る

本章では，以降で説明する統計解析の手法を一通り説明しています．まずは，どんな解析方法があるか，確認しますので，一通り目を通す程度にして，十分理解しなくてもよいと思います．

A. 統計解析について

統計的検定は，**標本から母集団の状態を推測するために**行うということは説明しました．統計的検定は，かなり端的にいえば有意確率を出力して判断の見解を得るものです．

それとはちょっと違って，**データの傾向や関係の度合いなどを数値で出力する推定**という方法があります．推定による判断は解析者に委ねるという半ば主観的な意思に頼る点が長所であり，短所でもあります．こうした，統計の手法を使って解析する**統計的検定や推定をまとめて統計解析**といいます．ただし，統計解析という用語の定義は定まっていませんので，さしあたり本書では上述のように定義しておきます．

それでは統計解析の手法には，どのような種類があるでしょうか．

B. 統計解析の手法

表 5-1 を見てください．これは，いままで挙げてきた例と同じような 10 名（n=10）の身長，性別，日頃運動をしているか，握力，上体起こし回数のデータです．“性別と運動習慣”は，{女性かつ運動している＝ 1，女性かつ運動をしていない＝ 2，男性かつ運動している＝ 3，男性かつ運動していない＝ 4} の 4 群に分けたデータです．

このデータを使って，様々な統計解析の手法を説明します．

表 5-1　データ例①

身長	性別	日頃運動をしているか	右握力	左握力	平均握力	上体起こし回数	性別と運動習慣
158	女	している	23.1	17.2	20.15	25	1
166	女	してない	28	26	27	19	2
157	女	している	24	21	22.5	32	1
165	男	してない	42	37	39.5	23	4
170	男	している	41.9	43.6	42.75	32	3
175	男	してない	35.8	34.5	35.15	15	4
156	女	してない	35	27.5	31.25	25	2
170	男	している	41.7	41.9	41.8	37	3
154	女	してない	26	23	24.5	20	2
155	女	してない	30.3	26.9	28.6	24	2

1．２つの群の変数間の差を知る：2 標本の差の検定

いままでもたびたび出てきた，差の検定という手法です．**“2 標本”というのは 2 群のこと**を意味します．健常群と患者群の差，疾患 A 群と疾患 B 群の差，男性群と女性群の差，転倒群と非転倒群の差などです．

● 2 群の平均の差の検定

表 5-1 で“日頃運動をしているか”の問いに対して，“している”者（している群）と“してない”者（してない群）に分け，2 つの群を作ります．この 2 群で平均握力に差があるかどうかを知りたいとします．2 群の平均に差があるかを知りたいので 2 標本の平均の差

です．

図 5-1 は表 5-1 の日頃運動をしている群，していない群別の平均握力と sd を描いたエラーバーグラフです．グラフ中の真ん中の点は平均を表し，上下に伸びる線は sd を表しています．一般には**真ん中の点と上下に伸びる線が何を表しているかの凡例を付記するのが原則**です．このエラーバーグラフを見る限り，2 群の平均は，ほぼ同じ値に見えます．

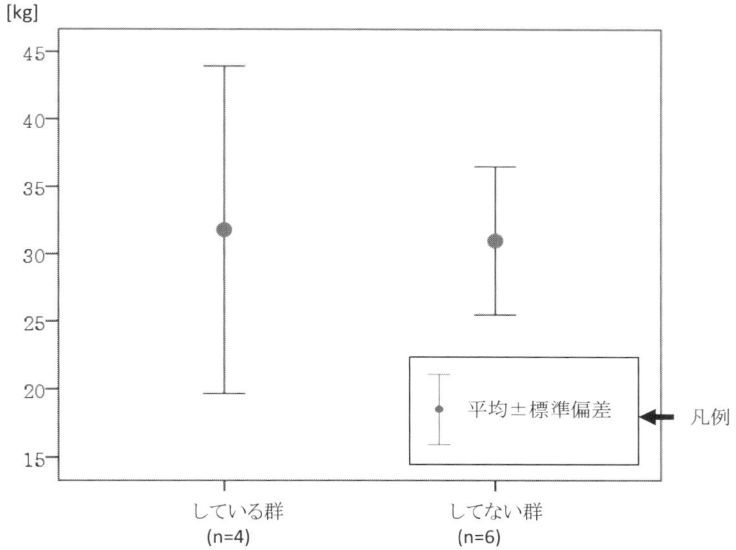

図 5-1　表 5-1 の日頃運動をしている・していない群別の平均握力と標準偏差

図 5-2 は表 5-1 の性別（男女）の平均握力と sd を描いたエラーバーグラフです．同様に観察すると，明らかに男性群の平均が大きいと理解できます．

一般的には，図 5-1 よりは図 5-2 の方が平均の差は大きいと判断します．しかし**第 4 章**でも述べた通り，実際に得た**標本平均の差を見るのではなく**，その情報を使って**母集団の平均（母平均）に差があるかを推定するのが統計的検定の目的**です．エラーバーグラフは差をみるための多少の参考になりますが，きちんと推定するなら 2 標本の差の検定を適用します．

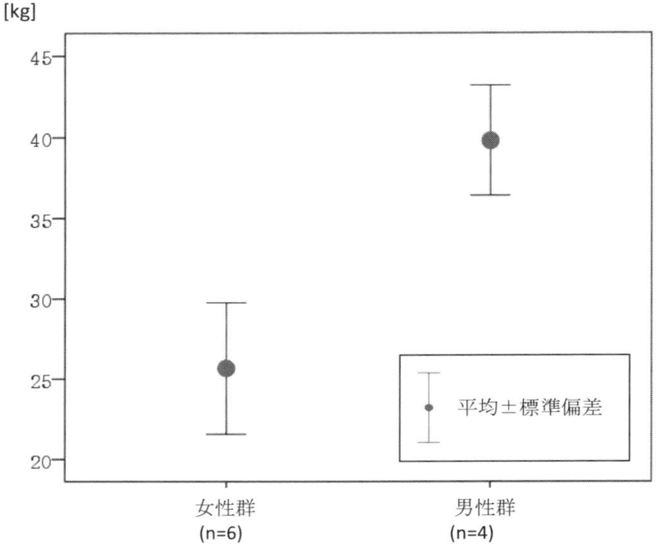

図 5-2　表 5-1 の性別（男性群・女性群）別の平均握力と標準偏差

●　2群の中央値の差の検定

もう一つ，平均ではなく**中央値で比較したいときもあります**．図 5-3 は，表 5-1 の日頃運動をしている・していない群別による上体起こし回数の箱ひげ図です．このグラフの見かたは**第 3 章**を参照して下さい．2 群の中央値を比較しています．明らかに運動をしている群で上体起こし回数の中央値が高いとわかります．しかし，この中央値についても母集団の中央値に差があるかを推定する統計的検定があります[1]．

> ●　2 標本の差の検定については**第 6 章**を参照

[1] 実際には中央値そのものを比較するのではなく分布の差を比較しています．しかし，ここでは理解を簡単にするために，このように説明しました．実際に解析する立場からは，中央値の差の検定と考えても支障はありません．

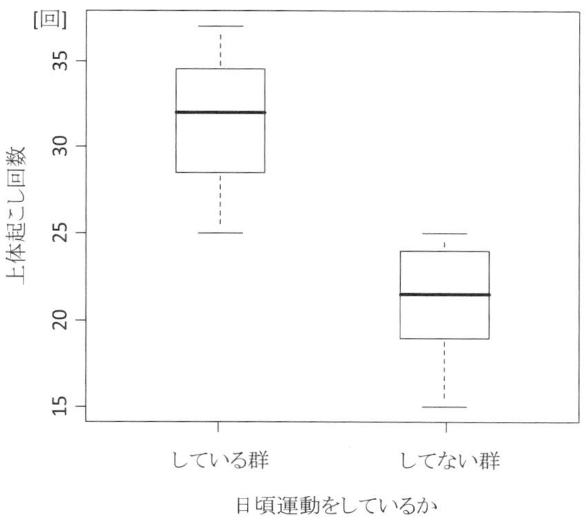

図 5-3　表 5-1 の日頃運動をしている・していない群別による上体起こし回数の箱ひげ図

2.　2 つの変数間の差を知る：対応のある差の検定

2 標本の差とは，2 群の平均または中央値の差でした．今度は**2 つの変数間の差**を説明します．ちなみに，この場合の**“2 つの変数”とは，“対応がある”と呼ばれます**．

“2 つの変数間の差（＝対応のある差）”とは何かというと，“**一人の対象者から取得したデータの平均または中央値の差**”です．ちょっとわかりにくいので例を挙げます．

- トレーニング前の握力とトレーニング後の握力の変化（差）
- 治療前の血圧と治療後の血圧の変化
- アクション映画を観る前と観た後の心拍数の変化
- 立位で握力を測った時と仰向け（背臥位）に横たわって握力を測ったときの変化

について，対象者 10 名なら 10 名分データを取ったとします．その 10 名分の平均または中央値に差があったと判断できるかどうかを調べるのが，2 つの変数間の差，一般的には**対応のある差の検定**です．

一つの例を挙げましょう．図 5-4 は表 5-1 の右握力と左握力のエラーバーグラフ（平均 ± sd）と個人個人（n ＝ 10）の値を線で結んだ線プロットグラフを両方描いています．右握力と左握力は，それぞれ一人の対象者から取得した対応のあるデータで，個人個人の左右握力の差をみたいので対応のある差となります．

再度説明しますが，図 5-4 では，エラーバーグラフと，各被検者の値をそのまま線で結んだ線プロットにしています．**対応のある差の検定の時は，エラーバーグラフよりも，各被検者の値を線で結んだ線プロットの方が個人個人の変化（差）を把握しやすいというメリット**[2]があります．

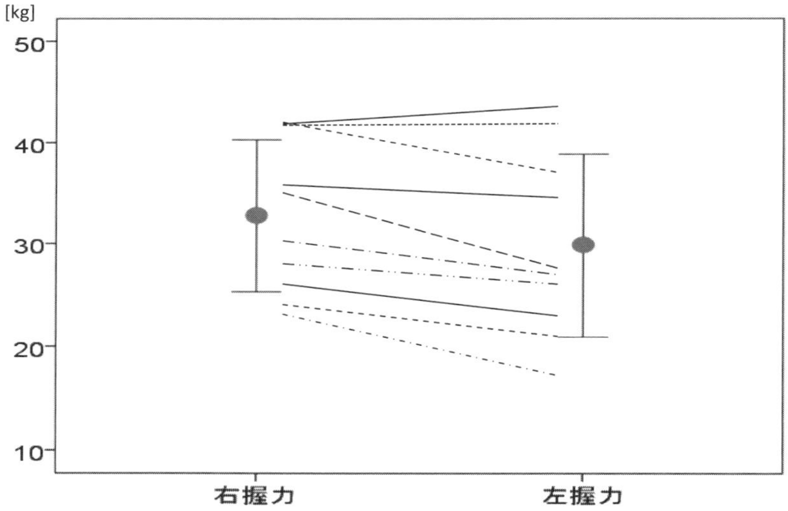

図 5-4　表 5-1 の右握力と左握力のエラーバーグラフと個人個人の値を結んだ線グラフ

ただしこれも標本平均の差を見るのではなく，統計的検定によって母集団の平均（母平均）や中央値に差があるかを推定しなければなりません．グラフからの情報は確かに参考になりますが，あくまでも対象者 n ＝ 10 の話ですから，きちんと推定するなら対応のある差

[2] ただし，対象者数が多くなると線が煩雑で見難くなるので，対象者数が少ないときに有効です．

の検定を適用します．

> ●　対応のある差の検定については**第７章**を参照

3.　２つの変数の関係を見る：相関

相関は，２つの変数の関係を見る手法です．**相関係数という数値で関係の度合いを知ること**もできます．

表 5-1 の右握力と左握力の関係を見てみます．これらの関係を見るには，散布図が適切です（図 5-5）．右握力が強いと左握力も強い，右握力が弱いと左握力も弱い，という関係が観察できます．

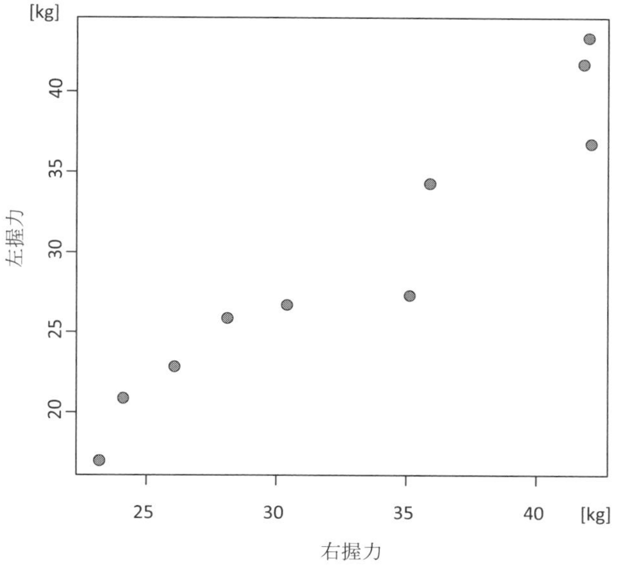

図 5-5　表 5-1 の右握力と左握力を出力した散布図

散布図を見る限りですと，左右の握力は関係が大きい気もします．しかし，「どれくらい？」という問いに対しては具体的に答えられません．もう一つの散布図，図 5-6 を見て下さい．これを見る限りは，平均握力と上体起こし回数の関係は高いとは思えません．これ

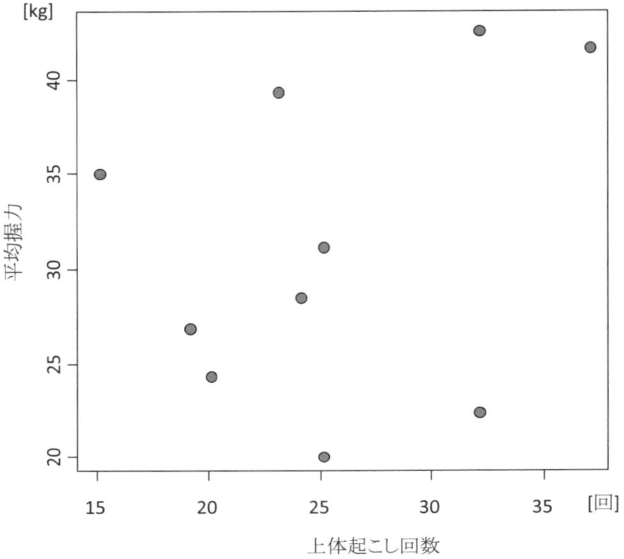

図 5-6　表 5-1 の上体起こし回数と平均握力を出力した散布図

らの散布図を観察する限りは一目瞭然ですが，数値として客観的に表すことができれば，単純明快に伝えることができます．その数値が相関係数というものです．

- 相関については**第 8 章**を参照

4.　3 群以上のデータの差を比較する：1 元配置分散分析

難易度★★

表 5-1 の“性別と運動習慣”は 4 つのカテゴリ（区分；群）に分かれています．この 4 群（4 標本）に分けて上体起こし回数のエラーバーを描くと図 5-7 のようになります．

3 群（3 標本）以上の平均の差を調べたいときは，1 元配置分散分析という手法を使います．図 5-7 では 4 群間の上体起こし回数の平均に差があるか，を知りたいので 1 元配置分散分析が適用されます．

一般に**3 群間以上の平均の差を知りたいときは，2 標本 t 検定，Mann-Whitney の検定といった 2 標本の差の検定は使えません**[3]．

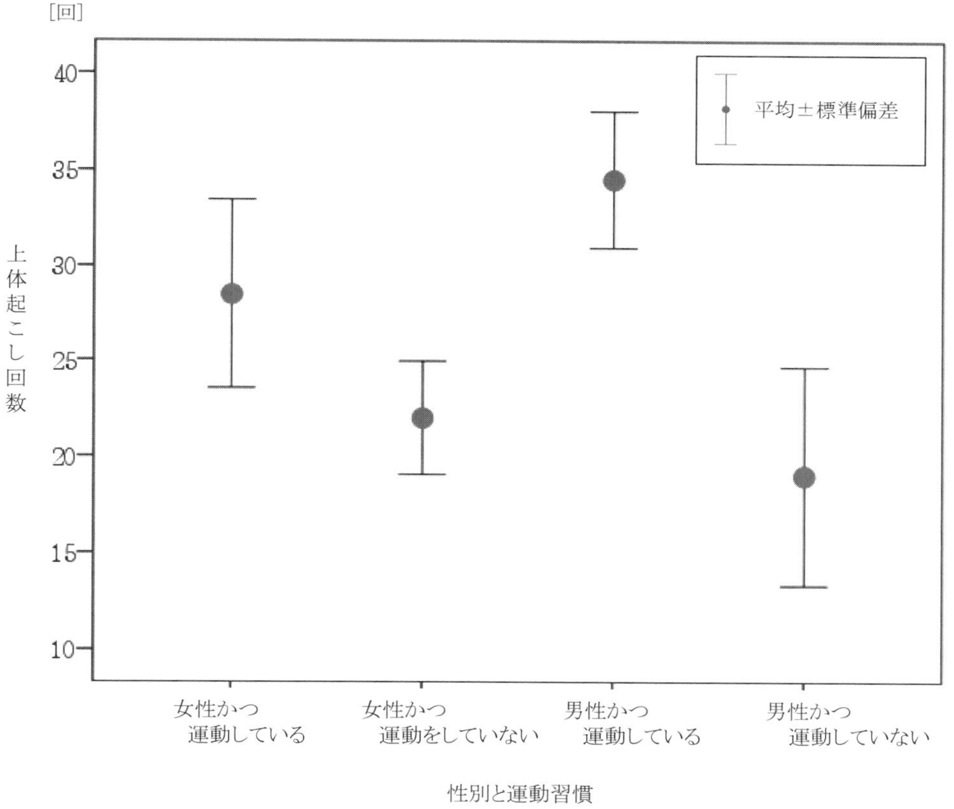

図 5-7　表 5-1 の“性別と運動習慣”による 4 群の上体起こし回数

> ●　1 元配置分散分析については**第 9 章**を参照

5．3 群以上のデータの差を比較する：多重比較法

難易度★★

再び，図 5-7 の 4 群間の上体起こし回数の平均に差があるか，を知りたいとします．前述したとおり，1 元配置分散分析という手法を使います．しかし，1 元配置分散分析だけで

---

[3] 標本以上の差を検定する全ての場合で 2 標本 t 検定，Mann-Whitney の検定が使えないわけではなく，特殊なケースでは使用することもあります．

は，「4群間に差があるか否か」までしか判断できません．どの群とどの群に差があるかはわからないのです．

そこで，**どの群とどの群に差があるかを詳細に知るためには，多重比較法という手法を使います**．見た目では，2標本t検定，Mann-Whitneyの検定といった2標本の差の検定と同じような手法です．

2標本t検定と何が違うのか？という疑問が沸きますが，詳細は**第10章**を読んでみてください．

- 多重比較法については**第10章**を参照

6. 人数を数えて関係をみる：分割表の検定

表5-1の“性別”と“日頃運動をしているか”という変数の関係を見たいというときもあります．つまり，運動をしている人は女性に多いとか，運動をしてない人は男性に多いと

表5-2 分割表の例

a.性別と日頃運動をしているかの分割表

		日頃運動をしているか		合計
		している	してない	
性別	女	2	4	6
	男	2	2	4
合計		4	6	10

数字は人数を表す

b.性別と運動習慣の分割表

		運動習慣			合計
		ある	時々する	全くない	
性別	女	2	4	6	12
	男	4	3	7	14
合計		6	7	13	26

数字は人数を表す

いった人数の多い少ない，を判断する場合です．

表 5-2a. を見て下さい．このように各カテゴリの人数を集計した表を分割表（またはクロス集計表）といいます．この表 5-2a. は“女”，“男”の 2 行，“している”，“してない”の 2 列で構成されているので，**特に 2 × 2 分割表**と呼ばれるときもあります．

表 5-2a. を見る限りでは，運動していない女性がやや多い印象ですが，この人数が多い・少ない，という判断についても**母集団でも多いのか，少ないのかと推測する方法として分割表の検定，または χ^2 独立性の検定というもの**があります．

表 5-2b. は，別の分割表の例です．この場合は，**2 行 3 列あるので 2 × 3 分割表**とも呼ばれます．どのような分割表でも検定は可能です．

- 分割表の検定（χ^2 独立性の検定）については**第 11 章**を参照

7. ○○に対する△△の影響をみる：回帰分析

相関（第 8 章）は，2 つの変数の関係を見る手法でした．回帰分析は，1 つの変数がもう 1 つの変数に影響する度合いを知るための方法です．

図 5-8 は表 5-3 のデータで，右握力が 10m 歩行時間に影響するかどうかを表した，散布図と回帰直線というものです．10m 歩行時間は，140m の直線距離を何秒で歩くかという時間（秒）を表しており，数値が小さいほど，速く歩けるという意味です．

図 5-8 を見る限りは，右握力が強くなればなるほど，10m 歩行時間は短くなっていくという関係が観察でき，その関係を表す直線式が回帰直線となります．

相関係数も 2 つの変数の関係を表す方法ですが，特に**回帰分析は，原因と結果の関係（因果関係）を知るための手法**となります．

右握力と左握力は関係があるか，などの単純な関係を見たいときは相関，右握力（原因）が 10m 歩行時間（結果）にどれくらい影響するかを知りたいとき[4]は回帰分析を適用します．

---

[4] 握力が原因となって，10m 歩行時間が短くなる（結果）と記述していますが，ここではあくまでも例えであり，真に因果関係にあるかどうかは不明です．

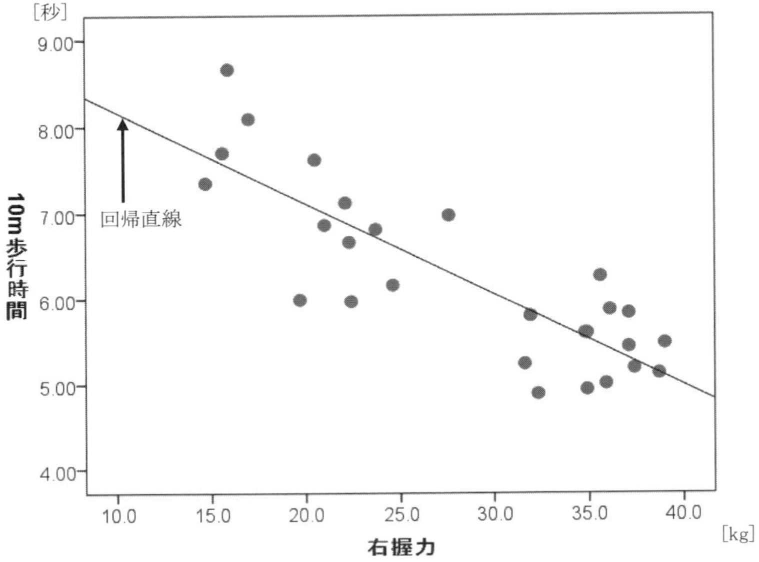

図 5-8　表 5-3 の右握力と 10m 歩行時間の散布図と回帰直線

● 回帰分析については**第 12 章**を参照

8. ○○に対する△△や××（複数）の影響をみる：重回帰分析

難易度★★

重回帰分析は回帰分析の発展版です．重回帰分析も回帰分析と同じく，**原因と結果の関係（因果関係）を知るための手法**となります．ただし，**原因となる変数が 2 つ以上ある場合が重回帰分析**になります（図 5-9）．図 5-9 では，10m 歩行時間に対して，年齢，握力，開眼片脚立ち，体重が影響すると考えます．握力だけ，年齢だけ，であれば回帰分析になりますが，2 つ以上の変数を原因として考えているので，重回帰分析の対象となります．

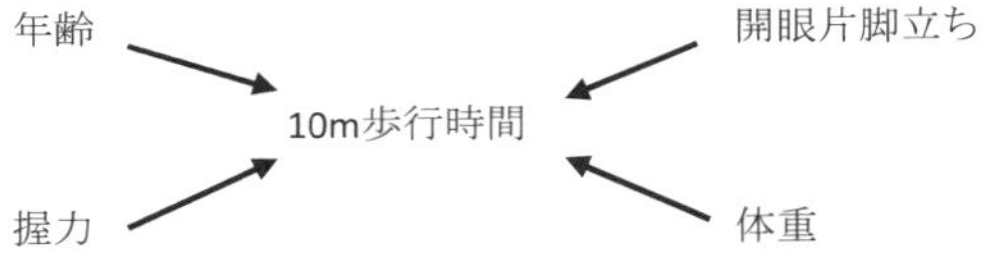

図 5-9　表 5-3 の 10m 歩行時間に対して，どの変数が影響するか

表 5-3　データ例②

年齢	性別	身長	体重	脈拍	左開眼片脚立ち	右開眼片脚立ち	左閉眼片脚立ち	右閉眼片脚立ち	左握力	右握力	10m歩行時間	立位体前屈
68	女	161	60	77	12.24	14.10	3.06	1.29	20.1	19.7	5.99	8
70	女	158	55	86	12.28	13.06	1.96	1.89	13.0	14.7	7.35	-5
78	女	150	40	71	13.06	22.86	3.24	2.18	17.1	17.0	8.09	4
74	女	155	55	57	28.50	29.30	4.03	3.63	13.4	15.6	7.70	8
74	女	159	55	62	13.90	13.17	2.01	5.07	16.9	21.0	6.86	17
78	女	156	55	66	16.43	13.40	2.45	2.10	12.1	15.9	8.66	-5
73	女	146	52	79	14.94	13.18	2.14	1.04	21.3	20.5	7.62	8
71	女	154	73	76	12.36	12.34	1.64	1.86	31.9	31.9	5.80	9
70	女	153	55	73	30.00	21.58	4.66	4.57	20.4	22.4	5.97	8
70	女	146	43	78	17.35	22.55	1.83	2.14	23.3	24.6	6.16	8
70	女	154	46	67	24.18	18.03	3.98	5.14	23.8	27.6	6.97	5
68	女	151	48	77	29.00	22.84	2.01	2.93	20.5	22.3	6.66	-5
74	女	160	69	76	14.70	23.20	7.37	4.70	21.7	23.7	6.81	3
75	女	157	60	94	18.51	17.95	3.03	2.11	21.6	22.1	7.12	15
68	男	169	72	67	41.50	42.30	3.03	1.89	35.6	37.1	5.44	10
72	男	163	65	68	17.58	21.76	1.30	2.10	32.7	35.9	5.01	16
73	男	175	75	76	27.51	29.64	1.56	2.38	40.8	38.7	5.13	5
78	男	160	62	95	14.36	16.76	2.36	3.05	33.6	36.1	5.87	6.5
78	男	164	70	71	17.17	18.98	2.29	4.78	32.9	35.6	6.26	12
70	男	170	65	66	29.01	34.10	5.08	5.28	36.4	37.1	5.83	13
71	男	164	71	65	27.40	21.50	5.40	5.25	31.4	34.8	5.60	22
69	男	180	80	72	13.30	14.83	2.11	2.30	36.0	39.0	5.48	-15
72	男	176	77	62	14.25	32.60	3.07	4.97	33.4	32.3	4.89	10
69	男	170	71	61	15.21	16.34	1.51	3.30	35.1	37.4	5.19	1
68	男	166	75	68	27.12	29.20	4.60	5.80	31.9	34.9	4.94	-8
70	男	160	65	72	40.90	43.70	4.16	7.58	30.6	31.6	5.24	-14
68	男	170	73	88	22.40	31.45	4.05	3.10	32.7	34.9	5.60	2

● 重回帰分析については第 13 章を参照

9．２群の違いに対して△△や××（複数）の影響をみる：多重ロジスティック回帰分析

難易度★★

多重ロジスティック回帰分析は２群の差の検定の発展版です．**多重ロジスティック回帰分析は，回帰分析や重回帰分析と同じく，複数の変数（原因）が２群の違い（差；結果）に影響する状態（因果関係）を知るための手法です．**通常は，**原因となる変数が２つ以上あると仮定します**（図 5-10）．

図 5-10 では，運動習慣のあり群，なし群の違い（差）に対して，年齢，握力，開眼片脚立ち，体重が影響すると考えます．握力だけ，年齢だけ，であれば単なる 2 標本の差の検定になりますが，2 つ以上の変数を原因として考えているので，多重ロジスティック回帰分析の対象となります．

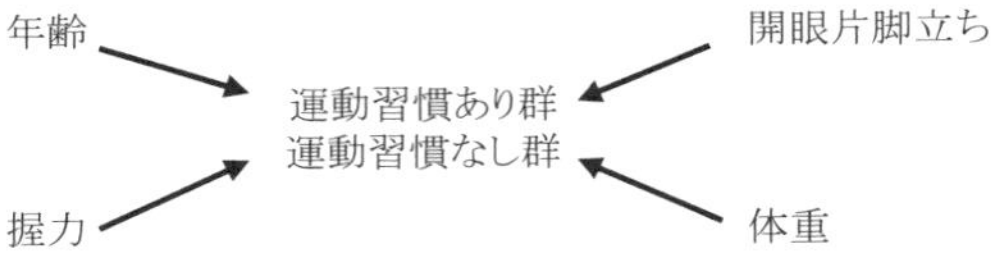

図 5-10　運動習慣あり・なし群の違いに対して，どの変数が影響するか

● 多重ロジスティック回帰分析については**第 14 章**を参照

10. ３つ以上の変数間の差を比較する：反復測定による分散分析

難易度★★★

表 5-3 は，高齢者 27 名の運動能力に関するデータです．年齢や性別，体重，脈拍などのデータです．左開眼片脚立ちとは，左脚で目を開いた状態で片脚立ちをして立ち続けられる時間（秒）を測ったデータです．左閉眼片足立ちとは，左脚で目を開いた状態で片脚立ちをして立ち続けられる時間（秒）を測ったデータです．

このデータは，全対象者 27 名に対して，左開眼片脚立ち，右開眼片脚立ち，左閉眼片脚立ち，右閉眼片足立ちの 4 条件を計測したデータなので，上述した**対応のあるデータと同じ型**になります．対応のあるデータは 2 変数（2 条件）までですが，**3 変数（3 条件）以上になると " 反復測定データ "** というふうに呼び方を変えます．このような **3 変数（3 条件）以上の差の検定を行うときは，反復測定による分散分析を適用**します．

● 反復測定による分散分析については**第 15 章**を参照

C. さっそく解析を始めてみましょう

それぞれの説明通りの章に進んで，実際に解析を始めてみましょう．

本章では，どのような統計手法があるかを説明していますが，完全な初学者であれば，ちょっと想像がつきにくかったかもしれません．

とりあえず，**この章は目を通すレベルにしておいて，まずは次の章から，実際にRコマンダーを操作してみるのも手っ取り早い**方法かもしれません．

次章以降は，読むだけでなく必ずRコマンダーはダウンロード＆インストールしておいてください．そして，Rコマンダーの操作もしながら読むように心がけてください．

なお，この章で挙げた統計手法や，以降で説明する統計手法を暗記するのは難しいと思います．**統計手法の選択には，本章を頼りに選べれば問題ありません**ので，データ解析の際には本書を見ながら進めてください．

第6章 2群のデータの差を調べる：2標本の差の検定

◇本章で解説する事項

- Rコマンダーに Excel データを読み込む
- 正規分布の確認（Shapiro-Wilk 検定）
- 等分散性の検定（Levene の検定）
- 2標本t検定（Welch の補正も）
- Wilcoxon の検定
- p値の注意点

以上が，本章の内容です．統計的検定の始めの説明ですので，難しく感じるはずです．何度も演習を繰り返してみてください．

A. Excel データをRコマンダーに読み込む

本章では，表6-1のデータ（第5章で紹介した表5-3と同じデータ）を使用します．このExcel データは著書の Web ページ (1) からダウンロード可能なので，あらかじめ入手しておいてください．

まずは，

1） パソコンで，ダウンロードした Excel ファイルを開いておきます．

2） また，Rコマンダーも起動しておいてください．

表 6-1　データ例（表 5-3 と同一のデータ）

年齢	性別	身長	体重	脈拍	左開眼片脚立ち		右握力	10m歩行時間	立位体前屈
68	女	161	60	77	12.24	•••	19.7	5.99	8
70	女	158	55	86	12.28		14.7	7.35	-5
78	女	150	40	71	13.06		17.0	8.09	4
74	女	155	55	57	28.50		15.6	7.70	8
74	女	159	55	62	13.90	•••	21.0	6.86	17
78	女	156	55	66	16.43		15.9	8.66	-5
		⋮		⋮		⋮		⋮	
71	男	164	71	65	27.40		34.8	5.60	22
69	男	180	80	72	13.30		39.0	5.48	-15
72	男	176	77	62	14.25	•••	32.3	4.89	10
69	男	170	71	61	15.21		37.4	5.19	1
68	男	166	75	68	27.12		34.9	4.94	-8
70	男	160	65	72	40.90		31.6	5.24	-14
68	男	170	73	88	22.40	•••	34.9	5.60	2

このデータ例は，高齢者 27 名の運動能力に関するデータです．

年齢や性別，体重，脈拍，左・右開眼片脚立ちは，左・右脚で目を開いた状態で片脚立ちをして立ち続けられた時間（秒）です．左・右閉眼片足立ちは，左・右脚で目を開いた状態で片脚立ちをして立ち続けられた時間（秒）です．左・右握力は，左手，右手それぞれの握力です．10 m 歩行時間は，10 m の平地直線路を歩く時間（秒）です．立位体前屈は，立った状態から膝は伸ばしたまま両手を床に降ろしてもらい，床下まで伸びた人をプラス，床に届かなかった人をマイナスとして床からの距離（cm）を測ったデータです．仮に 0cm のときは，指先が床に接触したことを意味します．

この Excel データを，R コマンダーに読み込みます．

● データの読み込み手順

1) まず，データの**変数名とデータ部分のみをマウスで範囲指定**します（図 6-1 ①）．**表 3-2（第 3 章）も確認**してください．

2) 範囲指定後に，右クリックメニューから［コピー］を選びます（図 6-1 ②）．

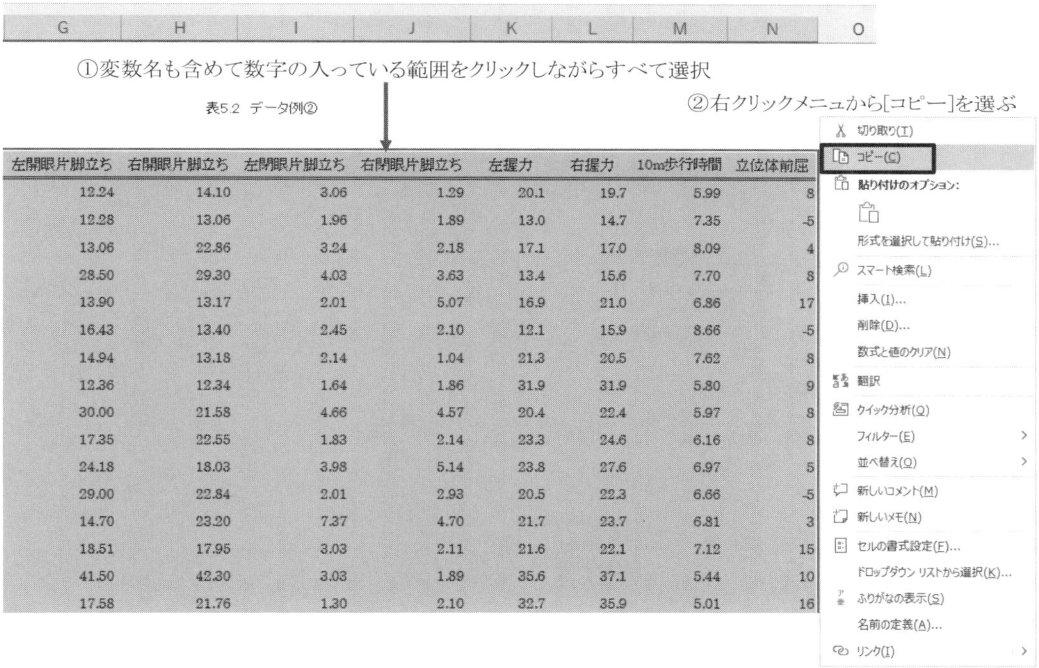

左開眼片脚立ち	右開眼片脚立ち	左閉眼片脚立ち	右閉眼片脚立ち	左握力	右握力	10m歩行時間	立位体前屈
12.24	14.10	3.06	1.29	20.1	19.7	5.99	8
12.28	13.06	1.96	1.89	13.0	14.7	7.35	-5
13.06	22.86	3.24	2.18	17.1	17.0	8.09	4
28.50	29.30	4.03	3.63	13.4	15.6	7.70	8
13.90	13.17	2.01	5.07	16.9	21.0	6.86	17
16.43	13.40	2.45	2.10	12.1	15.9	8.66	-5
14.94	13.18	2.14	1.04	21.3	20.5	7.62	8
12.36	12.34	1.64	1.86	31.9	31.9	5.80	9
30.00	21.58	4.66	4.57	20.4	22.4	5.97	8
17.35	22.55	1.83	2.14	23.3	24.6	6.16	8
24.18	18.03	3.98	5.14	23.8	27.6	6.97	5
29.00	22.84	2.01	2.93	20.5	22.3	6.66	-5
14.70	23.20	7.37	4.70	21.7	23.7	6.81	3
18.51	17.95	3.03	2.11	21.6	22.1	7.12	15
41.50	42.30	3.03	1.89	35.6	37.1	5.44	10
17.58	21.76	1.30	2.10	32.7	35.9	5.01	16

図 6-1　Excel データの範囲指定とコピー

3) R コマンダーに移り（図 6-2），メニューから①［データ］—②［データのインポート］—③［テキストファイルまたはクリップボード，URL から］を選びます．

4) 新たに現れたダイアログボックスで④データ名を決めます．最初は勝手に“Dataset”と入力されています．このままでも計算には影響ないですが，ここでは“第 6 章”と書き変えます．R コマンダーでは，最初にデータ名を決めなければなりません．

5) 図 6-2 ⑤でクリップボードにチェックをいれます．最後に⑥ OK をクリックします．

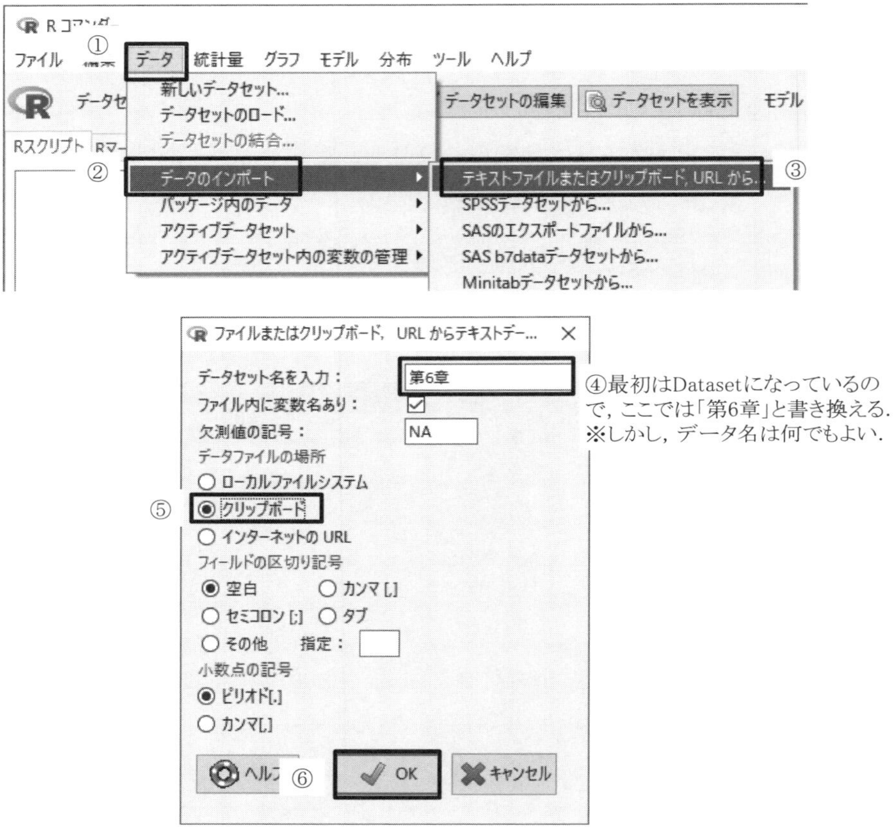

図 6-2　Excel データを R コマンダーに読み込む作業

6)　すでに同じ名前のデータ（ここでは第 6 章というデータ名）が存在している場合は，警告が出ます．上書きしてもよいなら “Yes” を，上書きしないなら “No” をクリックして改めて名前を変えてください．

▶　うまく読み込めたら，R コマンダーの下の［メッセージ］表示に**青字でメッセージが出ます**．もし，**赤字でエラーと出力された時は，もういちど Excel のコピーからやり直します**．または表 3-2（**第 3 章**）を参照してください．

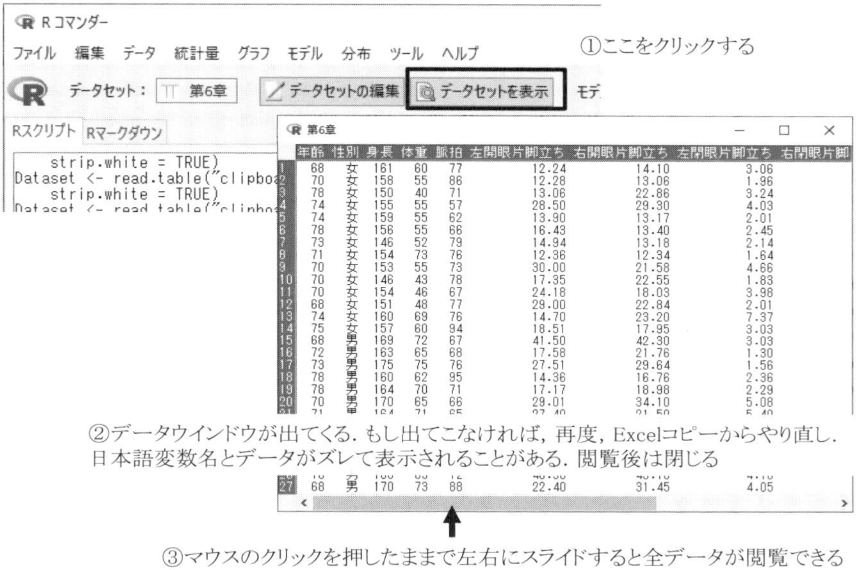
Rコマンダー
ファイル　編集　データ　統計量　グラフ　モデル　分布　ツール　ヘルプ
データセット：　第6章　データセットの編集　データセットを表示
①ここをクリックする
Rスクリプト　Rマークダウン
第6章
②データウインドウが出てくる．もし出てこなければ，再度，Excelコピーからやり直し．
日本語変数名とデータがズレて表示されることがある．閲覧後は閉じる
③マウスのクリックを押したままで左右にスライドすると全データが閲覧できる

図 6-3　正しくデータが読み込まれたか確認する

読み込みがうまくできれば，図 6-3 ①のようにRコマンダーの データセットを表示 を選ぶと，②のようなデータウインドゥが出てきます．データが読み込まれていることを確認してください．なお，“10m 歩行時間”は“X10m 歩行時間”という名前で読み込まれています．**数字で始まる変数名があると，Rコマンダーが自動で先頭に“X”を追加して読み込みます．**

閲覧したら**データウインドゥは閉じてください．**

B. Rコマンダーによる 2 標本の差の検定の手順

読み込んだデータを使用して，

- 右握力に男女差があるかどうか？
- 男性群・女性群で右握力の平均または中央値に差があるか？

を知りたいとします．男性群と女性群の２群なので２標本です．差の検定を行う際には，図 6-4 のフローチャートを参照します．

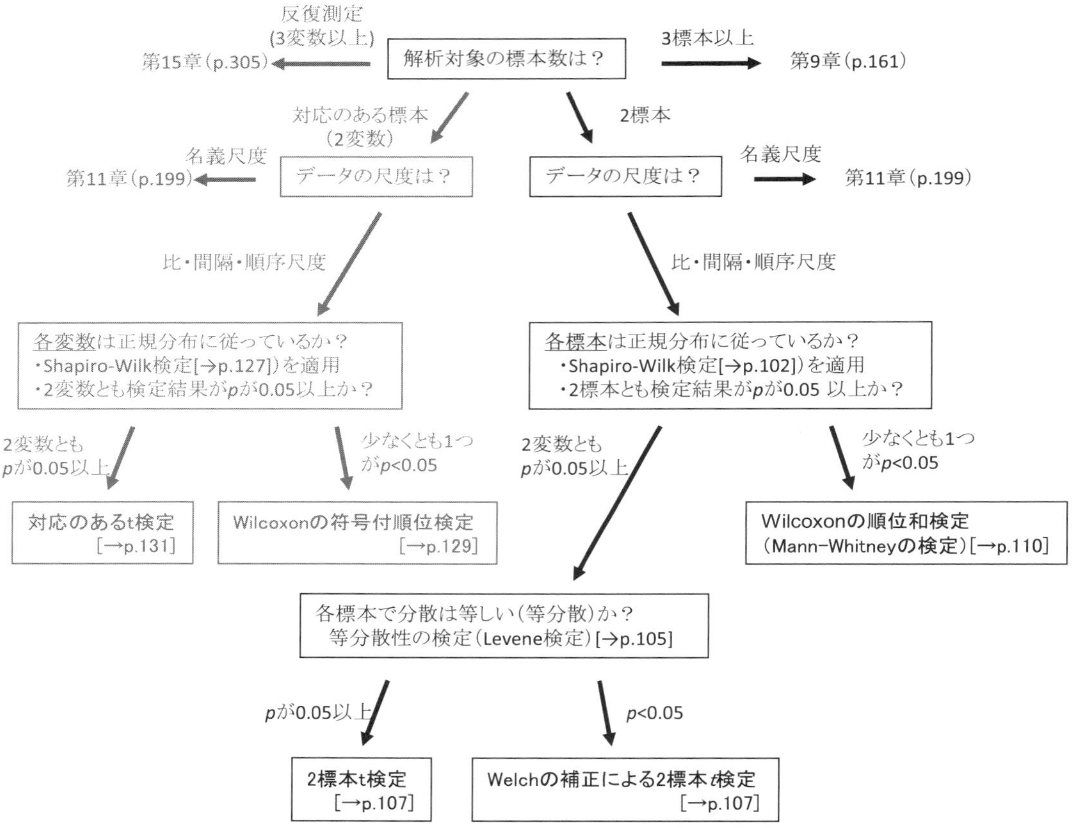

（本章では図中の色の濃い方で選びます）

図 6-4　差の検定の選択フローチャート

1）　図 6-4 のフローチャートの一番上は，『解析対象の標本数は？』となっています．これから行う検定では，男性群と女性群の握力の差なので，２群の差＝２標本の差となり，右下の矢印に進みます．

2）　『データの尺度は？』とありますが，握力は kg で測られた比・間隔尺度のデータなので下の矢印に従っていきます.

3) 『各標本は正規分布に従っているか？』とありますので，Shapiro《シャピロ》-Wilk《ウイルク》検定を適用して，正規分布に従うかどうかの統計的検定を行います.

1．２標本における Shapiro-Wilk 検定の手順：正規分布に従うかの確認

Shapiro-Wilk 検定は，データが正規分布に従うか否かを検定する手法です．統計的検定には，原則として以下のルールがあります.

- データが正規分布に従うなら，代表値として平均（または中央値）を使う
- データが正規分布に従わないなら，代表値として平均は使えないので中央値を使う

データの差は平均または中央値のどちらで比較すればよいかという疑問が沸きます．上述

◇統計的検定によって「差がない」といえるか？

あらゆる統計的検定に共通ですが，検定によって $p<0.05$ のとき，「差がある」「関係がある」「影響がある」などの対立仮説（**第４章も参照**）については断言できるのですが，「差がない」「関係がない」「影響がない」などの帰無仮説については断言できないことになっています.

つまり，統計的検定によって出力された p が 0.05 以上の時は，「差があるかないかわからない」「関係があるかないかわからない」「影響があるかないかわからない」などの意味になるのです.

従って，もし p が 0.05 以上の結果を得たときは，「差があるとはいえない」「関係があるとはいえない」「影響があるとはいえない」などのように少し回りくどいいい方をします.

差の検定を行って，p が 0.05 以上だった時は「差がない」といい切れず，「差があるかないかわからない」から「差があるとはいえない」と記述するのが正しいのです.

したようにデータが正規分布に従うか否かによって平均と中央値を使い分けなければなりません.

Shapiro-Wilk 検定によって，対象とするデータが正規分布に従うか，従わないかを検定することができます．それでは，実際に操作してみましょう.

●R コマンダーによる Shapiro-Wilk 検定

1） 図 6-5 に従って，R コマンダーのメニューから①［統計量］—②［要約］—③［正規性の検定］を選びます.

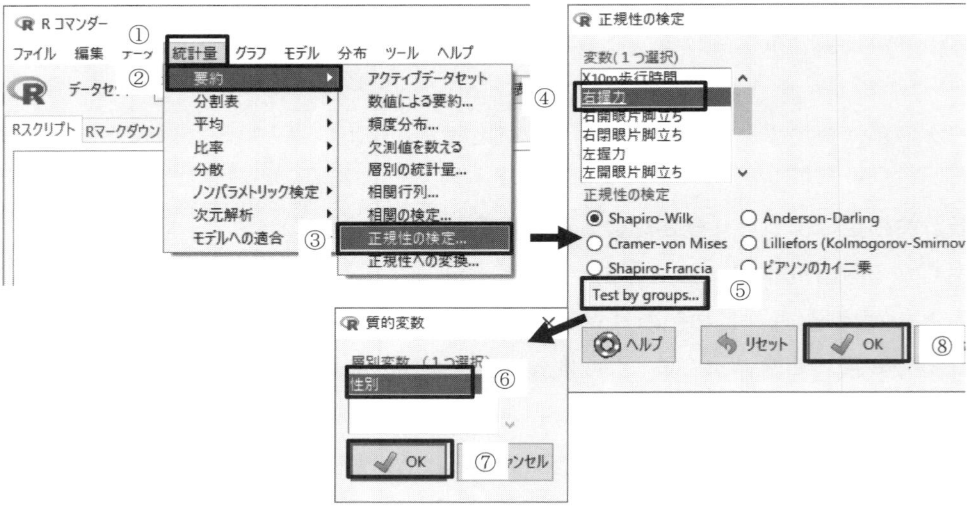

図 6-5 Shapiro-Wilk 検定の手順

2） ［変数（1 つ選択）］の枠から，正規分布の確認をしたい変数④右握力を選びます.

3） 性別（男性，女性）に分けて Shapiro-Wilk 検定を行いたいので，⑤［Test by groups］をクリックして，⑥［層別変数（1 つ選択）］の枠で性別を選びます．この場合，群分けする変数（因子変数）は性別のみしか存在しないので，性別だけが表示され，自動的に選択されています.

4） ⑦ OK をクリックします.

5)　⑧ OK をクリックします.

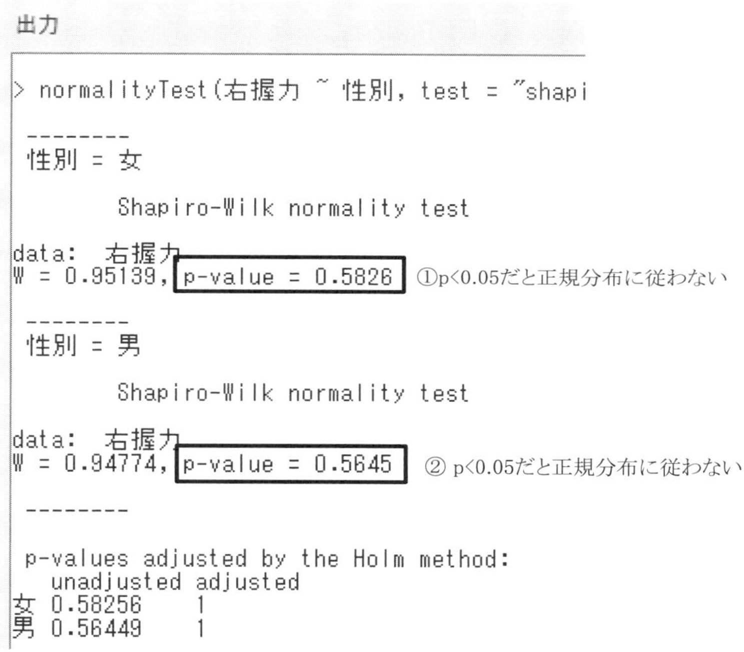
出力
> normalityTest(右握力 ~ 性別, test = "shapi

性別 = 女
Shapiro-Wilk normality test
data: 右握力
W = 0.95139, p-value = 0.5826
①p<0.05だと正規分布に従わない

性別 = 男
Shapiro-Wilk normality test
data: 右握力
W = 0.94774, p-value = 0.5645
② p<0.05だと正規分布に従わない
----
p-values adjusted by the Holm method:
unadjusted adjusted
女 0.58256 1
男 0.56449 1

図 6-6　Shapiro-Wilk 検定の結果

結果は，図 6-6 のように出力されます.

1)　①“女”の p 値を見ます．この結果では，p=0.5826 で p<0.05 ではありません.

2)　②“男”の p 値を見ます．この結果では，p=0.5645 で p<0.05 ではありません.

3)　2 群とも p が 0.05 以上の場合（今回の結果）は，2 群とも正規分布に従いますので，それぞれ平均で比較することができます.

4)　少なくとも何れかが p<0.05 であれば正規分布に従わない群となるので，平均は使用できず中央値で比較します.

- Shapiro-Wilk 検定の結果が，p<0.05 の時は『○○群は p<0.05 で有意に正規分布に従うとはいえない』と判断します.
- Shapiro-Wilk 検定の結果が，p が 0.05 以上の時は『○○群は正規分布に従わないとはいえない（≒正規分布に従う）』と判断します．

▶ 回りくどい表現になっていますが，統計学の決まりで，帰無仮説の「…ない」を断言する表現ができません．実際には，正規分布すると考えて進めていきます．

● この結果では，男女群とも正規分布に従わないとはいえない（≒正規分布に従う）となるので，図 6-4 のフローチャートでは，左下の矢印に従って進みます．

2. 等分散性の検定（Levene《ルビーン》の検定［レーベンの検定ともいう］）

2 標本 t 検定は，2 群の分散が同じでなければ適用できないという決まりがあります．分散＝ sd の 2 乗なので，2 群の sd が等しいというイメージです（図 6-7）．

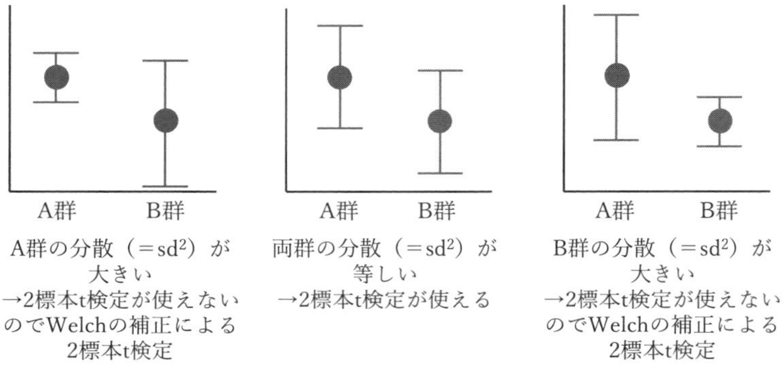
A群
B群
A群の分散（＝sd^2）が
大きい
→2標本t検定が使えない
のでWelchの補正による
2標本t検定
A群
B群
両群の分散（＝sd^2）が
等しい
→2標本t検定が使える
A群
B群
B群の分散（＝sd^2）が
大きい
→2標本t検定が使えない
のでWelchの補正による
2標本t検定

図 6-7　2 群の等分散性と 2 標本 t 検定の適用

● 2 群の分散に有意な差があるかどうかを知る統計的検定の手法は，Levene の検定（等分散性の検定）です．

▶ 分散＝ sd^2 なので，2 群間のデータのバラつきに差があるかを検定する手法という感じです．

● Levene の検定で p が 0.05 以上のときは『2 群の分散は差があるとはいえない（≒差がない）』と判断します．その場合は，通常の 2 標本 t 検定を適用します．

● Levene の検定で $p<0.05$ のときは『2 群の分散は $p<0.05$ で有意に差がある』と判断します．その場合は，通常の 2 標本 t 検定は使えず，Welch《ウェルチ》の補正（Welch の t 検定，

Welch の検定ともいう）による 2 標本 t 検定を適用します.

● R コマンダーによる Levene の検定

1) 図 6-8 に従って，R コマンダーのメニューから①［統計量］―②［分散］―③［ルビーンの検定］を選びます.

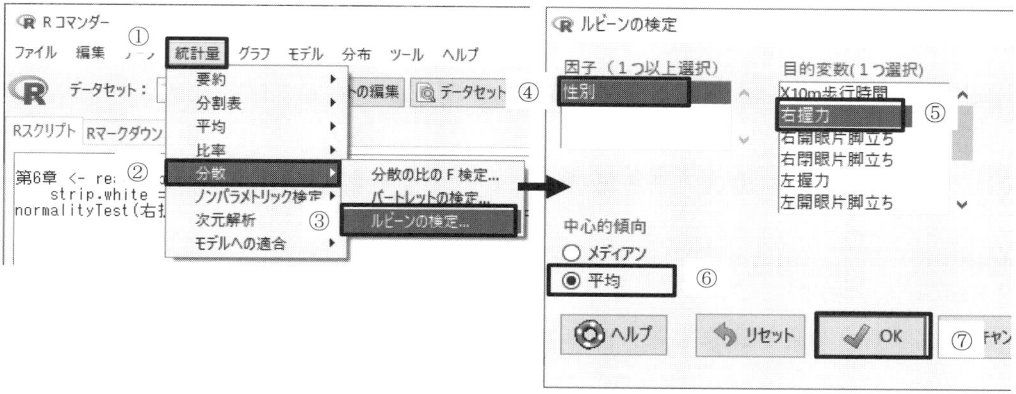

図 6-8　Levene の検定（等分散性の検定）の手順

2) ［因子（1 つ以上選択）］の枠から，④性別を選びます.
3) ⑤［目的変数（1 つ選択）］の枠から右握力を選びます.
4) ⑥［中心的傾向］で［平均］にチェックを入れます.
5) ⑦ OK をクリックします.

結果は，図 6-9 のように出力されます.

1) 四角で囲った［Pr（＞F)］の下の p 値を見ます．この例では，p=0.04373 ですので『男性群と女性群の分散は p<0.05 で有意に差がある』と判断します.
2) この場合は，通常の 2 標本 t 検定は使えず，Welch の補正による 2 標本 t 検定を適用します.

出力

```
> with(第6章, tapply(右握力, 性別, var, na.rm = TRUE))
     女       男
22.9611  4.7700

> leveneTest(右握力 ~ 性別, data = 第6章, center = "mean")
Levene's Test for Homogeneity of Variance (center = "mean")
      Df F value  Pr(>F)
group  1   4.512 0.04373 *
      25
---
Signif. codes:  0 '***' 0.001 '**' 0.01 '*' 0.05 '.' 0.1 ' ' 1
```

p<0.05だと等分散していない

図 6-9　Levene の検定（等分散性の検定）の結果

◇ Levene の検定

Levene の検定は，Levene ら（1960）に従うと“平均”を計算に使います（図 6-8 ⑥）．R コマンダーの［中心化傾向］のところで，［メディアン］（中央値）も選ぶことができます．この［メディアン］を選んだときには，Brown と Forsythe（1974）により報告された Brown《ブラウン》–Forsythe《フォーサイス》 検定になります．これは，中央値を基準とするためにノンパラメトリック検定を意識した手法と考えられています．

正規分布に従わず，比較的低い値が多く高い値が少ない対数正規分布のようなデータ（正確には自由度 df = 4 の χ^2 分布）では，Brown–Forsythe 検定が適しているといわれます．

等分散性の検定として，Bartlett《バートレット》 の検定もよく用いられます．この検定は，等分散性だけではなく，同時に正規分布するかどうかも調べる特徴があるので，厳しい判断を下す傾向があります．

それぞれ一長一短ですので，断言することはできませんが，現状では Levene の検定が最も普及していると考えてよいでしょう．

なお，Levene を“ルビーン”や“レーベン”と読んだりしますが，ネイティブの発音を聞くと“ルビーン”の方が近いようです．

3.　2標本 t 検定（Welch の補正による 2 標本 t 検定も含む）

それでは，2 標本 t 検定を適用します．男女の右握力は，正規分布に従うと判断しましたが，等分散ではなかったので，ここでは Welch の補正による 2 標本 t 検定で出力します．通常の 2 標本 t 検定の方法とほとんど変わりません．

● R コマンダーによる 2 標本 t 検定

1）　図 6-10 に従って，R コマンダーのメニューから①［統計量］—②［平均］—③［独立サンプル t 検定］を選びます．

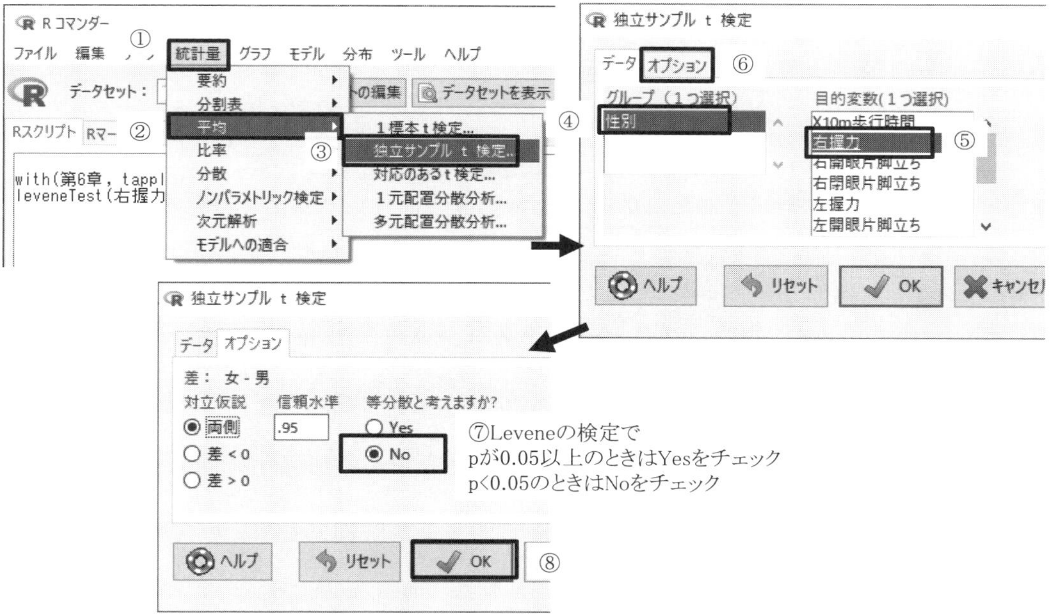

図 6-10　2 標本 t 検定の手順

2）　［グループ（1 つ選択）］の枠から，④性別を選びます．

3）　⑤［目的変数（1 つ選択）］の枠から右握力を選びます．

4）　⑥［オプション］タグをクリックします．

5）　⑦［等分散と考えますか？］で［No］にチェックを入れた時は，**Levene の検定結果が**

p<0.05 の時で，Welch の補正による 2 標本 t 検定を行います．

- 通常の 2 標本 t 検定（Levene の検定結果が 0.05 以上のとき）なら Yes にチェックを入れます．

6） ⑧ OK をクリックします．

結果は，図 6-11 のように出力されます．

1） ①には各群の平均が出力されます．

2） ②に検定の結果が出力されます p=0.00…5135 なので p<0.05 であり，かつ p<0.01 です．この場合は，『p<0.01 で有意な差があった』と判断します．

3） ③に 95％信頼区間が出力されます．95％信頼区間の解説は次節で述べます．

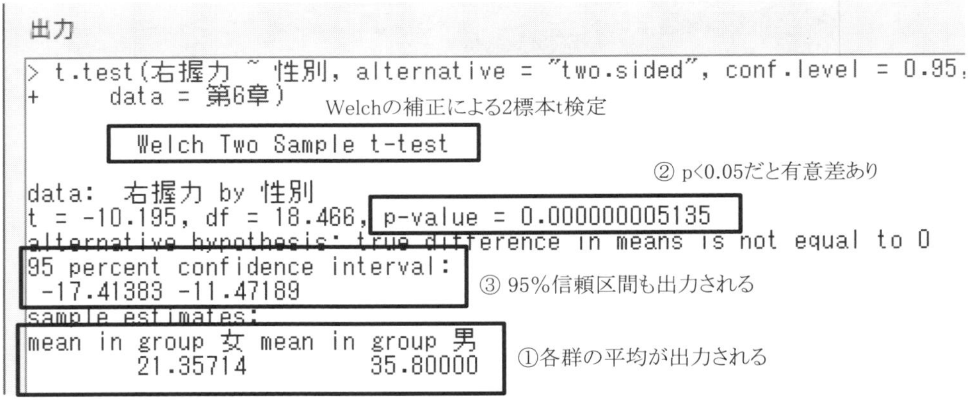
出力
> t.test(右握力 ~ 性別, alternative = "two.sided", conf.level = 0.95,
+ data = 第6章)
Welchの補正による2標本t検定
Welch Two Sample t-test
② p<0.05だと有意差あり
data: 右握力 by 性別
t = -10.195, df = 18.466, p-value = 0.000000005135
alternative hypothesis: true difference in means is not equal to 0
95 percent confidence interval:
-17.41383 -11.47189
③ 95%信頼区間も出力される
sample estimates:
mean in group 女 mean in group 男
21.35714 35.80000
①各群の平均が出力される

図 6-11　Welch の補正による 2 標本 t 検定の結果

結果として，男性群と女性群の右握力は，p<0.01 で有意な差があったと判断します．

4. Wilcoxon《ウィルコクソン》の順位和検定：データが正規分布に従わない場合の差

再び，試しに，

- 年齢に男女差があるかどうか？

● 男性群・女性群で年齢の平均または中央値に差があるか？

を調べてみましょう．図 6-4 のフローチャートに従って，解析対象の標本数は 2 標本なので正規分布するかどうか，Shapiro-Wilk 検定を行って自分で解析してみてください．

Shapiro-Wilk 検定を行うと，図 6-12 の結果になると思います．

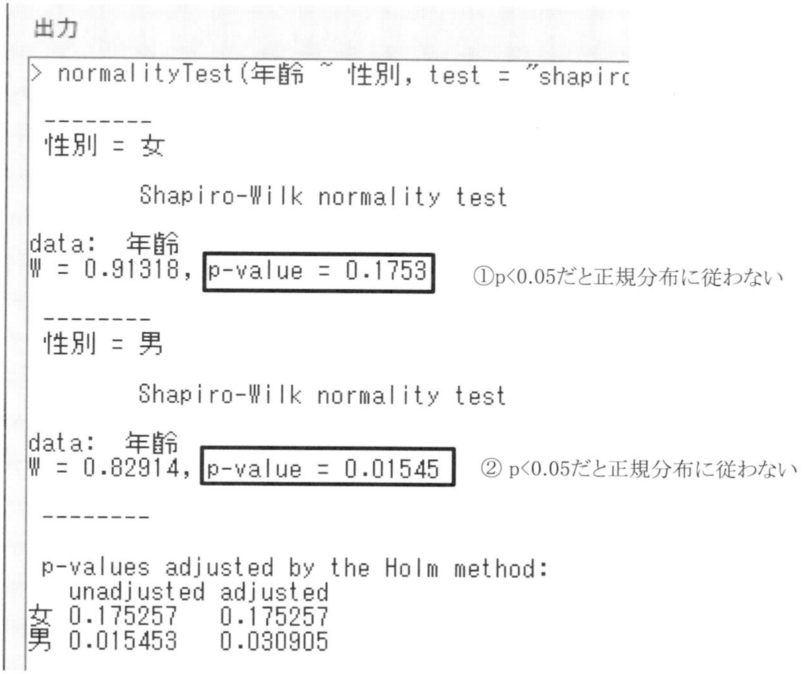

```
出力
> normalityTest(年齢 ~ 性別, test = "shapiro

 --------
 性別 = 女

        Shapiro-Wilk normality test

data:  年齢
W = 0.91318, p-value = 0.1753

 --------
 性別 = 男

        Shapiro-Wilk normality test

data:  年齢
W = 0.82914, p-value = 0.01545

 --------

 p-values adjusted by the Holm method:
   unadjusted adjusted
女 0.175257   0.175257
男 0.015453   0.030905
```

①p<0.05だと正規分布に従わない
② p<0.05だと正規分布に従わない

図 6-12　男性群・女性群に分けた年齢の Shapiro-Wilk 検定の結果

1)　①“女”の p 値を見ます．この結果では，$p=0.1753$ で $p<0.05$ ではありません．正規分布に従わないとはいえない，となります．

2)　②“男”の p 値を見ます．この結果では，$p=0.01545$ で $p<0.05$ です．$p<0.05$ で有意に

正規分布に従わない，となります．

3）女性は p が 0.05 以上，男性は $p<0.05$ でした．この場合は，女性が正規分布に従うので平均（中央値も使おうと思えば使える），男性が中央値しか使えませんので，中央値で比較するしかありません．

図 6-4 のフローチャートに従えば，男性が正規分布に従わなかったので Wilcoxon の順位和検定（または，単に Wilcoxon の検定）に進むしかありません．Wilcoxon の順位和検定は，Mann《マン》-Whitney《ホイットニー》 の検定と同義です．一般的には Mann-Whitney の検定を使用する例が多い現状です．R コマンダーでは Wilcoxon の順位和検定しか計算できません[1]が，間違いではありません．

● R コマンダーによる Wilcoxon の順位和検定

1）図 6-13 に従って，R コマンダーのメニューから①［統計量］—②［ノンパラメトリック検定］—③［2 標本ウィルコクソン検定］を選びます．

2）［グループ（1 つ選択）］の枠から，④性別を選びます．

3）⑤［目的変数（1 つ選択）］の枠から年齢を選びます．

4）⑥［オプション］タグをクリックします．

5）⑦［検定のタイプ］で［正確近似］にチェックを入れます．

6）⑧ OK をクリックします．

結果は，図 6-14 のように出力されます．

1）四角囲みの $p=0.2803$ なので『年齢に有意な差はあるとはいえない』と判断します．

2）標本の差を見比べたいときは，平均ではなく中央値で比較します．

3）グラフは，箱ひげ図を描くのが適切です．

1　関数を活用すれば，Mann-Whitney の検定も可能である．

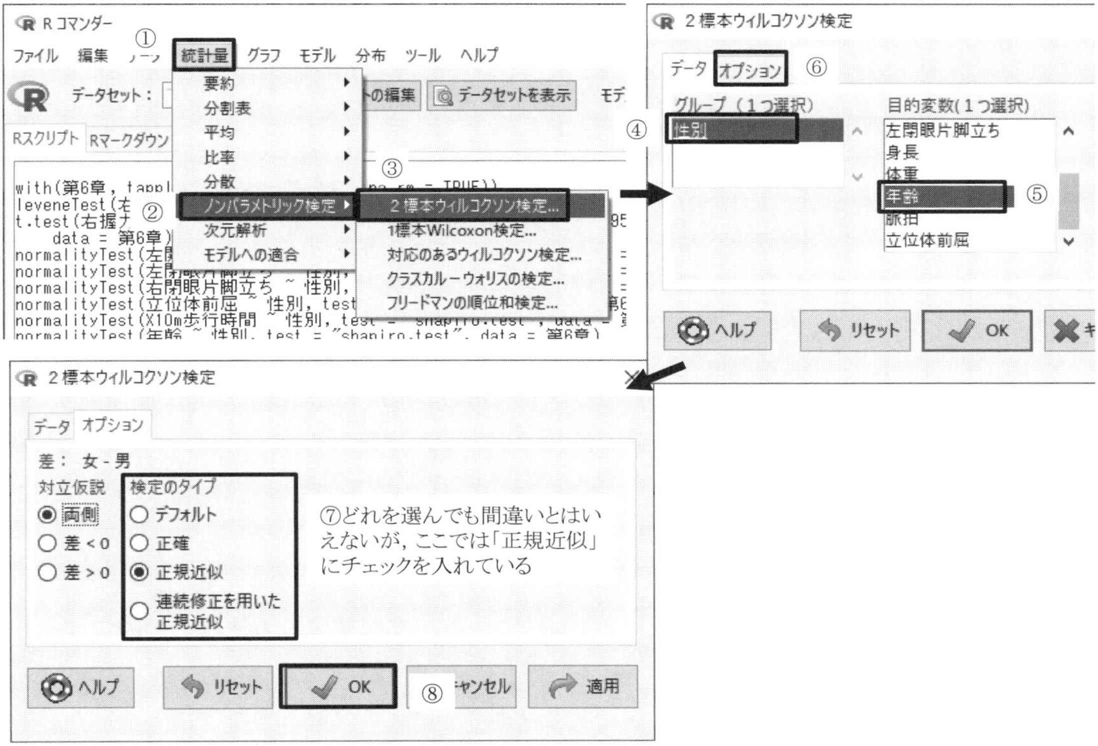

図 6-13　Wilcoxon の順位和検定（Mann-Whitney 検定）の手順

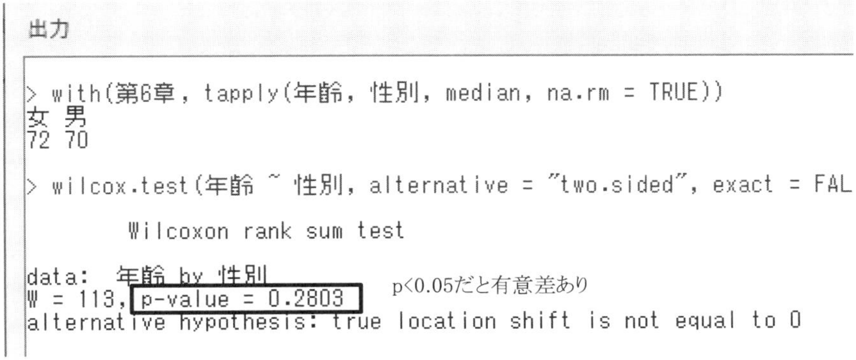

図 6-14　２標本ウィルコクソン検定（Mann-Whitney 検定）の結果

C. p 値の記述・解釈について

差の検定に限らず，あらゆる統計的検定で p 値が出力されます．p 値の大きさは，差の検定なら差の程度，等分散性の検定なら分散の差の程度…と考えているのではないでしょうか．以降では念のため，差の検定に限らず，統計的検定の全般に共通する p 値の注意点を補足しておきます．説明は，差の検定を基盤としていますが，他の検定でも同様のルールになります．

- 特に指定がない場合，原則として有意差がある・ないについては，
  - $p<0.05$ で有意な差があった
  - $p<0.01$ で有意な差があった
  - 有意差はない
  - n.s.（no［not］significant［有意ではない］の略）

のみで記載します

- $p = 0.012$ とか，$p=0.825$ とか，**p=（イコール）○○で記載する方法は一般的ではありません．**
- p 値を小数以下何桁まで記載するかの基準はありません．統計ソフトで出力された値をそのまま記載してもよいと思います．しかし，小数以下 5 桁も 6 桁も長々と記載してもあまり意味はありません．一般的には小数以下 3 桁まででで十分でしょう．
- 発表しようとしている学会で慣習的に用いられている記述方法，または論文の投稿規定があれば，それに従えば問題ないと思います．
  - それでも p が 5％以上という結果を得て，「$p \geqq 0.05$ で有意差はなかった」とか「$p>0.05$ で有意な差はみられなかった」などの記述は**明らかに間違った記述**です．
- p 値は**効果（差，関連，相関など）の程度を表すものではありません**．
  - 差の検定を行って **p 値が小さければ差が大きいと判断するのは誤解**です．p 値はあくまで差の確信度を表すもので，**差の大きさを示すものではありません**[2]．

---

[2] 一定の条件を満たす環境下では，p 値と差の大きさは関連します．

▶ 従って「$p<0.05$ よりも $p<0.01$ の結果は差が大きい」とか,「$p<0.01$ で有意差があったので大きな差がみられた」などの記載もできません.

● p 値が 5%以上だったときに,「差はない」と記載できません. 差がない（平均差＝0),は断言できないのです. 正しくは「有意な差があるとはいえない」または「有意な差はない」と記載します.

D. 95%信頼区間について　難易度★★

右握力の男女差は, 図 6-11 の結果でした. この結果をエラーバーグラフとともに図 6-15 に再掲します. データの平均を見る限りですと, 結構な差があります. 女性の平均握力が 21.35714kg, 男性の平均握力が 35.8kg なので, 21.35714kg − 35.8kg = − 14.4429kg となり, 女性が約 14.4kg 小さいというわけです.

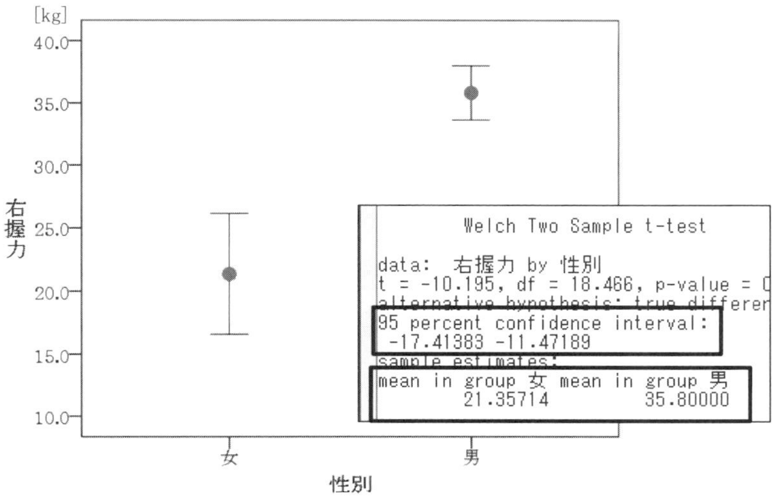
[kg]
40.0
35.0
30.0
25.0
20.0
15.0
10.0
右握力
女
男
性別
Welch Two Sample t-test
data: 右握力 by 性別
t = -10.195, df = 18.466, p-value =
alternative hypothesis: true differen
95 percent confidence interval:
 -17.41383 -11.47189
sample estimates:
mean in group 女 mean in group 男
21.35714 35.80000

図 6-15　男女別の右握力のエラーバーグラフと検定結果

さてこれは, 女性 14 名と男性 13 名の標本から求められた（標本）平均と平均の差です. **第 3 章**でも説明しましたが, 統計的検定を行う私たちにとっては, 標本をもとにして「母集団の平均，または平均差はどれくらいなのだろう？」と推測する必要があります．

この－14.4429kg という値は，女性 14 名と男性 13 名の標本差でしかありません．母集団（n ≒ ∞）ではどうなるでしょうか？　もし，この標本のような対象者を n ≒ ∞まで増やすと…おそらく，男女の母集団の平均差は，95％の確率で－17.41383kg～－11.47189kg の間にあるだろう…というのが，95％信頼区間（図 6-15 四角囲みの数値を見て下さい）です．

もし，女性 14 名と男性 13 名の標本を，男女とも∞人まで増やしていくと，男女の平均握力の差は，－17.41383kg～－11.47189kg の間にあるというわけです．だとすれば 95％の可能性で，最小の差でも女性が 11.47189kg 低いか，最大の差で女性が 17.41383kg 低いという意味になります．

「握力が最小でも平均で 11.47189kg 低いのであれば，実際に考えてみると結構大きな差だな…」と考えるならば，統計的検定で p<0.05 で，かつ実際にも結構大きな差になっていると考えることができます．

95％信頼区間をみると，実際の差の推定値がわかるので，p だけを見るよりも有効な情報を得ることがあります．

E. R コマンダーの 2 標本 Wilcoxon 検定について

難易度★★★

2 標本 Wilcoxon 検定は，正しくは Wilcoxon の順位和検定（Wilcoxon rank sum test）と呼ばれ，Mann-Whitney の検定と同じものです．

上で説明した 2 標本 Wilcoxon の検定は，R のプログラムの都合上，**他の統計ソフトと比べて，わずかに結果は異なる問題があります．**理由は**同順位（tie：タイ）の補正が正しく行われない**ためです．これを避けるために，図 6-13 ⑦で［デフォルト］や［正確］にチェックを入れると，図 6-16 のような**エラーが出るとき**もあります．基本的には，『R 3.x.x を使用し，正確近似による確率を出力した』と記載すれば問題ないでしょう[3]．

[3] これを問題視する意見もありますが，初心者が対応できるレベルではなくなるので，気にしなくても大丈夫です．もし興味があるなら，以下に述べる coin パッケージをダウンロードしてコマンド操作による検定を行う方法があります．

```
メッセージ

[16] メモ: wilcox.test.default(x = c(68L, 70L, 78L, 74L, 74L, 78L, 73L, で警告がありました:
cannot compute exact p-value with ties
```

図 6-16　2 標本ウィルコクソン検定の結果と同時出力されるエラーメッセージ

この対策としては，coin パッケージを使用します．coin パッケージは無料でダウンロードできます．以降の詳しい手順は本章の web ページ (3) を参照して下さい．初心者は不可能に近い作業です．

coin パッケージをダウンロード後，コマンドプロンプト（Rgui 画面の ＞｜）から，wilcox_test という関数を使います（図 6-17）．しかし，本書の読者は，ほとんどが R コマンダーはもちろん統計学の初心者でしょうから，本章では，これ以上の説明は割愛します．パッケージの話は，もう少し慣れたころの**第 9 章**で解説します．

```
> wilcox.test(年齢 ~ 性別, alternative = "two.sided", data =
 wilcox.test.default(x = c(68L, 70L, 78L, 74L, 74L, 78L, 73L,
   タイがあるため、正確な p 値を計算することができません

        Wilcoxon rank sum test with continuity correction

data:  年齢 by 性別
W = 113, p-value = 0.2914   Rコマンダーのデフォルトを選んだ場合
alternative hypothesis: true location shift is not equal to 0

> wilcox_test(年齢 ~ 性別,distribution="exact", data = 第6章)

        Exact Wilcoxon-Mann-Whitney Test

data:  年齢 by 性別 (女, 男)
Z = 1.0797, p-value = 0.2901   coinパッケージの関数で計算した場合
alternative hypothesis: true mu is not equal to 0
```

図 6-17　R コマンダーと coin パッケージの 2 標本ウィルコクソン検定の結果比較

仮に，正確な結果を出力できるようにチャレンジしたい人は，web サイト（2）の方で確認して試してみる手もあるでしょう．

F. 検定結果の記載例

● 検定手順の記載例

男性群（n=14）と女性群（n=13）を対象に，右腕の握力に差があるかを検定した．まず，Shapiro-Wilk 検定により男性群・女性群が正規分布しているか否かを検定した．

ともに有意な時は Wilcoxon の順位和検定を適用し，それ以外の場合は，Levene の検定によって等分散しているかを確認した．Levene の検定で有意な結果が得られた時は不等分散と判断して Welch の補正による 2 標本 t 検定を適用し，それ以外の時は 2 標本 t 検定を適用した．全ての検定の有意水準は p=0.05 とした．

検定の手順は，できるだけ具体的に記載する方がよいでしょう．ただし学会抄録などで字数制限があるときは，最終的に適用した検定名を記載するまでが限界のときもあります．

男性群（n=14）と女性群（n=13）を対象として，右腕の握力に差があるかを 2 標本 t 検定で検定した．

かなり省略されますので，あくまで最低限の記述です．

結果は簡単でよく，

2 群のデータは正規分布に従わないとはいえず，有意に不等分散であったので，Welch の補正による 2 標本 t 検定を適用した結果，右腕の握力は p<0.01 で有意な差が認められた．95%信頼区間は－ 17.41～-11.47kg で女性が低い値を示した．

95%信頼区間については，必ずしも記述しなくてよいですが，近年は記述することが多くなっています．

もうひとつ，年齢の差の検定例では，

男性群（n=14）と女性群（n=13）を対象に，年齢に差があるかを検定した．まず，Shapiro-Wilk 検定により男性群・女性群が正規分布しているか否かを検定した．

ともに有意な時は Wilcoxon の順位和検定を適用し，それ以外の場合は，Levene の検定によって等分散しているかを確認した．Levene の検定で有意な結果が得られた時は不等分散と判断して Welch の補正による 2 標本 t 検定を適用し，それ以外の時は 2 標本 t 検定を適用した．全ての検定の有意水準は p=0.05 とした．

男性の年齢は正規分布に従わない（p<0.05）ことがわかったので，Wilcoxon の順位和検定を適用した結果，有意な差は認められなかった．

と記載します．有意な差が認められなかった場合は，そのままで問題ありませんが，どうしても p 値を記載したいときは，

Wilcoxon の順位和検定を適用した結果，有意な差は認められなかった（p=0.280）．

と記載してもよいかもしれません．

参考文献・WEB 等

(1) 本書の web ページ：
https://personal.hs.hirosaki-u.ac.jp/pteiki/research/stat5/ （2020 年）

(2) wilcox_test function R Documentation：
https://www.rdocumentation.org/packages/rstatix/versions/0.1.1/topics/wilcox_test

(3) 本章の web ページ：
https://personal.hs.hirosaki-u.ac.jp/pteiki/research/stat5/menu6.html

第7章 2条件のデータの変化を調べる：対応のある差の検定

◇本章で解説する事項

- 2標本と対応のある標本（1標本）の違いを理解する
- Rコマンダーに Excel データを読み込む方法
- 正規分布の確認（Shapiro-Wilk 検定）
- 対応のある t 検定
- Wilcoxon の検定

以上が，本章の内容です．2標本よりも簡単に行えます．何度も演習を繰り返してみてください．

A. Excel データを R コマンダーに読み込む

本章では，表 7-1 のデータ（第5章で紹介した表 5-3 と同じデータ）を使用します．このExcelデータは著書のWebページ(1) からダウンロード可能なので，あらかじめ入手しておいてください．

まずは，

1）　パソコンで，ダウンロードした Excel ファイルを開いておきます．

2）　また，R コマンダーも起動しておいてください．

表 7-1　データ例（表 5-3 と同一のデータ）

年齢	性別	身長	体重	脈拍	左開眼片脚立ち		右握力	10m歩行時間	立位体前屈
68	女	161	60	77	12.24	・・・	19.7	5.99	8
70	女	158	55	86	12.28		14.7	7.35	-5
78	女	150	40	71	13.06		17.0	8.09	4
74	女	155	55	57	28.50		15.6	7.70	8
74	女	159	55	62	13.90	・・・	21.0	6.86	17
78	女	156	55	66	16.43		15.9	8.66	-5
		⋮		⋮		⋮		⋮	
71	男	164	71	65	27.40		34.8	5.60	22
69	男	180	80	72	13.30		39.0	5.48	-15
72	男	176	77	62	14.25	・・・	32.3	4.89	10
69	男	170	71	61	15.21		37.4	5.19	1
68	男	166	75	68	27.12		34.9	4.94	-8
70	男	160	65	72	40.90		31.6	5.24	-14
68	男	170	73	88	22.40	・・・	34.9	5.60	2

この手順は，**第 6 章**と全く同じです．

このデータ例は高齢者 27 名の運動能力に関するデータです．

年齢や性別，体重，脈拍，左・右開眼片脚立ちは，左・右脚で目を開いた状態で片脚立ちをして立ち続けられた時間（秒）です．左・右閉眼片足立ちは，左・右脚で目を開いた状態で片脚立ちをして立ち続けられた時間（秒）です．左・右握力は，左手，右手それぞれの握力です．10 m 歩行時間は，10 m の平地直線路を歩く時間（秒）です．立位体前屈は，立った状態から膝は伸ばしたまま両手を床に降ろしてもらい，床下まで伸びた人をプラス，床に届かなかった人をマイナスとして床からの距離（cm）を測ったデータです．0cm のときは，指先が床に接触したことを意味します．

この Excel データを，R コマンダーに読み込みます．

● データの読み込み手順

1）まず，データの**変数名とデータ部分のみをマウスで範囲指定**します（図 7-1 ①）．**表3-2（第3章）も確認**してください．

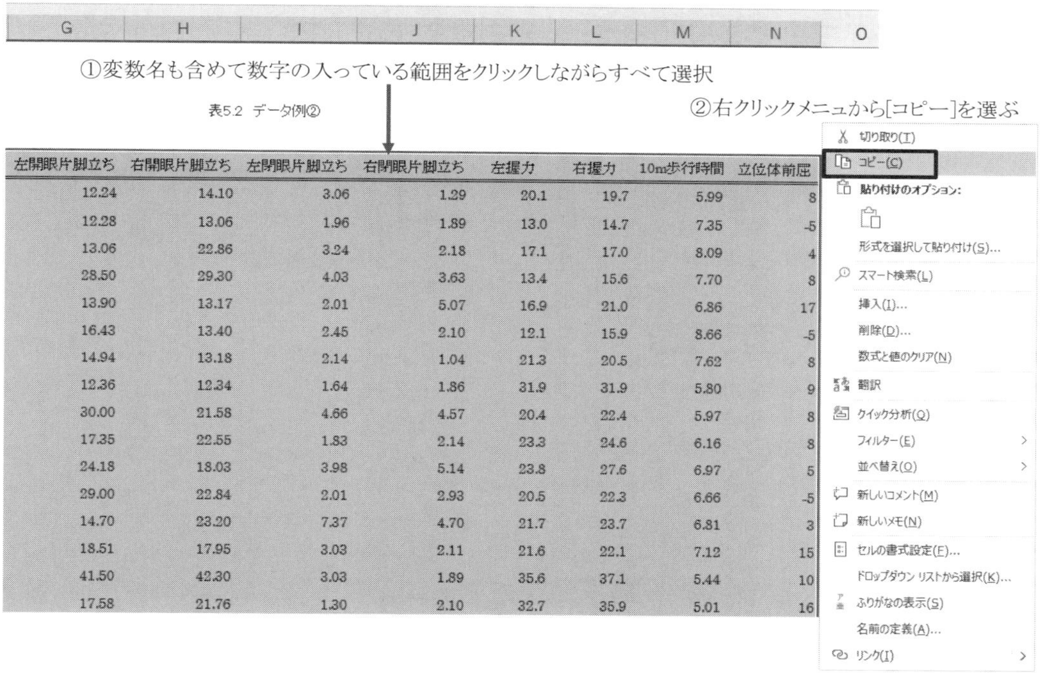

左開眼片脚立ち	右開眼片脚立ち	左閉眼片脚立ち	右閉眼片脚立ち	左握力	右握力	10m歩行時間	立位体前屈
12.24	14.10	3.06	1.29	20.1	19.7	5.99	8
12.28	13.06	1.96	1.89	13.0	14.7	7.35	-5
13.06	22.86	3.24	2.18	17.1	17.0	8.09	4
28.50	29.30	4.03	3.63	13.4	15.6	7.70	8
13.90	13.17	2.01	5.07	16.9	21.0	6.86	17
16.43	13.40	2.45	2.10	12.1	15.9	8.66	-5
14.94	13.18	2.14	1.04	21.3	20.5	7.62	8
12.36	12.34	1.64	1.86	31.9	31.9	5.80	9
30.00	21.58	4.66	4.57	20.4	22.4	5.97	8
17.35	22.55	1.83	2.14	23.3	24.6	6.16	8
24.18	18.03	3.98	5.14	23.8	27.6	6.97	5
29.00	22.84	2.01	2.93	20.5	22.3	6.66	-5
14.70	23.20	7.37	4.70	21.7	23.7	6.81	3
18.51	17.95	3.03	2.11	21.6	22.1	7.12	15
41.50	42.30	3.03	1.89	35.6	37.1	5.44	10
17.58	21.76	1.30	2.10	32.7	35.9	5.01	16

図 7-1　Excel データの範囲指定とコピー

2）範囲指定後に，右クリックメニューから［コピー］を選びます（図 7-1 ②）．

3）R コマンダーに移り（図 7-2），メニューから①［データ］―②［データのインポート］―③［テキストファイルまたはクリップボード，URL から］を選びます．

4）新たに現れたダイアログボックスで④データ名を決めます．最初は勝手に“Dataset”と入力されています．このままでも計算には影響ないですが，ここでは“第 7 章”と書き変えます．R コマンダーでは，最初にデータ名を決めなければなりません．

5）図 7-2 ⑤でクリップボードにチェックをいれます．最後に⑥ OK をクリックします．

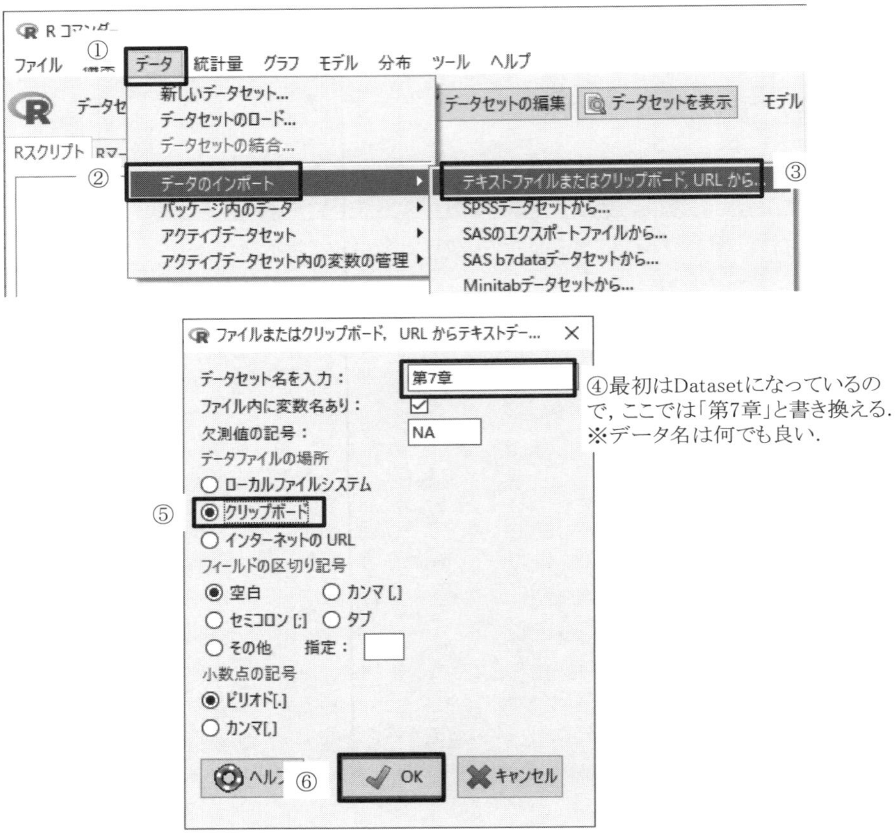

図 7-2　Excel データを R コマンダーに読み込む作業

6)　すでに同じ名前のデータ（ここでは第 7 章というデータ名）が存在している場合は，警告が出ます．上書きしてもよいなら“Yes”を，上書きしないなら“No”をクリックして改めて名前を変えてください．

▶　うまく読み込めたら，R コマンダーの下の［メッセージ］表示に**青字でメッセージが出ます**．もし，**赤字でエラーと出力された時は，もういちど Excel のコピーからやり直します**．または表 3-2（**第 3 章**）を参照してください．

読み込みがうまくできれば，図 7-3 ①のようにＲコマンダーの データセットを表示 を選ぶと，②のようなデータウインドゥが出てきます．データが読み込まれていることを確認してください．

閲覧したらデータウインドウは閉じてください．

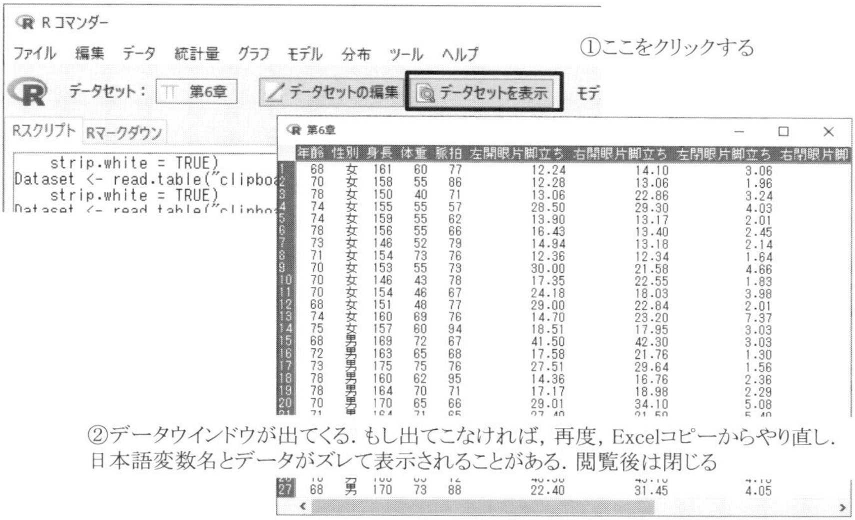
①ここをクリックする
②データウインドウが出てくる．もし出てこなければ，再度，Excelコピーからやり直し．
日本語変数名とデータがズレて表示されることがある．閲覧後は閉じる

図 7-3　正しくデータが読み込まれたか確認する

B. Ｒコマンダーによる対応のある差の検定の手順

読み込んだデータを使用して，

- 右握力と左握力に差があるかどうか？

を知りたいとします．一人の対象者内で左右の握力に差があるかを知りたいとします．一人の対象者内のデータの差なので“対応のある差”となります．これは一人の対象者内で左右の差をみるという比較ですが，一人の対象者内で何か治療をした前後の差，一人の対象者内

で条件を変えて測定したデータの差，例えば血圧を立って測るときと寝て測るときの差，も対応のある差になります．

私自身は右の握力が強いという結果でした．でも，左の方が強い人がいるかもしれませんし，左右ともピッタリ同じ握力値の人が多いのかもしれません．従って，多くの対象者に一般化するためには統計的検定という方法を適用します．差の検定を行う際には，図 7-4 のフローチャートを参照します．

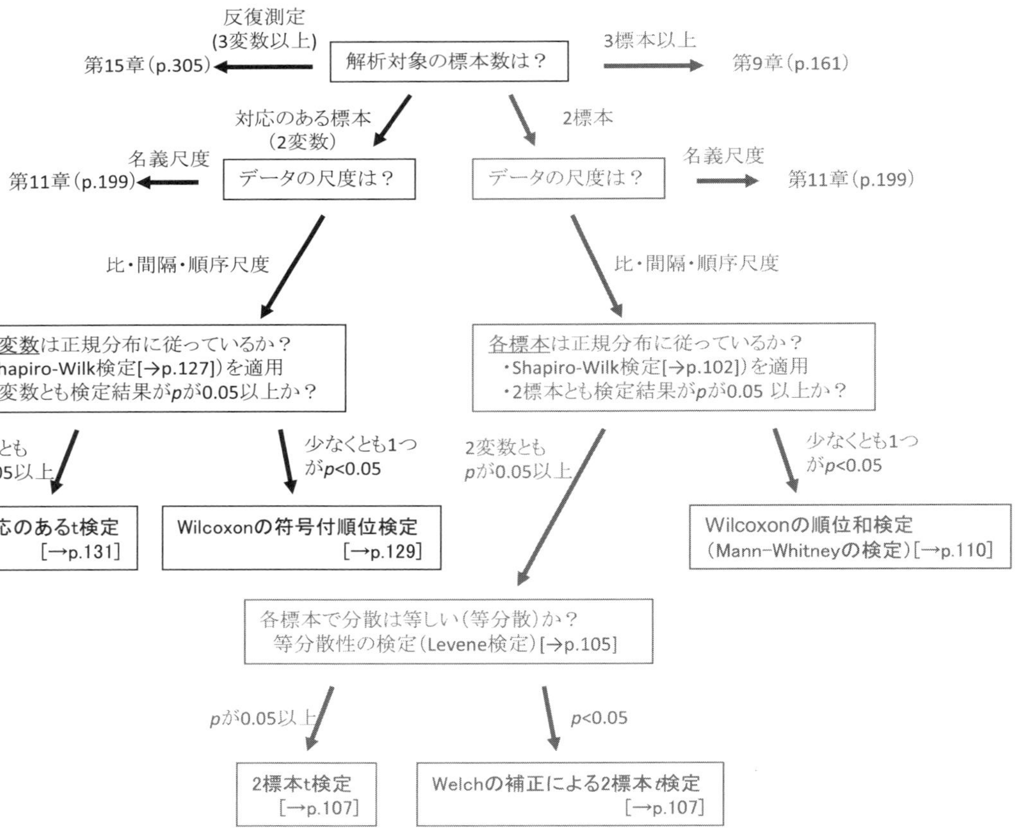

(本章では図中の色の濃い方で選びます)

図 7-4　差の検定の選択フローチャート

1）　図 7-4 のフローチャートの一番上は，『解析対象の標本数は？』となっています．これから行う検定では，一人の対象者内で左右の握力に差があるかを知りたいので，標本内の 2 変数の差＝対応のある差となり，左下の矢印に従います．

2）　『データの尺度は？』とありますが，握力は kg で測られた比・間隔尺度のデータなので下の矢印に従っていきます．

3）　『各変数は正規分布に従っているか？』とありますので，それぞれ Shapiro《シャピロ》-Wilk《ウイルク》 検定を適用して，正規分布に従うかどうかの統計的検定を行います．

1．記述統計値を求める

解析に先立って右握力と左握力の記述統計値を求めておきます．

統計的検定だけを行って有意差があるとか，ないとかを判断するのではなく，データの様相は事前に確認しておいた方が，有意差を考察する上で重要な情報となるかもしれません．

それでは，実際に計算してみます．

● R コマンダーによる記述統計値

1）　図 7-5 に従って，R コマンダーのメニューから①［統計量］—②［要約］—③［数値による要約］を選びます．

2）　新たに出てきたダイアログボックスの［変数（1 つ以上選択）］の枠から，記述統計値を求めたい変数，ここでは④右握力と左握力，をクリックして選びます．

3）　クリックで複数選択するときは，キーボードの Ctrl キーを押しながらクリックすると選択できます．

4）　選択後，⑤ OK をクリックします．

結果は，⑥のように出力されます．平均（mean）を見ると右握力が強いようです．sd は同程度です．最小値（0%）は確かに左の方が弱いようですが，最大値（100%）では左の方が強い者がいます．

説明は省略しますが，さらに箱ひげ図を描いて確認してみるのも手でしょう．

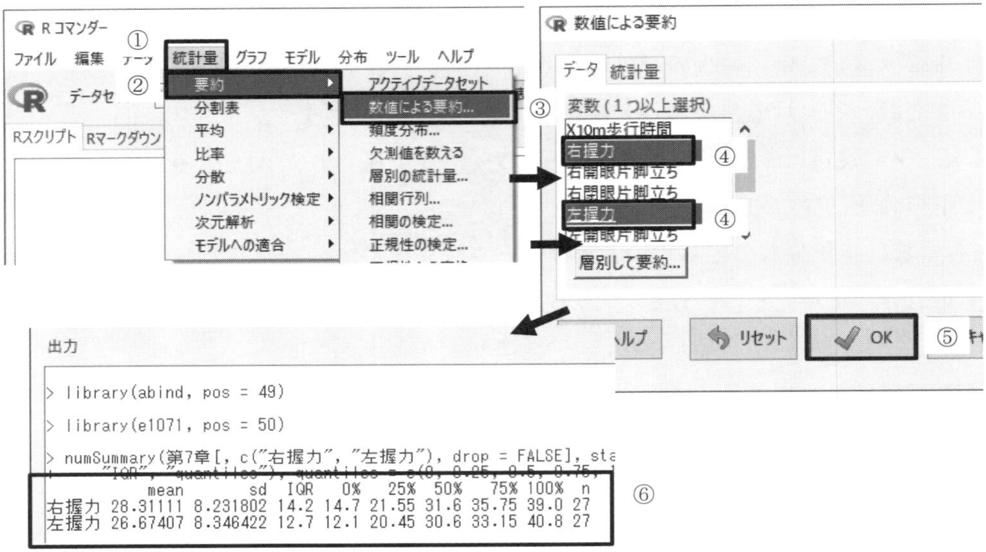

図 7-5　R コマンダーで右握力と左握力の記述統計値を求める

2.　２変数に対する Shapiro-Wilk 検定の手順：正規分布に従うかの確認

Shapiro-Wilk 検定は，データが正規分布に従うか否かを検定する手法です．統計的検定には，原則として以下のルールがあります．

- データが正規分布に従うなら，代表値として平均または中央値を使う．
- データが正規分布に従わないなら，代表値として平均は使えないので中央値を使う．

研究を公表する際には全てのデータを公表するのは煩雑なので，データの要約値である平均または中央値を記述します．

それでは，要約値として平均または中央値のどちらを使えばよいかという疑問が沸きます．そこで，上述したようにデータが正規分布に従うか否かによって平均と中央値を使い分けなければなりません．

Shapiro-Wilk 検定によって，対象とするデータが正規分布に従うか，従わないかを検定することができます．それでは，実際に操作してみましょう．

● R コマンダーによる Shapiro-Wilk 検定

R コマンダーでは，1 変数ごとに正規分布を確認しなければなりません．以下では，右握力が正規分布に従うかの方法を述べます．

1）図 7-6 に従って，R コマンダーのメニューから①［統計量］―②［要約］―③［正規性の検定］を選びます．

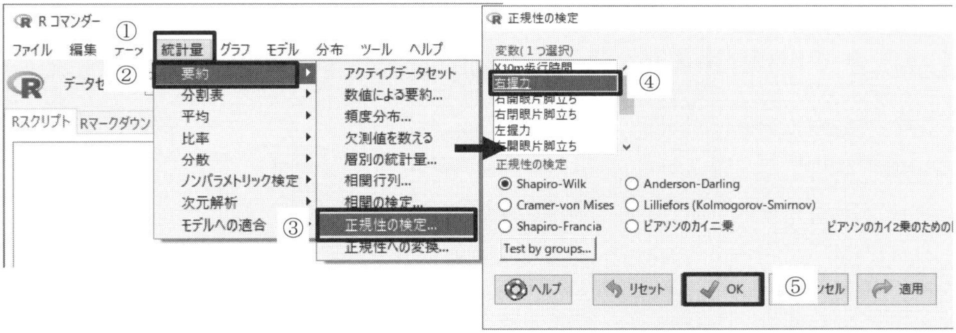

図 7-6　Shapiro-Wilk 検定の手順

2）④［変数（1 つ選択)］の枠から，正規分布の確認をしたい変数［右握力］を選びます．

3）⑤ OK をクリックします．

4）同様に，［左握力］でも解析してください．

結果は，図 7-7 のように出力されます．

1）右握力と左握力，それぞれの p 値を四角で囲んでいます．

2）2 変数とも p が 0.05 以上の場合は，2 変数とも正規分布に従いますので，それぞれ平均で比較することができます．

3）少なくとも何れかが $p<0.05$ であれば（今回の結果)，正規分布に従わない群となるので，平均は使用できず中央値で比較します．

```
出力
> normalityTest(~右握力, test = "shapiro.test", data = 第7章)

        Shapiro-Wilk normality test

data:  右握力
W = 0.89184, p-value = 0.008743

> normalityTest(~左握力, test = "shapiro.test", data = 第7章)

        Shapiro-Wilk normality test

data:  左握力
W = 0.92034, p-value = 0.04022
```

図 7-7　Shapiro-Wilk 検定の結果

- Shapiro-Wilk 検定の結果が，$p<0.05$ の時は『○○は $p<0.05$ で有意に正規分布に従うとはいえない』と判断します．
- Shapiro-Wilk 検定の結果が，p が 0.05 以上の時は『○○は正規分布に従わないとはいえない（≒正規分布に従う)』と判断します．

◇対応がある t 検定，対応がない t 検定？

前章で 2 標本 t 検定が出てきましたが，本章では，対応のある t 検定を紹介しました．対応のあるデータ paired data は“対をなす場合”，“対標本”とも呼ばれます．対して“対をなしていない場合 unpaired data”という記載[2]もあります．いわゆる 2 標本のことだと思います．

ところで時々，『対応のない t 検定』と記された論文を見かけることがあります．いくつか統計学に関する書籍を探してみましたが**『対応のない t 検定』という用語は見つけられませんでした**．おそらく，2 標本 t 検定のことなのか，はたまた新しい検定手法なのか不明なので，引用文献等を付けて欲しいものです．

2 標本 t 検定のつもりで『paired』に対する『unpaired』に t 検定を付記したのであれば，なかなかの新語です．

誤解を避けるためにも，できるだけ正しい用語を使うように心がけて下さい．

- この結果では，右握力（$p<0.01$）も左握力（$p<0.05$）も有意に正規分布に従わないので，図 7-4 のフローチャートでは，左下の矢印に従って，Wilcoxon の符号付順位検定に進みます．

3. 対応のある（2 変数の）中央値の差の検定：Wilcoxon の符号付順位検定

さきの Shapiro-Wilk 検定により，右握力も左握力も $p<0.05$ で正規分布に従わない結果となったので，中央値の差[1]を比べることになります．従って，Wilcoxon の符号付順位検定を適用します．

● R コマンダーによる Wilcoxon の符号付順位検定

1）図 7-8 に従って，R コマンダーのメニューから①［統計量］—②［ノンパラメトリック検定］—③［対応のあるウィルコクソン検定］を選びます．

2）④［第 1 の変数（1 つ選択)］の枠から，右握力を選びます．

3）⑤［第 2 の変数（1 つ選択)］の枠から，左握力を選びます．第 1 の変数と第 2 の変数を逆に指定しても結果は同じになります．

4）⑥［オプション］タグをクリックします．

5）⑦［検定のタイプ］で［正確近似］にチェックを入れます．

6）⑧ OK をクリックします．

結果は，図 7-9 のように出力されます．

1）四角囲みの $p=0.0001982$ が結果なので『右握力と左握力は $p<0.01$ で有意な差がある』と判断します．

2）標本の差を見比べたいときは，平均ではなく中央値で比較します（図 7-5 ⑥の 50％というところ)．

3）グラフは，箱ひげ図を描くのが適切です．

---

[1] 実際には中央値の差ではなく，分布の差を検定するのだが，意味合いは同じと考えてよい．

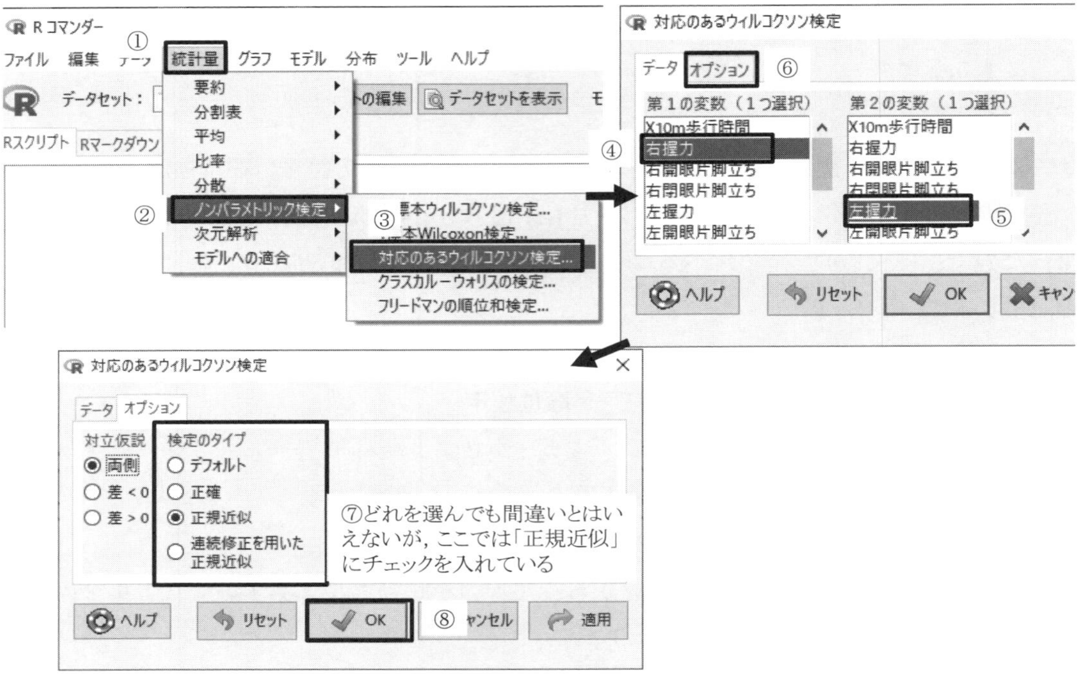

図 7-8　Wilcoxon の符号付順位検定の手順

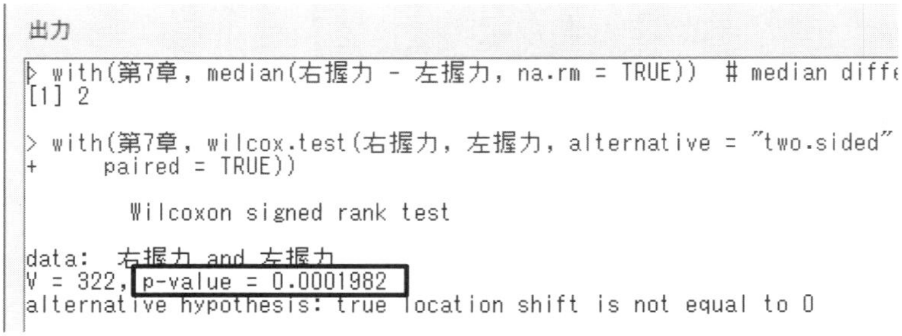

図 7-9　Wilcoxon の符号付順位検定の結果

4.　対応のある（2変数の）平均の差の検定：対応のある t 検定

仮に，右握力も左握力も Shapiro-Wilk 検定により p が 0.05 以上となって『右握力も左握力も有意に正規分布に従わないとはいえない（＝正規分布する）』と判断された時は，対応のある t 検定で平均の差を検定します．

● R コマンダーによる対応のある t 検定

1）　図 7-10 に従って，R コマンダーのメニューから①［統計量］—②［平均］—③［対応のある t 検定］を選びます．

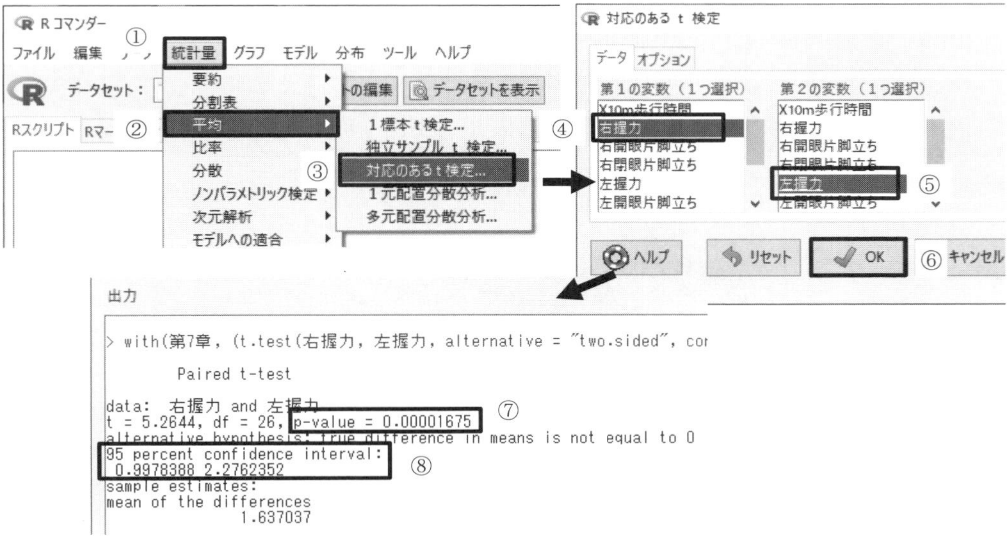

図 7-10　対応のある t 検定の手順と結果

2）　④［第 1 の変数（1 つ選択）］の枠から，右握力を選びます．

3）　⑤［第 2 の変数（1 つ選択）］の枠から，左握力を選びます．第 1 の変数と第 2 の変数を逆に指定しても結果は同じになります．

4）　⑥ OK をクリックします．

結果p値は，図7-10⑦のように出力されます．

1）⑦p=0.00001675なので，『p<0.01で有意に差がある』と判断します．

2）⑧に95％信頼区間が出力されます．この意味は**第6章**を参照して下さい．左右平均握力の差は95％の可能性で0.9978388kg～2.2762352kgの間にあると推定されます．この差をどう捉えるかは，解析者の考えに委ねます．

- 例えば，仮に握力の測定誤差が±0.5kg以内であるといわれているならば，測定誤差を超えた差になっていると考えてもよいでしょう．
- もし，右握力と左握力の平均差は臨床的に2kg以上の差がないと難しいという学術的根拠があったとすれば，この例では最低およそ0.998kgの差にしかならないので2kgを下回り，統計的には有意でも臨床的にはあまり意味のない差になっているという判断もできます．

3）95％信頼区間の解釈には，主観的要素も入りますが，可能な限り根拠に基づいて判断するように心がけてください．

結果として，右握力と左握力には，p<0.01で有意な差があったと判断します．

C. 検定結果の記載例

- 検定手順の記載例

高齢者27名を対象に右握力と左握力に差があるかを検定した．まず，Shapiro-Wilk検定により右握力または左握力が正規分布しているか否かを検定した．

ともに有意な時はWilcoxonの符号付順位検定を適用し，それ以外の場合は，対応のあるt検定を適用した．全ての検定の有意水準はp=0.05とした．

検定の手順は，できるだけ具体的に記載する方がよいでしょう．ただし学会抄録などで字数制限があるときは，最終的に適用した検定名を記載するまでが限界のときもあります．

高齢者 27 名を対象に右握力と左握力に差があるかを Wilcoxon の符号付順位検定で検定した.

かなり省略されますので，あくまで最低限の記述です.

結果は簡単でよく，

右握力（$p<0.01$），左握力（$p<0.05$）とも正規分布に従わなかったため，Wilcoxon の符号付順位検定を適用した結果，左右握力の差は $p<0.01$ で有意な差が認められた.

Wilcoxon の符号付順位検定はノンパラメトリック検定なので，95％信頼区間は出力されません.

もうひとつ，おなじ左右の握力の差を対応のある t 検定で解析した例では，正規分布に従わないとはいえなかった（＝正規分布に従う）と仮定して，

高齢者 27 名を対象として，右握力と左握力に差があるかを対応のある t 検定で検定した.対応のある t 検定の結果，$p<0.01$ で有意な差が認められた. また差の 95％信頼区間は 0.998kg～2.276kg であった.

と記載します. 有意な差が認められた場合は，p 値のみよりは 95％信頼区間も記載しておき，さらに解釈も述べておくとよりよいです.

…，差の 95％信頼区間は 0.998kg～2.276kg であった. ○○らの報告によると，平均握力は最低でも 1.0kg 以上の差がないと運動機能に関与しないことが知られている. この信頼区間は，下限値が 0.998kg であり，1.0kg に満たないので，有意な差は認められるものの，運動機能の差として現れるまでの実質的な差となっているかは不明である.

と記載してもよいかもしれません.

参考文献・WEB 等

(1) 本書の web ページ：
https://personal.hs.hirosaki-u.ac.jp/pteiki/research/stat5/（2020 年）

(2) 竹内 啓編：7.7 正規母集団に関する検定.『統計学辞典』. 東洋経済新報社，p110-113, 1989.

第8章 データの関係を見たい：相関係数

◇**本章で解説する事項**

- R コマンダーに Excel データを読み込む方法
- 相関の検定
- Pearson の相関係数または Spearman の順位相関係数の使い分け
- 偏相関係数

以上が，本章の内容です．差の検定に比べるとかなり簡単だと思います．

A. Excel データを R コマンダーに読み込む

本章では，再び表 8-1 のデータ（第 5 章で紹介した表 5-3 と同じデータ）を使用します．なお，この Excel データは著書の Web ページ (1) からダウンロード可能です．

まずは，

1）パソコンで，ダウンロードした Excel ファイルを開いておきます．

2）また，R コマンダーも起動しておいてください．

このデータ例は，高齢者 27 名の運動能力に関するデータです．

年齢や性別，体重，脈拍，左・右開眼片脚立ちは，左・右脚で目を開いた状態で片脚立ちをして立ち続けられた時間（秒）です．左・右閉眼片足立ちは，左・右脚で目を開いた状態

表 8-1　データ例（表 5-3 と同一のデータ）

年齢	性別	身長	体重	脈拍	左開眼片脚立ち		右握力	10m歩行時間	立位体前屈
68	女	161	60	77	12.24	…	19.7	5.99	8
70	女	158	55	86	12.28		14.7	7.35	-5
78	女	150	40	71	13.06		17.0	8.09	4
74	女	155	55	57	28.50		15.6	7.70	8
74	女	159	55	62	13.90	…	21.0	6.86	17
78	女	156	55	66	16.43		15.9	8.66	-5
		⋮		⋮		⋮		⋮	
71	男	164	71	65	27.40		34.8	5.60	22
69	男	180	80	72	13.30		39.0	5.48	-15
72	男	176	77	62	14.25	…	32.3	4.89	10
69	男	170	71	61	15.21		37.4	5.19	1
68	男	166	75	68	27.12		34.9	4.94	-8
70	男	160	65	72	40.90		31.6	5.24	-14
68	男	170	73	88	22.40	…	34.9	5.60	2

で片脚立ちをして立ち続けられた時間（秒）です．左・右握力は，左手，右手それぞれの握力です．10 m歩行時間は，10 mの平地直線路を歩く時間（秒）です．立位体前屈は，立った状態から膝は伸ばしたまま両手を床に降ろしてもらい，床下まで伸びた人をプラス，床に届かなかった人をマイナスとして床からの距離（cm）を測ったデータです．仮に0cmのときは，指先が床に接触したことを意味します．

このExcelデータを，Rコマンダーに読み込みます．

● データの読み込み手順

1）まず，データの**変数名とデータ部分のみをマウスで範囲指定**します（図8-1 ①）．**表3-2（第3章）も確認**してください．

2）範囲指定後に，右クリックメニューから［コピー］を選びます（図8-1 ②）．

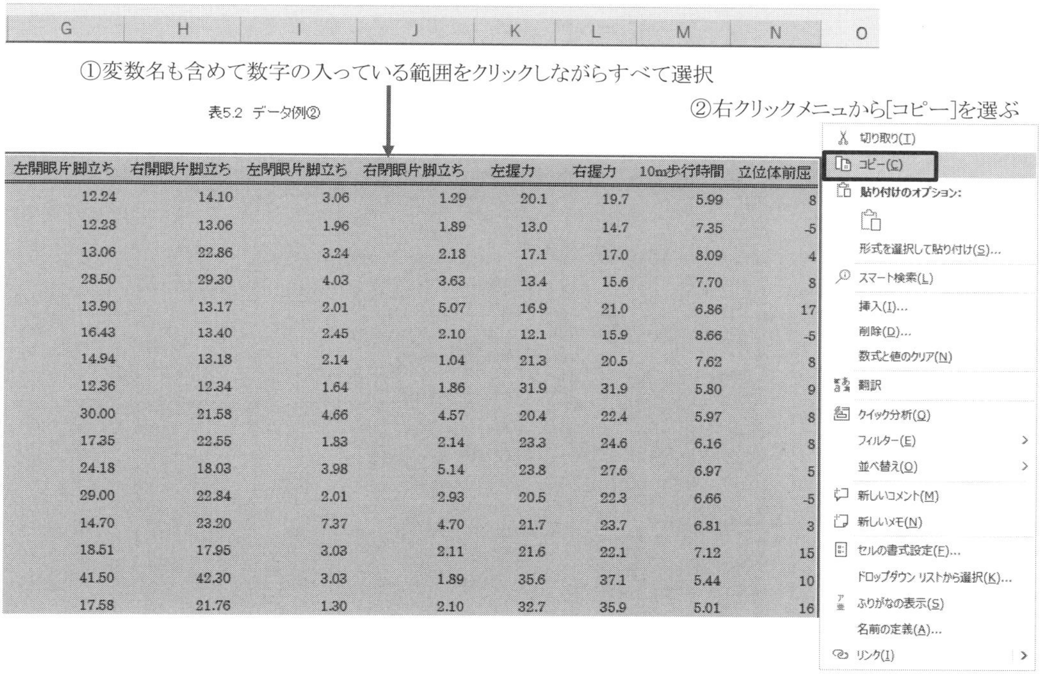

左開眼片脚立ち	右開眼片脚立ち	左閉眼片脚立ち	右閉眼片脚立ち	左握力	右握力	10m歩行時間	立位体前屈
12.24	14.10	3.06	1.29	20.1	19.7	5.99	8
12.28	13.06	1.96	1.89	13.0	14.7	7.35	-5
13.06	22.86	3.24	2.18	17.1	17.0	8.09	4
28.50	29.30	4.03	3.63	13.4	15.6	7.70	8
13.90	13.17	2.01	5.07	16.9	21.0	6.86	17
16.43	13.40	2.45	2.10	12.1	15.9	8.66	-5
14.94	13.18	2.14	1.04	21.3	20.5	7.62	8
12.36	12.34	1.64	1.86	31.9	31.9	5.80	9
30.00	21.58	4.66	4.57	20.4	22.4	5.97	8
17.35	22.55	1.83	2.14	23.3	24.6	6.16	8
24.18	18.03	3.98	5.14	23.8	27.6	6.97	5
29.00	22.84	2.01	2.93	20.5	22.3	6.66	-5
14.70	23.20	7.37	4.70	21.7	23.7	6.81	3
18.51	17.95	3.03	2.11	21.6	22.1	7.12	15
41.50	42.30	3.03	1.89	35.6	37.1	5.44	10
17.58	21.76	1.30	2.10	32.7	35.9	5.01	16

図 8-1　Excel データの範囲指定とコピー

3）Rコマンダーに移り（図 8-2），メニューから①［データ］—②［データのインポート］—③［テキストファイルまたはクリップボード，URL から］を選びます．

4）新たに現れたダイアログボックスで④データ名を決めます．最初は勝手に "Dataset" と入力されています．このままでも計算には影響ないですが，ここでは " 第 8 章 " と書き変えます．R コマンダーでは，最初にデータ名を決めなければなりません．

5）図 8-2 ⑤でクリップボードにチェックをいれます．最後に⑥ OK をクリックします．

6）もし，すでに同じ名前のデータ（ここでは第 8 章というデータ名）が存在している場合は，警告が出ます．上書きしてもよいなら “Yes” を，上書きしないなら “No” をクリックして改めて名前を変えてください．

▶ うまく読み込めたら，R コマンダーの下の［メッセージ］表示に**青字でメッセージが出ます**．もし，**赤字でエラーと出力された時は，もういちど Excel のコピーからや**

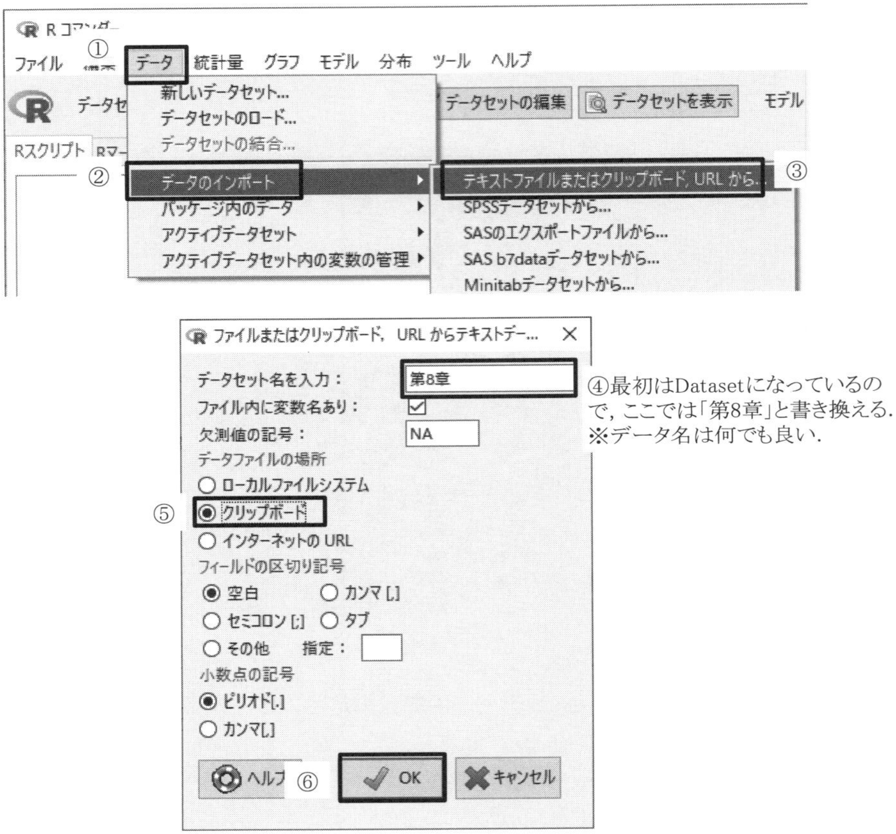

図 8-2　Excel データを R コマンダーに読み込む作業

り直します．または表 3-2（第 3 章）を参照してください．

読み込みがうまくできれば，R コマンダーの データセットを表示 を選ぶと，読み込んだデータウインドウが出てきます．データが読み込まれていることを確認してください．

閲覧したらデータウインドウは閉じてください．

B. Rコマンダーによる相関の検定の手順

読み込んだデータを使用して，

- 右握力と左握力に相関があるかどうか？

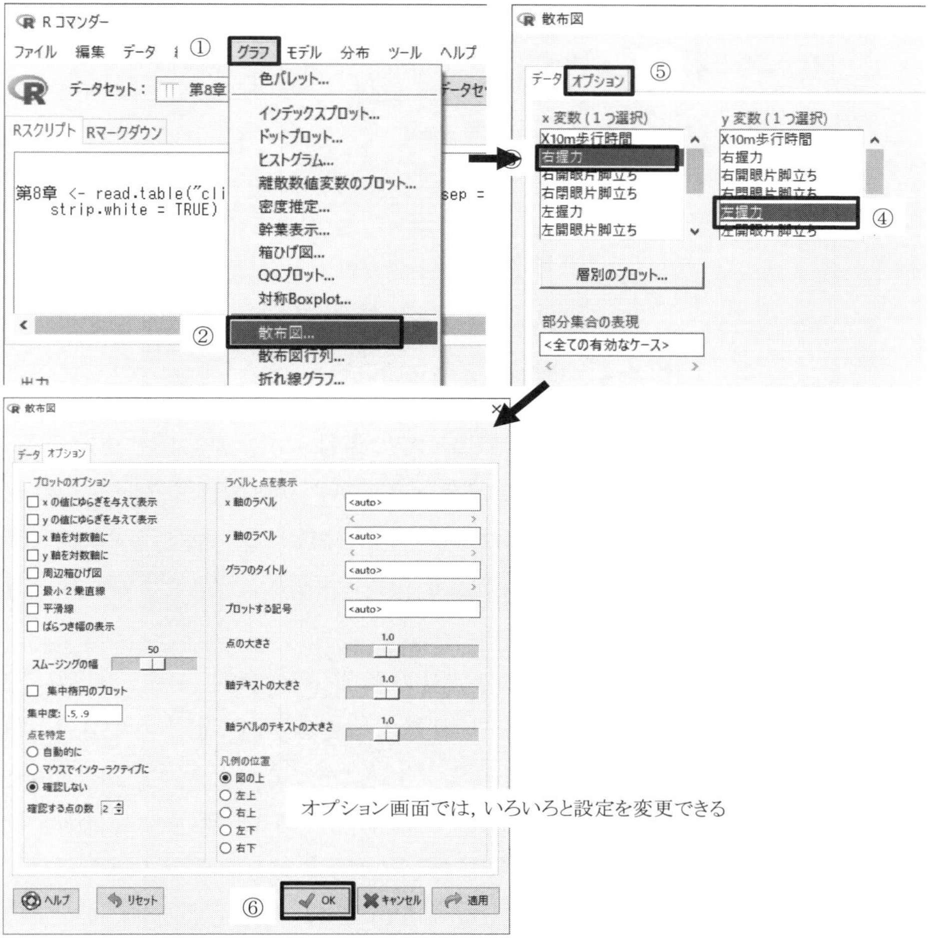

図 8-3　散布図の描画

● 相関とは，2つの変数がどれくらい直線関係にあるか？を表します．右握力が強い（弱い）人は左握力も強い（弱い）という正の相関関係と，右握力が強い（弱い）人は左握力が弱い（強い）という負の相関関係があります（図8-4）．

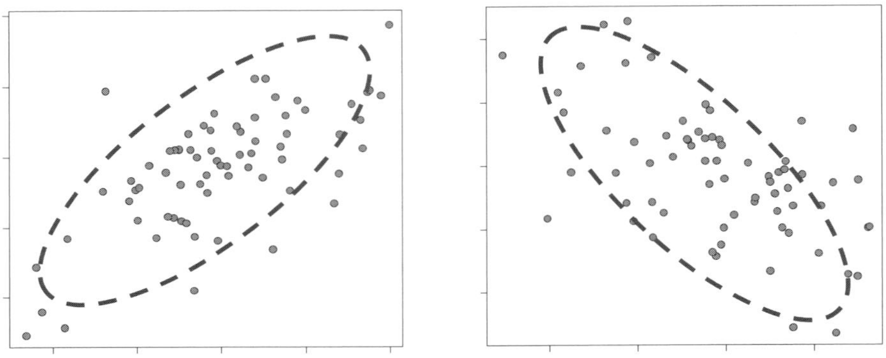

a.正の相関関係
一方が増えると他方も増える関係
相関係数が正 +(0〜1) となるとき

b.負の相関関係
一方が増えると他方は減る関係
相関係数が負 −(−1〜0)となるとき

図8-4　相関係数と散布図のイメージ

を知りたいとします．2変数の関係をみたいというときは，本章の相関の検定か第12章で述べる回帰分析しかありません．相関の検定を行うにあたり相関係数というものも求めます．相関係数には主に，**Pearson《ピアソン》の相関係数**（積率相関係数とか，単に相関係数と呼ぶときもあります）と**Spearman《スピアマン》の順位相関係数**があります．相関係数は，2つの変数の関係の度合いを表すもので，**rと略して記載**します．

rは−1〜1の範囲をとり，r=0のときに2変数は無関係と判断します．r＞0のとき，1に近づくに従って一方の変数が増えると他方の変数も増えるという正の相関関係が強くなり（図8-4a），r=1のとき完全な直線関係になります．逆にr＜0のとき，−1に近づくに従って一方の変数が増えると他方の変数が減るという負の相関関係が強くなり（図8-4b），r=−1のとき完全な直線関係になります．相関係数rがプラスのときもマイナスのときも正の相関か負の相関かの違いだけで，**その程度は図8-5のように判断**します．

相関係数の選択の際には，図8-6のフローチャートを参照して下さい．

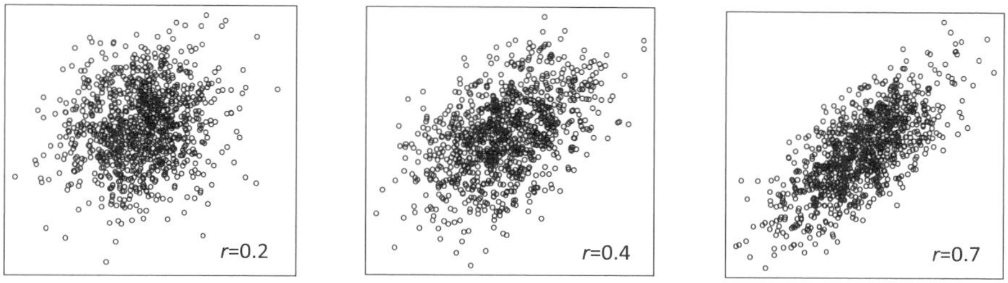

なし　—　r=| 0.2 |　—　やや相関　—　r=| 0.4 |　—　強い相関　—　r=| 0.7 |　—　かなり強い相関

図 8-5　相関係数の大きさの判断

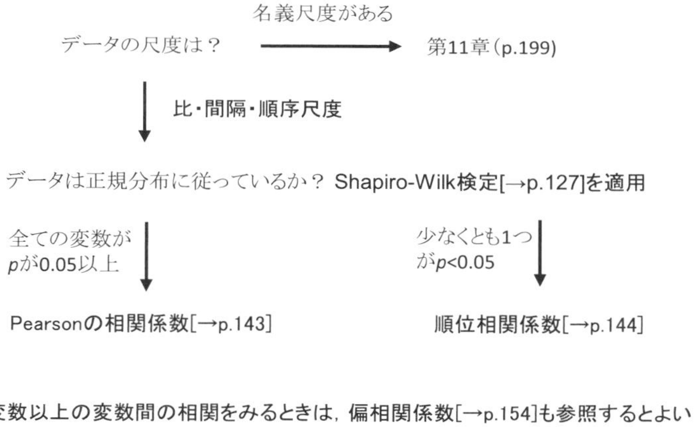

図 8-6　相関の検定の選択フローチャート

1)　図 8-6 のフローチャートの一番上は，『データの尺度は？』となっています．これから行う相関の検定では，握力のデータを対象としています．握力は kg で測られたデータですので比率尺度です．比・間隔・順序尺度の下矢印に従っていきます．

2)　『データは正規分布に従っているか？』とありますので，Shapiro-Wilk 検定を適用して，右握力と左握力の正規分布に従うかどうかの統計的検定を行います．

3)　もし，Shapiro-Wilk 検定を行って右握力，左握力のうち，1 つでも**正規分布に従わない（結果が p<0.05 となったとき）ときは，順位相関係数**を使用します．

1.　２変数に対する Shapiro-Wilk 検定の手順：正規分布に従うかの確認

Shapiro-Wilk 検定は，データが正規分布に従うか否かを検定する手法です．統計的検定には，原則として以下のルールがありました．

- データが正規分布に従うなら，代表値として平均または中央値を使う．
- データが正規分布に従わないなら，代表値として平均は使えないので中央値を使う．

相関の検定では平均も中央値も関係がないように思えます．しかし，相関の計算のために，平均，sd を使用するので，やはり正規分布に従うか否かを確認して使い分けなければなりません．

- **2つの変数が正規分布に従うなら Pearson の相関係数**を使用する．
- **1変数でも正規分布に従わないなら，Spearman の相関係数**を使用する．

という決まりがあります．

● R コマンダーによる Shapiro-Wilk 検定

第7章 B.2 の手順に従って，右握力と左握力が正規分布に従うか，確認して下さい．

結果は，**第7章**の図 7-7 と同様になります．この結果では，右握力も左握力も $p<0.05$ となっていますので，本来は Spearman の順位相関係数を適用しなければなりません．しかし，以降ではまず Pearson の相関係数の求め方を説明しますので，これらの2変数が正規分布するものと仮定して解説します．

2.　Pearson の相関係数

Pearson の相関係数は，**2つの変数が正規分布に従うと考えるとき**に適用される相関係数です．

● R コマンダーによる Pearson の相関係数

1) 図 8-7 に従って，R コマンダーのメニューから①［統計量］—②［要約］—③［相関の検定］を選びます．

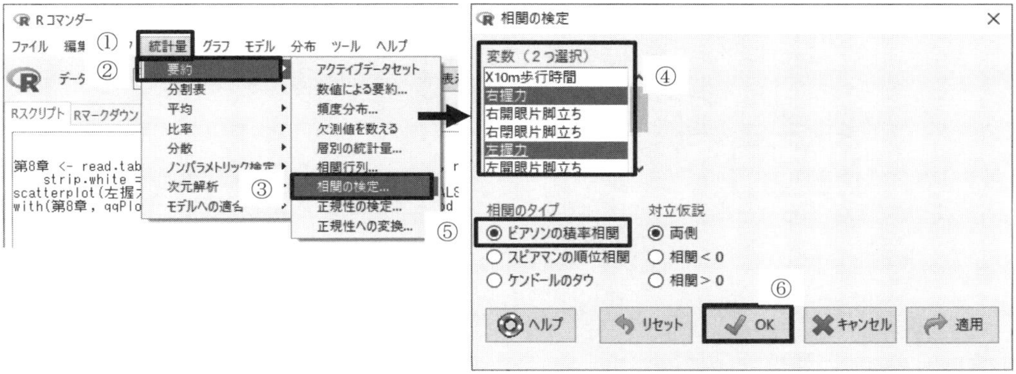

図 8-7　相関係数と検定の手順

2) ダイアログボックスが現れるので，［変数（2 つ選択）］の枠から，④“右握力”と“左握力”を選びます．

3) ⑤［相関のタイプ］で［ピアソンの積率相関］にチェックを入れます．

4) ⑥ OK をクリックします．

結果は，図 8-8 のように出力されます．

1) ①の部分は検定結果 p 値です．

2) p=2.2e −16 は，$2.2 \times 10^{-16} = 2.2 \times 1/10000000000000000 = 0.00000000000000022$ という意味です．

3) p<0.05 よりも大きく下回り，p<0.01 よりも下回るので，『p<0.01 で有意な相関がある』と判断します．なお，この p 値が 0.05 以上となったときは，『有意な相関はなかった』で終了です．次に述べる**相関係数の大きさには触れません**．

4) ②の“cor”のところが，Pearson の相関係数です．この例では，r=0.9810952 なので，

図 8-5 の判断基準を参照すると「かなり強い相関がある」と判定します.

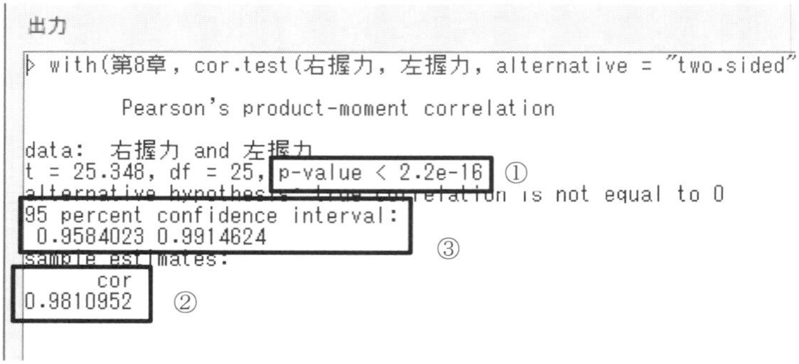
出力
> with(第8章, cor.test(右握力, 左握力, alternative = "two.sided"
Pearson's product-moment correlation
data: 右握力 and 左握力
t = 25.348, df = 25, p-value < 2.2e-16
①
alternative hypothesis: true correlation is not equal to 0
95 percent confidence interval:
0.9584023 0.9914624
③
sample estimates:
cor
0.9810952
②

図 8-8　相関係数と検定結果

3.　Spearman の順位相関係数

今度は正規分布に従わない変数が存在するときの相関係数，Spearman の順位相関係数の計算方法を述べます.

読み込んだデータの中から,

- 右開眼片脚立ちと左開眼片脚立ちに相関があるかどうか？

をみたいと考えました.

試しに，右開眼片脚立ちと左開眼片脚立ちが正規分布に従うかどうかを確認します.

● R コマンダーによる Shapiro-Wilk 検定

先ほどと同様に第 7 章 B.2 の手順に従って確認すればいいだけですが，変数が変わったので，再度説明します.

R コマンダーでは，1 変数ごとに正規分布に従うかどうかを確認しなければなりません. 以下では，右開眼片脚立ちが正規分布に従うかの確認を述べます.

1)　図 8-9 に従って，R コマンダーのメニューから①［統計量］—②［要約］—③［正規性の検定］を選びます.

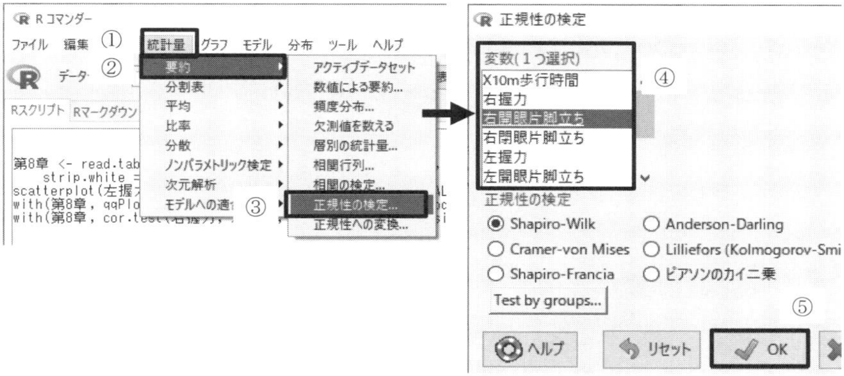

図 8-9　Shapiro-Wilk 検定の手順

2)　④［変数（1 つ選択)］の枠から，正規分布の確認をしたい変数［右開眼片脚立ち］を選びます.

3)　⑤ OK をクリックします.

4)　同様に，［左開眼片脚立ち］でも解析してください.

結果は，図 8-10 のように出力されます．この例では，右開眼片脚立ちも左開眼片脚立ちも p<0.05 なので，2 つとも正規分布に従いません.

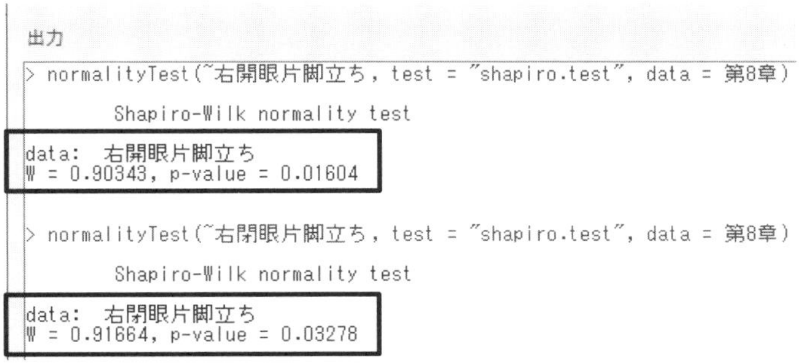

図 8-10　Shapiro-Wilk 検定の結果

従って，Spearman の順位相関係数を求めます．

● R コマンダーによる Spearman の順位相関係数

1）図 8-11 に従って，R コマンダーのメニューから①［統計量］―②［要約］―③［相関の検定］を選びます．

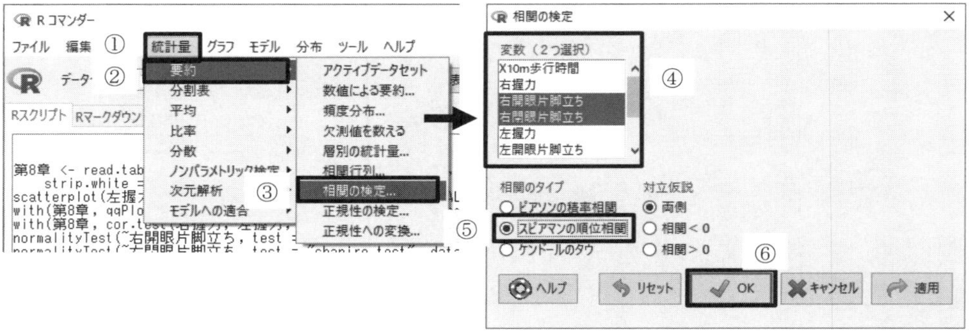

図 8-11　Spearman の順位相関係数と検定の手順

2）ダイアログボックスが現れるので，［変数（2つ選択）］の枠から，④ “右開眼片脚立ち” と “左開眼片脚立ち” を選びます．Ctrl キーを押しながら，マウスでクリックして選んでください．

3）⑤［相関のタイプ］で［スピアマンの順位相関］にチェックを入れます．

4）⑥ OK をクリックします．

結果は，図 8-12 のように出力されます．

1）①の部分は検定結果 p 値です．

2）$p=0.01373$ なので，『$p<0.05$ で有意な相関がある』と判断します．

3）②の “rho” が, Spearman の順位相関係数となります．ちなみに “rho” は ρ《ロー》 のこと[1]で,

---

1　本来の ρ とは，統計学では母集団の相関係数，つまり母相関係数を表す．

Spearmanの順位相関係数の略語として使うことがあります．この結果では ρ = 0.468397です．

4） 図8-5の判断基準を参照すると「やや相関がある」と判定します．

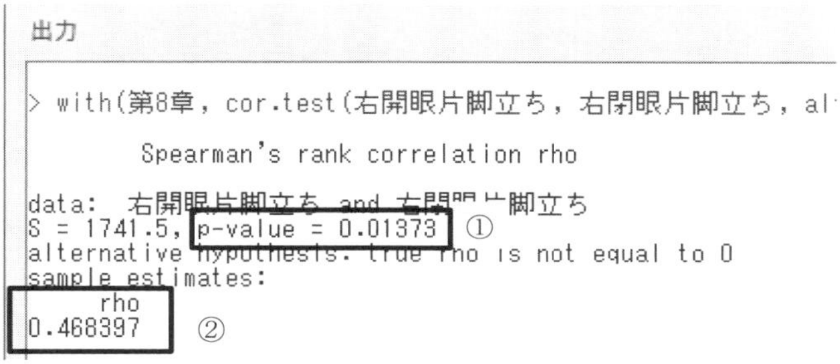
出力
> with(第8章, cor.test(右開眼片脚立ち, 右閉眼片脚立ち, al
Spearman's rank correlation rho
data: 右開眼片脚立ち and
S = 1741.5, p-value = 0.01373
①
alternative
to 0
sample estimates:
rho
0.468397
②

図8-12　相関係数と検定の結果

C. 複数の変数の相関を求める方法

相関の検定は出力されませんが，複数の変数の相関係数を一度に出力する方法があります．一度に出力された相関係数の行列を相関行列と呼びます．

検定は行えないので $p<0.05$ などの確認はできませんし，Pearsonの相関係数またはSpearmanの順位相関係数しか出力できませんが，変数全体の相関関係をみたいときは便利な方法です．

● Rコマンダーによる相関行列

1） 図8-13に従って，Rコマンダーのメニューから①［統計量］—②［要約］—③［相関行列］を選びます．

2） ダイアログボックスが現れるので，［変数（2つ以上選択）］の枠から，④“右握力”，“左握力”，“右開眼片脚立ち”，“左開眼片脚立ち”を選びます．Ctrl キーを押しながら，マウスでクリックして選んでください．

3） ⑤［相関のタイプ］は［ピアソンの積率相関］，［スピアマンの順位相関］，［偏相関］を選ぶことができます．ここでは［ピアソンの積率相関］にチェックを入れます．

4） ⑥ OK をクリックします．

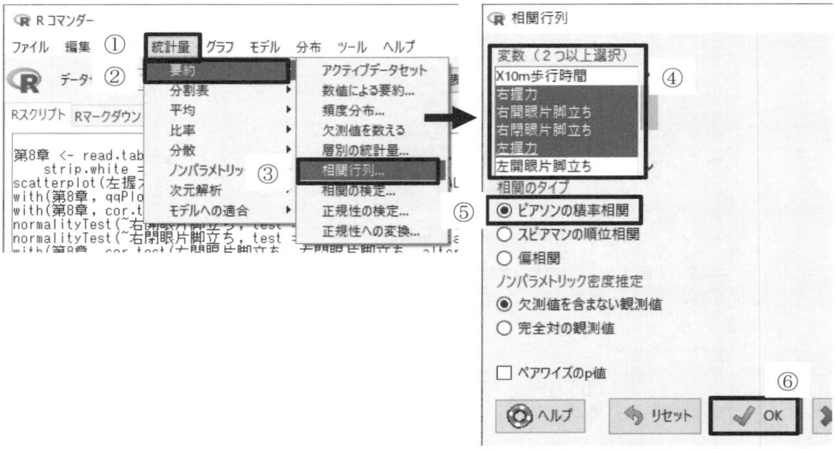

図 8-13　相関行列を求める手順

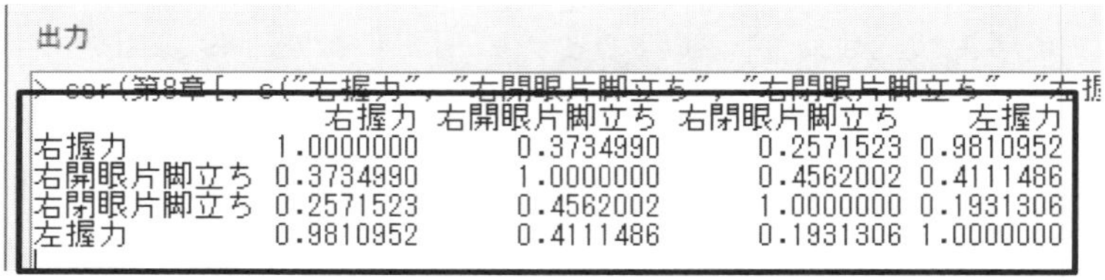

出力

	右握力	右開眼片脚立ち	右閉眼片脚立ち	左握力
右握力	1.0000000	0.3734990	0.2571523	0.9810952
右開眼片脚立ち	0.3734990	1.0000000	0.4562002	0.4111486
右閉眼片脚立ち	0.2571523	0.4562002	1.0000000	0.1931306
左握力	0.9810952	0.4111486	0.1931306	1.0000000

図 8-14　相関行列の結果

結果は，図 8-14 のように出力されます．

1） 変数名が行と列に同じ順に並んでいます．1 番上の行の“右握力”は，1 番左の列の“右握力”と相関係数が 1.0000000 という意味です．

2） 1 番上の行の“右握力”は，左から 2 列目の“右開眼片脚立ち”と相関係数は 0.3734990 という意味です．

3） 上から 2 番目の行の“右開眼片脚立ち”は，1 番左の列の“右握力”と相関係数 0.3734990 という意味ですので，上の説明と同じことになります．

4） 相関行列の対角線部分は相関係数が全て 1 です（同じ変数どうしの相関ですから当然で

す）．それを挟んで，右上半分と左下半分に同じ相関係数が並んでいます．従って，右上半分か左下半分のいずれかを見ればよいわけです．

5） この例では，右握力と左握力の相関係数が最も高くなっています．

D. 散布図の確認

1． 散布図の描画

相関の検定を行うときは，散布図の観察が欠かせません．

相関係数の検定と相関係数を見るだけではなく，できるだけ散布図も出力して観察するようにします．

● R コマンダーによる散布図

1） 図 8-15 に従って，R コマンダーのメニューから①［グラフ］—②［散布図］を選びます．

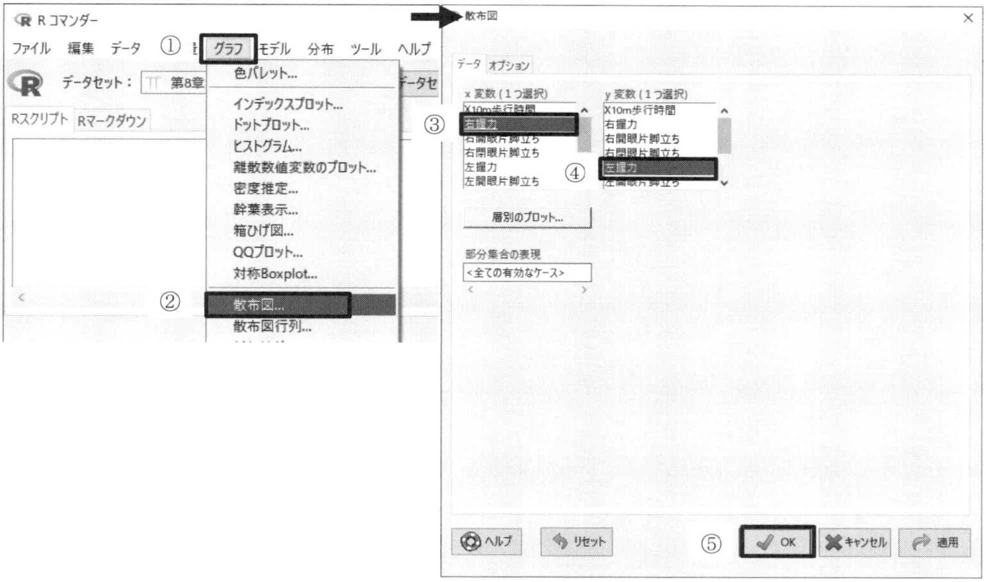

図 8-15　散布図の出力方法

2)　ダイアログボックスが現れるので，［x 変数（1 つ選択)］の枠から，③“右握力”を選びます．これは散布図の横軸となる変数です．

3)　［y 変数（1 つ選択)］の枠から，④“左握力”を選びます．これは散布図の縦軸となる変数です．

4)　⑤ OK ボタンをクリックします．

R コマンダーではなく，RGui の方に散布図が出力されます（図 8-16）．相関係数も高いのですが，散布図を見ても，この 2 変数の関係の強さが見て取れます．データは右上がり直線状に綺麗に並んでいます．ときどき，直線から大きく離れているデータがありますので，その際には念のためどういった例か確認してみてください．

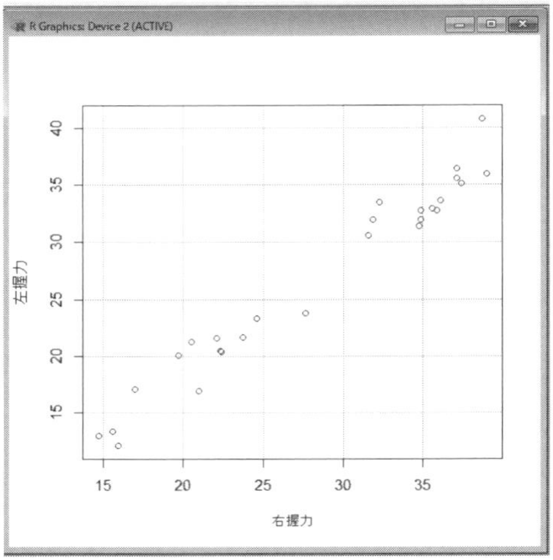

図 8-16　出力された散布図

ただし**大きく外れているからといって，解析から除外することはできません**ので，あくまで相関関係を考察する補助として確認します．もちろん，外れたデータはデータ入力のミスの場合もあり得ますので，その際には修正できるのであれば，修正してください．

2. 散布図行列の描画

複数の変数の散布図を並べて出力する散布図行列という描画も可能です．あまり多くの変数を指定すると複雑になってしまいますが，多くても10変数程度の変数間の関係を散布図で観察するためには，一度に出力できる便利な方法です．

● Rコマンダーによる散布図行列

1） 図8-17に従って，Rコマンダーのメニューから①［グラフ］—②［散布図行列］を選

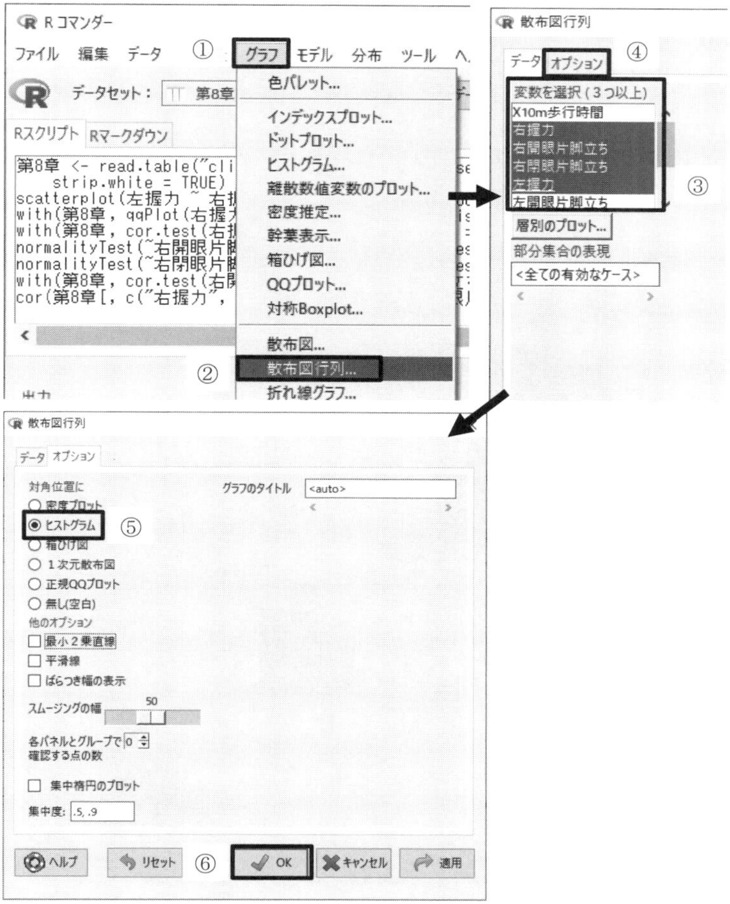

図8-17　散布図行列の描画手順

びます.

2) ダイアログボックスが現れるので,［変数を選択（3つ以上)］の枠から,③“右握力”,“右開眼片脚立ち”,“右閉眼片脚立ち”,“左握力”を選びます. Ctrl キーを押しながら,マウスでクリックして選んでください.

3) ④［オプション］タグをクリックすると画面が切り替わります.［対角位置に］のところで,⑤［ヒストグラム］にチェックを入れます. 散布図行列の対角線上にヒストグラムが描画されます. 他のグラフがよければ,別のところにチェックを入れても構いません. どこにチェックを入れても散布図行列は変わらず出力されます.

4) ⑥ OK ボタンをクリックします.

R コマンダーではなく,RGui の方に散布図が出力されます（図 8-18). 右握力と左握力

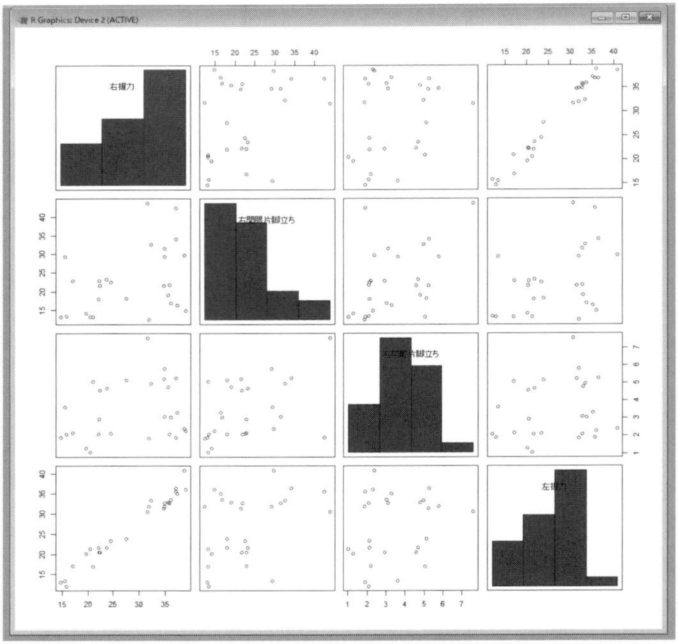

図 8-18　散布図行列

の散布図は，右上の角と左下の角に出力されています．対角位置にあるヒストグラムを境に，右上半分と左下半分で同じ変数どうしの散布図が出力されるのですが，縦軸と横軸が入れ替わっています．

4つの変数の散布図行列を出力しましたが，10変数の出力となるとかなり煩雑になります．ある程度の数に絞って出力するようにした方が無難です．

E. 偏相関係数

難易度★★

相関係数は2つの変数の関係をみる手法でした．

仮の話ですが，右握力と右閉眼片脚立ちの関係を見たいとして相関係数を求めようとしました．その時，握力の弱い人に高齢な人が多いとします．つまり，握力と年齢に高い相関があるとします．その状態で，右握力と右閉眼片脚立ちの相関関係を調べても，実は年齢の影響なのかもしれないという疑問が沸きます（図8-19）．

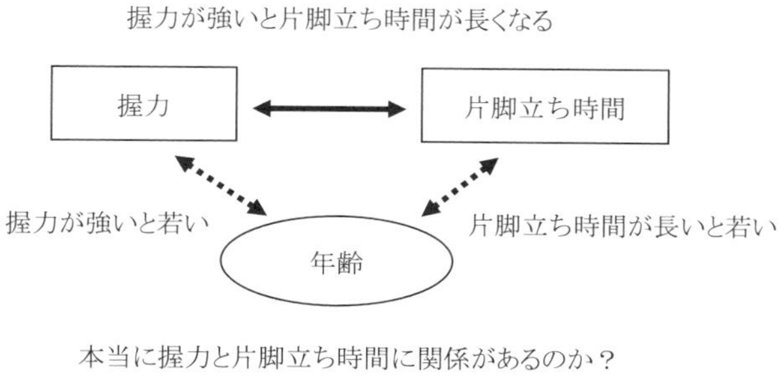

握力が強いと片脚立ち時間が長くなる
握力
片脚立ち時間
握力が強いと若い
片脚立ち時間が長いと若い
年齢
本当に握力と片脚立ち時間に関係があるのか？

図8-19　握力と片脚立ち時間の関係に年齢が邪魔をしている！？

こんな時は，**年齢の影響を除外した相関係数**を出力できます．もちろん，数学的に年齢の影響を除外するのですが…．これを**偏相関係数**と呼びます．実際に計算してみましょう．

右握力と右閉眼片脚立ちの相関関係をみるために，年齢の影響を除外するとき，年齢を**調整変数または制御変数**などと呼びます．

● R コマンダーによる偏相関係数

1） 図 8-20 に従って，R コマンダーのメニューから①［統計量］—②［要約］—③［相関行列］を選びます．

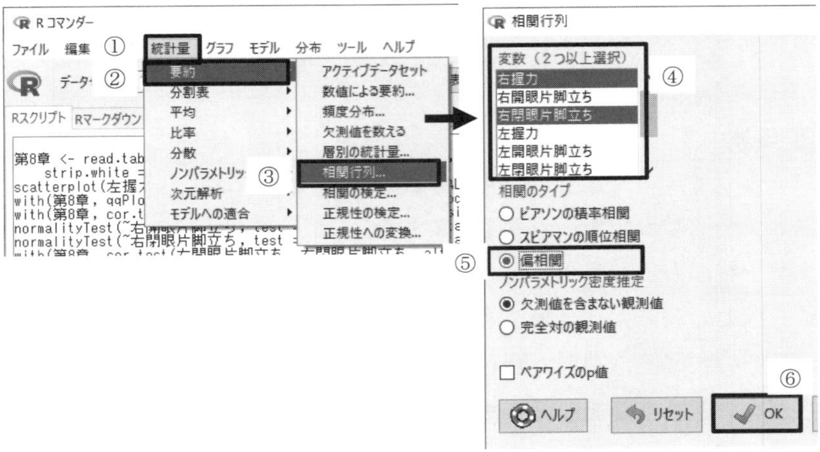

図 8-20　偏相関係数と検定の手順

2） ダイアログボックスが現れるので，［変数（2 つ以上選択）］の枠から，④“右握力”，“右閉眼片脚立ち”，“年齢”を選びます（図 8-20 では表示されていないので注意）．［Ctrl］キーを押しながら，マウスでクリックして選んでください．

3） ⑤［相関のタイプ］は［偏相関］にチェックを入れます．

4） ⑥［OK］をクリックします．

結果は，図 8-21 のように出力されます．

1） “右握力”と“右閉眼片脚立ち”の偏相関係数は，r=0.24667 となっています．これは，“年齢”の影響を取り除いた偏相関係数となります．試しに“右握力”と“右閉眼片脚立ち”の Pearson の相関係数を求めてみると（手順略），r=0.2571523 となりますので，値は違います．

2） “右握力”と“年齢”の偏相関係数は，r= −0.25897 となっていますが，逆にこれは“右

出力

```
> partial.cor(第8章[, c("右握力", "右閉眼片脚立ち",

 Partial correlations:
                右握力 右閉眼片脚立ち      年齢
右握力          0.00000        0.24667 -0.25897
右閉眼片脚立ち  0.24667        0.00000 -0.00660
年齢           -0.25897       -0.00660  0.00000

 Number of observations: 27
```

図 8-21　偏相関係数の結果

閉眼片脚立ち”の影響を取り除いた“右握力”と“年齢”の偏相関係数となります．

3)　“右握力”と“右閉眼片脚立ち”の偏相関係数（r=0.24667）が，単純な“右握力”と“右閉眼片脚立ち”の Pearson の相関係数（r=0.2571523）と大きく異なるときは，“右握力”と“右閉眼片脚立ち”の関係に対して年齢の影響が大きいと考えます．この例では，年齢の影響は小さいと考えますので，わざわざ偏相関係数を求める必要はなさそうです．

調整変数として，年齢だけではなく他の変数と一緒に２つ以上の影響を取り除くことも可能ですが，あまり複雑にすると理解ができなくなるので多くは取り入れないようにします．

もう一つの注意点として，**偏相関係数は正規分布に従うデータが対象となります**．したがって一つの変数でも正規分布に従わない場合は，適用できない欠点があります．しかし，コマンドを活用すれば，出力可能になります．もしコマンドを使用できるというのであれば，下記を参照して下さい．

◇**データが正規分布に従わないときの偏相関係数**

正規分布に従わないときの偏相関係数はコマンドを使用すれば，出力可能です．

図 8-22 をみて下さい．R コマンダー画面の上半分にある R スクリプト内記述のいずれか 1 行を①マウスで範囲指定し（コマンド内容は図 8-22 と異なっても構いません），②［実行］ボタンをクリックすると，③結果が出力されます．これは，解析した履歴がコマンドとして残っており，指定して実行すると再解析できるというものです．

このコマンドを書き換えて実行すれば，**正規分布に従わないときの偏相関係数を出力することが可能**です．

まず，先ほどの偏相関係数の例でコマンドは以下のようになっているはずです．

partial.cor（第 8 章［, c（“右握力”，“右閉眼片脚立ち”，“年齢”）］, use = “complete”）

これに以下のような波線部分を半角入力で追記します．

partial.cor（apply（第 8 章［, c（“右握力”，“右閉眼片脚立ち”，“年齢”）］,2,rank），use = “complete”）

図 8-23 では，下の行にコピーペーストしてから追記しています．

図 8-23 の手順で①，②，③と進めると，正規分布に従わないデータの偏相関係数が出力されます．

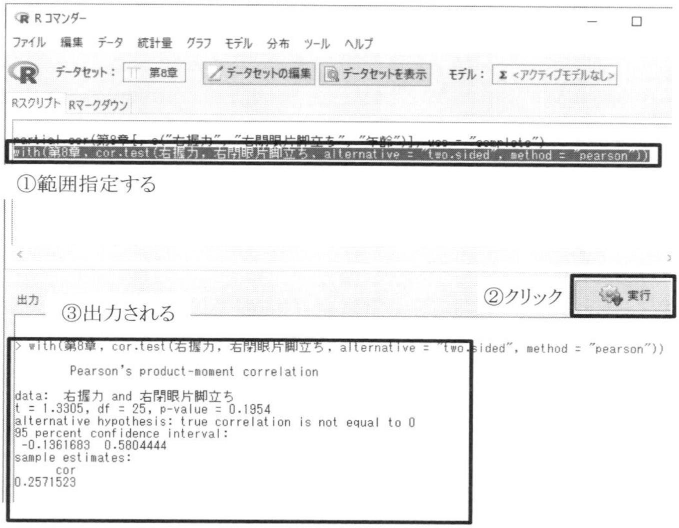
R コマンダー
ファイル 編集 データ 統計量 グラフ モデル 分布 ツール ヘルプ
データセット： 第8章
データセットの編集
データセットを表示
モデル： Σ <アクティブモデルなし>
Rスクリプト
Rマークダウン
with(第8章, cor.test(右握力, 右閉眼片脚立ち, alternative = "two.sided", method = "pearson"))
①範囲指定する
②クリック
実行
出力
③出力される
> with(第8章, cor.test(右握力, 右閉眼片脚立ち, alternative = "two.sided", method = "pearson"))
Pearson's product-moment correlation
data: 右握力 and 右閉眼片脚立ち
t = 1.3305, df = 25, p-value = 0.1954
alternative hypothesis: true correlation is not equal to 0
95 percent confidence interval:
-0.1361683 0.5804444
sample estimates:
cor
0.2571523

図 8-22　コマンドを使用した偏相関係数の結果

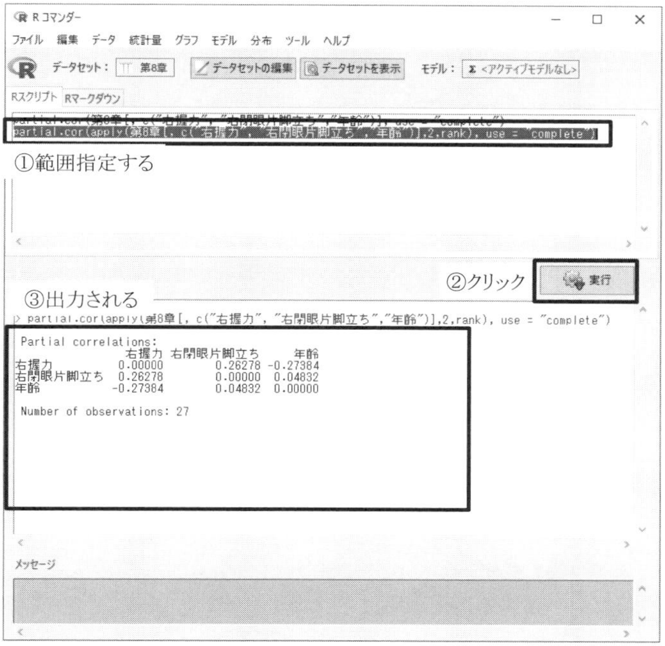
R コマンダー
ファイル 編集 データ 統計量 グラフ モデル 分布 ツール ヘルプ
データセット： 第8章
データセットの編集
データセットを表示
モデル： Σ <アクティブモデルなし>
Rスクリプト
Rマークダウン
partial.cor(apply(第8章[, c("右握力", "右閉眼片脚立ち", "年齢")],2,rank), use = "complete")
①範囲指定する
②クリック
実行
③出力される
> partial.cor(apply(第8章[, c("右握力", "右閉眼片脚立ち","年齢")],2,rank), use = "complete")
Partial correlations:
右握力 右閉眼片脚立ち 年齢
右握力 0.00000 0.26278 -0.27384
右閉眼片脚立ち 0.26278 0.00000 0.04832
年齢 -0.27384 0.04832 0.00000
Number of observations: 27
メッセージ

図 8-23　コマンドを使用した正規分布に従わないデータの偏相関係数の結果

F. 検定結果の記載例

● 検定手順の記載例

高齢者 27 名を対象として右握力，右閉眼片脚立ち時間を測定し，これらの相関関係について，検定した．

Shapiro-Wilk の検定を行って，2 変数とも正規分布に従うとはいえないと判断したときは Pearson の相関係数，それ以外の時は Spearman の順位相関係数を適用した．全ての検定の有意水準は p=0.05 とした．

検定の手順は，できるだけ具体的に記載します．ただし学会抄録などで字数制限があるときは，最終的に適用した検定，相関係数名を記載するだけでもよいでしょう．

高齢者 27 名を対象として右握力，右閉眼片脚立ち時間の関係について Pearson の相関係数を求めた．

かなり省略された最低限の記述です．なお，これは例文ですので実際に各変数が正規分布に従うか従わないかは無視しています．

結果は簡単でよく，

2 変数とも正規分布に従わないとはいえなかったので，Pearson の相関係数を求めたところ，r=0.981 となり，p<0.01 で有意な相関があった．

と書きます．相関の検定という記載は少なく，相関係数を述べてから，有意か有意でないかを追加する例が多くあります．

もうひとつ，別の例を挙げます．

◇偏相関係数の検定結果の出力

同様に，コマンドを作成すれば偏相関係数の検定も可能です．

図 8-24 ではもともとのコマンド

partial.cor（第 8 章［, c（“右握力”，“右閉眼片脚立ち”，“年齢”）］, use ＝ “complete”）

に以下のように追記しています（波線部分）．

partial.cor（第 8 章［, c（“右握力”，“右閉眼片脚立ち”，“年齢”）］，use ＝ “complete” ,tests=T）

コマンドカッコ内の末尾直前に， ,tests=T と半角で追記するだけです．

その後，図 8-24 に従って進めてください．

③で結果が出ています．“Pairwise two-sided p-values” となっている表です．これらの数値は p 値になります．例えば，右握力と右閉眼片脚立ちは p=0.2245 で有意ではありません．

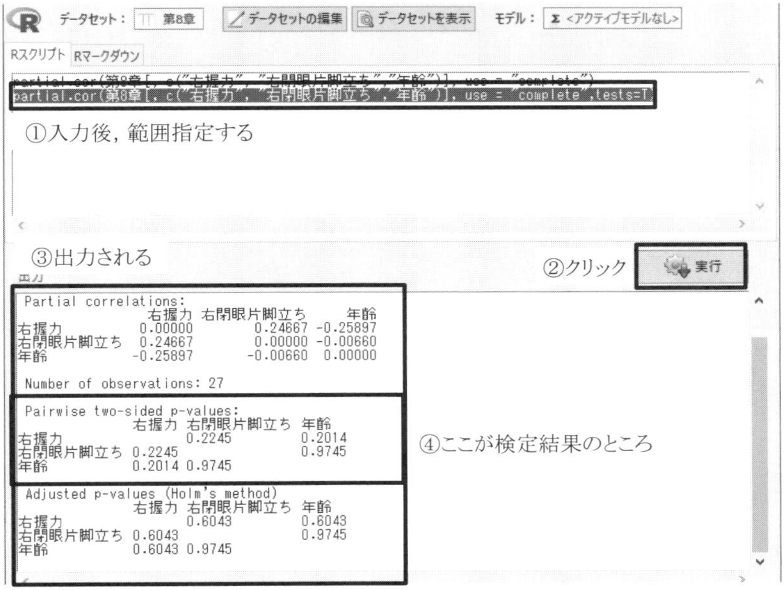
データセット： 第8章
データセットの編集
データセットを表示
モデル： Σ <アクティブモデルなし>
Rスクリプト
Rマークダウン
partial.cor(第8章[, c("右握力", "右閉眼片脚立ち", "年齢")], use = "complete",tests=T)
①入力後，範囲指定する
③出力される
②クリック
実行
Partial correlations:
右握力 右閉眼片脚立ち 年齢
右握力 0.00000 0.24667 -0.25897
右閉眼片脚立ち 0.24667 0.00000 -0.00660
年齢 -0.25897 -0.00660 0.00000
Number of observations: 27
Pairwise two-sided p-values:
右握力 右閉眼片脚立ち 年齢
右握力 0.2245 0.2014
右閉眼片脚立ち 0.2245 0.9745
年齢 0.2014 0.9745
Adjusted p-values (Holm's method)
右握力 右閉眼片脚立ち 年齢
右握力 0.6043 0.6043
右閉眼片脚立ち 0.6043 0.9745
年齢 0.6043 0.9745
④ここが検定結果のところ

図 8-24 コマンドを使用した偏相関係数の検定とその結果

左右開眼片脚立ち時間の 2 変数とも正規分布に従わなかったので，Spearman の順位相関係数を求めた．検定の結果，$p<0.05$ で相関は有意であり，$\rho=0.468$ で強い相関関係にあった．

この例では，相関係数の大きさも評価して記載しています．最低限，①検定の結果（p 値），②相関係数，③相関係数の大きさの評価が記載されている必要があります．

R コマンダーでは相関係数の 95％信頼区間も出力されます．必須ではありませんが，差の検定と同様に評価してみてもよいと思います．

参考文献・WEB 等

(1) 本書の web ページ：
https://personal.hs.hirosaki-u.ac.jp/pteiki/research/stat5/ （2020 年）

第9章 3群以上のデータの差を比較する：1元配置分散分析と多重比較法

◇**本章で解説する事項**

- R コマンダーに Excel データを読み込む
- 正規分布の確認（Shapiro-Wilk 検定）ができる
- 1 元配置分散分析ができる
- Kruskal-Wallis の検定ができる
- 多重比較法が理解できる

以上が，本章の目的です．

分散分析（analysis of variance；ANOVA）は，3 群または対応のある 3 変数以上の複雑な差の検定を行うときに適用される手法の総称です．つまり分散分析といっても，たくさんの種類があり，解析の目的によって使い分ける必要があります．

本章では，最も簡単な **1 元配置分散分析**（one way ANOVA）という手法を説明します．それに付随して用いられる，**多重比較法**（multiple comparison method）という手法も説明します．

3 群以上の平均の差を求める手法は，1 元配置分散分析です（図 9-1a）．かたや正規分布に従わない 3 群のデータに対しては，**中央値の差の検定**として **Kruskal《クラスカル》-Wallis《ワリス》の検定**が適用されます（図 9-1b）．

2 群の差の検定には，2 標本 t 検定を適用しました．3 群以上になると 2 標本 t 検定は使えず，分散分析の対象となります．

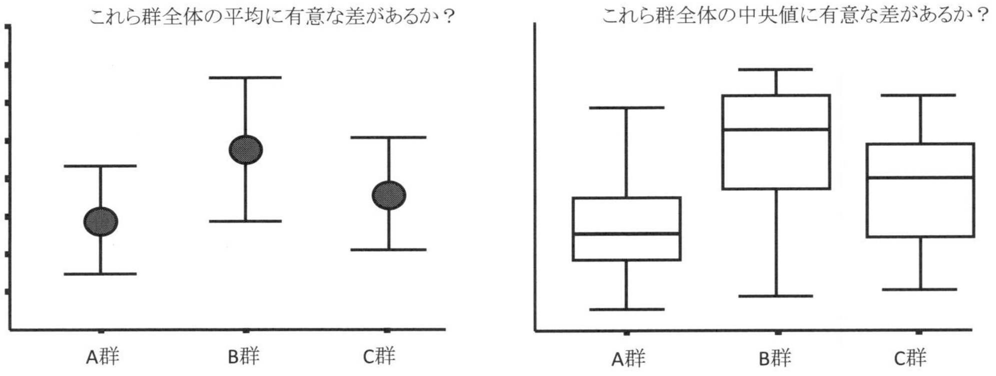
これら群全体の平均に有意な差があるか？
A群
B群
C群
これら群全体の中央値に有意な差があるか？
A群
B群
C群

a.1元配置分散分析（ANOVA）　　b.Kruskal-Wallisの検定

図 9-1　3 群以上の差の検定

それでは，実際に検定を進めてみましょう．

A. Excel データを R コマンダーに読み込む

本章では，表 9-1 のデータを使用します．この Excel データは著書の Web ページ [1] からダウンロード可能なので，あらかじめ入手しておいてください．
まずは，

1)　パソコンで，ダウンロードした Excel ファイルを開いておきます．
2)　また，R コマンダーも起動しておいてください．

このデータ例は，若年健常者（20-21 歳）男女 52 名の運動能力を測定したデータです．運動習慣性別で分けて記載してあります．CS-30 とは，30 秒椅子立ち上がりテストの略で，30 秒の間に何回椅子から立ち座りできるかを表した回数のデータです．上体起こし回数は，仰向けに寝て上体を起こし，また仰向けに戻るという動作を 30 秒の間に何回出来るかという回数を表したデータです．閉眼片脚立ちテストは目を閉じてから立ちやすい片足で立ち続けられた秒数を表しています．それぞれ 2 回計測して平均を求めています．

表 9-1　データ例

身長	性別	性別と運動習慣	握力右	握力左	握力平均	CS-301回目	CS-302回目	CS-30平均	上体起こし回数1回目	上体起こし回数2回目	上体起こし回数平均	閉眼片足立ちテスト1回目	閉眼片足立ちテスト2回目	閉眼片足立ちテスト平均
164	女	女性習慣なし	23.1	24	23.55	23	20	21.5	8	12	10	13	23	18
150	女	女性習慣なし	22.8	23.5	23.15	26	31	28.5	24	24	24	71	75	73
158	女	女性習慣あり	23.1	17.2	20.15	25	26	25.5	25	25	25	10.5	25	17.75
166	女	女性習慣なし	28	26	27	28	28	28	20	18	19	30	120	75
157	女	女性習慣あり	24	21	22.5	31	30	30.5	31	32	31.5	49	104	76.5
165	男	男性習慣なし	42	37	39.5	23	29	26	22	23	22.5	13	70	41.5
170	男	男性習慣なし	41.9	43.6	42.75	27	32	29.5	32	32	32	22	17	19.5
175	男	男性習慣なし	35.8	34.5	35.15	28	25	26.5	14	15	14.5	165	165	165
156	女	女性習慣なし	35	27.5	31.25	30	24	27	26	24	25	30	45	37.5
170	男	男性習慣なし	41.7	41.9	41.8	32	33	32.5	38	36	37	176	170	173
154	女	女性習慣なし	26	23	24.5	35	30	32.5	19	20	19.5	30	65	47.5
155	女	女性習慣なし	30.3	26.9	28.6	38	36	37	25	22	23.5	35	64	49.5
152	女	女性習慣なし	25.6	27.3	26.45	30	30	30	32	31	31.5	45	180	112.5
167	男	男性習慣あり	36	35	35.5	43	42	42.5	30	30	30	49	50	49.5
170	男	男性習慣なし	34.5	36	35.25	35	30	32.5	29	27	28	11	20	15.5
157	女	女性習慣なし	24	24	24	33	33	33	20	20	20	23	29	26
167	女	女性習慣あり	36	33	34.5	27	27	27	22	22	22	2	5	3.5
172	男	男性習慣なし	37	41	39	26	26	26	18	18	18	5	17	11
174	男	男性習慣なし	42.5	42.6	42.55	40	38	39	34	33	33.5	180	140	160
170	男	男性習慣なし	41.5	36.4	38.95	34	31	32.5	26	23	24.5	39	23	31
182	男	男性習慣なし	49.3	42.5	45.9	39	39	39	34	35	34.5	44	54	49
169	女	女性習慣なし	29.3	24.4	26.85	36	36	36	28	34	31	120	12	66
180	男	男性習慣なし	44	42	43	32	33	32.5	29	28	28.5	39	38	38.5
163	男	男性習慣なし	49	48	48.5	42	43	42.5	32	31	31.5	60	50	55
169	男	男性習慣なし	52	46	49	44	42	43	20	25	22.5	42	41	41.5
178	男	男性習慣なし	42	38	40	29	30	29.5	32	32	32	29	60	44.5
161	女	女性習慣なし	27	25	26	28	29	28.5	20	21	20.5	30	120	75
151	女	女性習慣なし	29	20	24.5	25	27	26	22	12	17	77	23	50
153	女	女性習慣なし	23.9	18.1	21	27	28	27.5	31	38	34.5	22	10	16
164	女	女性習慣なし	32.6	28.2	30.4	33	34	33.5	20	21	20.5	21.8	22	21.9
180	男	男性習慣あり	49	43	46	31	32	31.5	33	34	33.5	94	95	94.5
165	男	男性習慣なし	52	55	53.5	39	38	38.5	32	39	35.5	121	180	150.5
163	男	男性習慣なし	41.5	33.5	37.5	36	34	35	34	33	33.5	180	90	135
170	女	女性習慣なし	31.4	30.3	30.85	29	29	29	25	26	25.5	180	180	180
155	女	女性習慣なし	19.1	20.6	19.85	27	27	27	9	10	9.5	12	19	15.5
163	女	女性習慣なし	28.3	26.1	27.2	31	31	31	35	32	33.5	38	106	72
168	女	女性習慣なし	31.6	26.7	29.5	21	22	21.5	10	12	11	2.18	24.1	13.14
162	女	女性習慣なし	31	26.7	28.5	37	43	40	26	21	23.5	90	100	95
157	女	女性習慣なし	25	23	24	31	39	35	27	22	24.5	180	180	180
156	女	女性習慣なし	29	27.1	28	51	52	51.5	41	28	34.5	11	64	37.5
158	女	女性習慣なし	27.1	26.9	27	26	31	28.5	29	29	29	24	12	18
148	女	女性習慣なし	30.7	24.6	27.6	41	49	45	26	27	26.5	180	180	180
161	女	女性習慣なし	28	28.2	28.1	38	42	40	10	17	13.5	34	18	26
168	男	男性習慣なし	39	35	37	33	37	35	10	10	10	91	86	88.5
170	男	男性習慣あり	63	49	56	41	44	42.5	33	34	33.5	28	68	48
176	男	男性習慣なし	38.6	32.9	35.7	37	41	39	28	29	28.5	74	180	127
150	女	女性習慣なし	22.2	19.5	20.8	31	35	33	20	15	17.5	55	180	117.5
160	女	女性習慣なし	24.1	24.9	24.5	22	26	24	28	26	27	5.4	23.98	14.69
149	女	女性習慣なし	22	21	21.5	27	30	28.5	22	24	23	48	68	58
161	女	女性習慣なし	25.7	26.1	25.9	28	31	29.5	27	26	26.5	78	14	46

このExcelデータを，Rコマンダーに読み込みます．

●データの読み込み手順

1） まず，データの**変数名とデータ部分のみをマウスで範囲指定**します（図9-2①）．表3-2（第3章）**も確認**してください．

2） 範囲指定後に，右クリックメニューから［コピー］を選びます（図9-2②）．

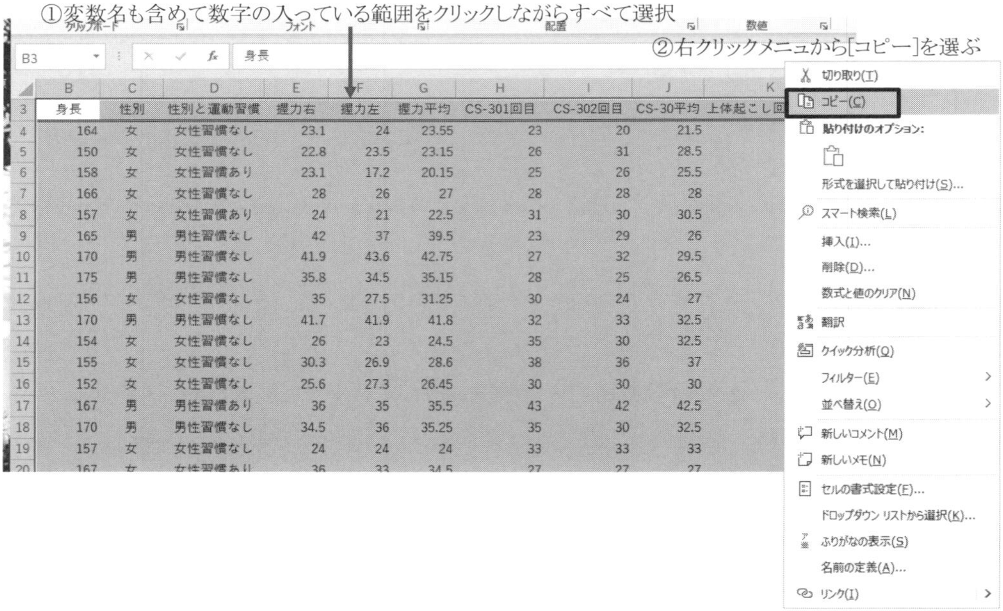

図9-2　Rコマンダーとcoinパッケージの2標本ウィルコクソン検定の結果比較

3） Rコマンダーに移り（図9-3），メニューから①［データ］—②［データのインポート］—③［テキストファイルまたはクリップボード，URLから］を選びます．

4） 新たに現れたダイアログボックスで④データ名を決めます．最初は勝手に“Dataset”と入力されています．このままでも計算には影響ないですが，ここでは“第9章”と書き変えます．Rコマンダーでは，最初にデータ名を決めなければなりません．

5)　図 9-3 ⑤でクリップボードにチェックをいれます．最後に⑥ OK をクリックします．

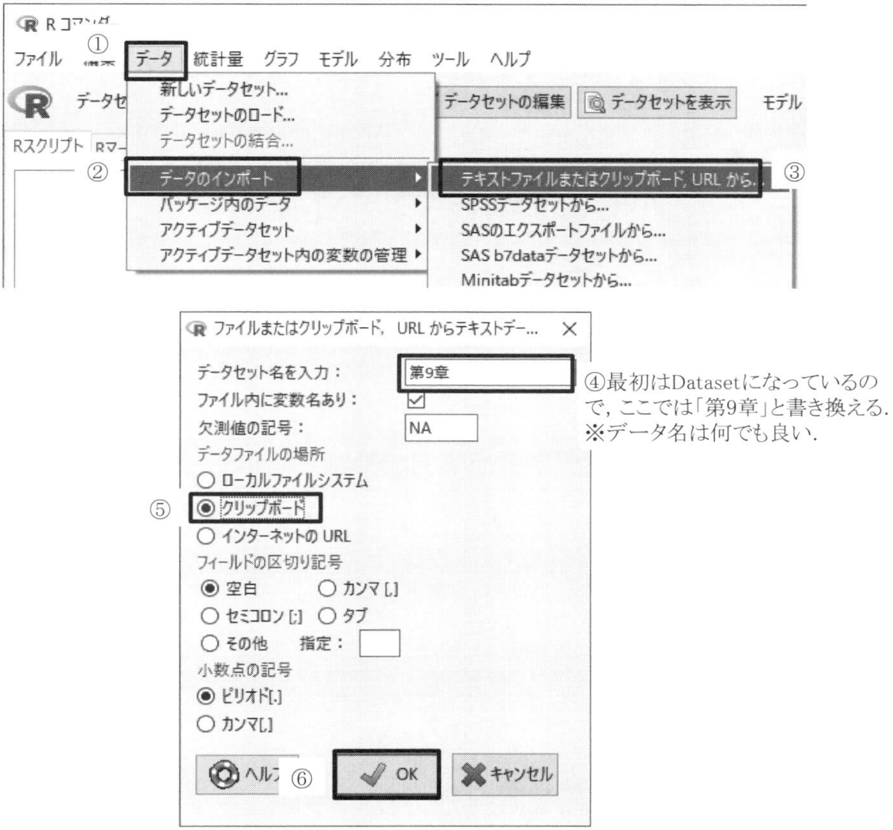

図 9-3　Excel データを R コマンダーに読み込む作業

6)　すでに同じ名前のデータ（第 9 章というデータ名）が存在している場合は，警告が出ます．上書きしてもよいなら “Yes” を，上書きしないなら “No” をクリックして改めて名前を変えてください．

▶　うまく読み込めたら，R コマンダーの下の［メッセージ］表示に**青字でメッセージが出ます**．もし，**赤字でエラーと出力された時は，もういちど Excel のコピーからやり直します**．または表 3-2（第 3 章）を参照してください．

読み込みがうまくできれば，図 9-4 ①のようにＲコマンダーの［データセットを表示］を選ぶと，②のようなデータウインドゥが出てきます．データが読み込まれていることを確認してください．

閲覧したらデータウインドゥは閉じてください．

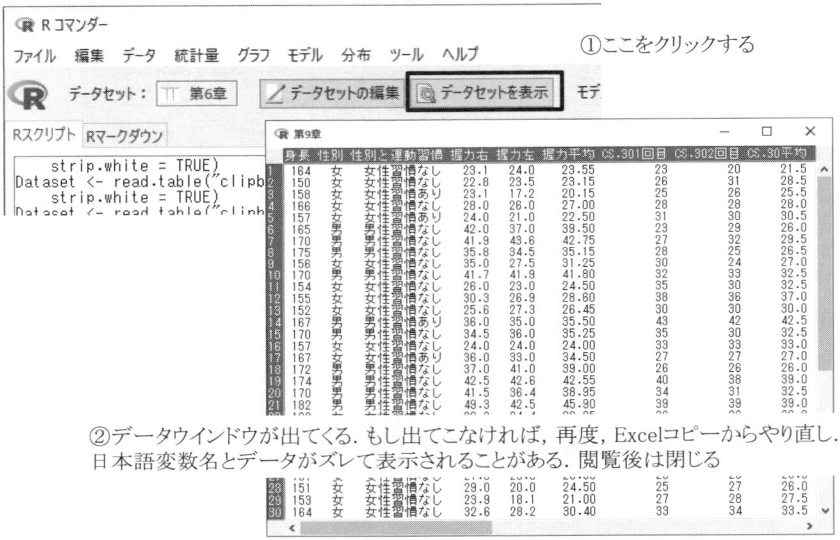
Rコマンダー
ファイル　編集　データ　統計量　グラフ　モデル　分布　ツール　ヘルプ
データセット：　第6章
データセットの編集
データセットを表示
①ここをクリックする
Rスクリプト　Rマークダウン
第9章
②データウインドウが出てくる．もし出てこなければ，再度，Excelコピーからやり直し．
日本語変数名とデータがズレて表示されることがある．閲覧後は閉じる

図 9-4　正しくデータが読み込まれたか確認する

B. Ｒコマンダーによる１元配置分散分析の手順

読み込んだデータを使用して，

● “性別と運動習慣”で握力の平均に差があるかどうか？

を知りたいとします．

● “性別と運動習慣”の変数は，男性・運動習慣あり群，男性・運動習慣なし群，女性・

運動習慣あり群，女性・運動習慣なし群の 4 群に分かれています．

- 分散分析では，この 4 群をまとめた名称“性別と運動習慣”を要因と呼びます．
- 男性・運動習慣あり群，男性・運動習慣なし群，女性・運動習慣あり群，女性・運動習慣なし群の 4 群を水準と呼びます．
- 従って，この解析では，“性別と運動習慣”という要因を構成する男性・運動習慣あり群，男性・運動習慣なし群，女性・運動習慣あり群，女性・運動習慣なし群の 4 水準の差を分散分析で検定するという説明になります．

分散分析は平均の差の検定ですので，

- “性別と運動習慣”で握力の中央値に差があるかどうか？を知りたいときは，Kruskal-Wallis の検定を適用します．

分散分析と関連する手法の選択には，図 9-5 のフローチャートを参照します．なお，解析に使えるデータの尺度は名義尺度のデータ以外全てが対象となります．

1）図 9-5 のフローチャートの一番上は，『全群のデータは正規分布に従うか』となっています．これは Shapiro-Wilk の検定で確認します．全ての群が，正規分布ではないといえない（つまり p が 0.05 以上）という結果であれば，“Yes”に進みます．
2）『等分散性の検定 Levene の検定』とあります．これは，第 6 章の 2 標本 t 検定でも出てきた手法です．
3）2 標本 t 検定と同様に，1 元配置分散分析でも全ての群が等分散（つまり，全群の sd に有意な差がないというイメージ）しなければなりません．
4）もし等分散しないときは，Welch の補正による分散分析を使用します．

1．2 標本における Shapiro-Wilk 検定の手順：正規分布に従うかの確認

Shapiro-Wilk 検定は，データが正規分布に従うか否かを検定する手法です．統計的検定

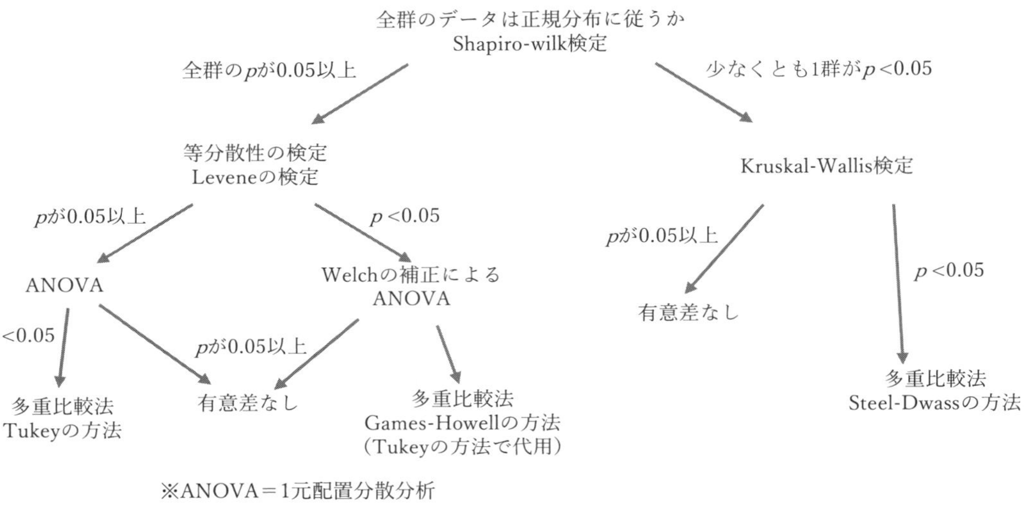

図 9-5　分散分析と関連する手法の選択フローチャート

には，原則として以下のルールがありました．

- データが正規分布に従うなら，代表値として平均または中央値を使う．
- データが正規分布に従わないなら，代表値として平均は使えないので中央値を使う．

正規分布に従うか否かによって平均と中央値を使い分けなければなりません．

Shapiro-Wilk 検定によって，対象とするデータが正規分布に従うか，従わないかを検定することができます．それでは，実際に操作してみましょう．

● R コマンダーによる Shapiro-Wilk 検定

1) 図 9-6 に従って，R コマンダーのメニューから①［統計量］—②［要約］—③［正規性の検定］を選びます．
2) ［変数（1 つ選択)］の枠から，正規分布の確認をしたい変数④握力平均を選びます．
3) 性別（男性，女性）に分けて Shapiro-Wilk 検定を行いたいので，⑤［Test by groups］をクリックして，⑥［層別変数（1 つ選択)］の枠で性別を選びます．この場合，群分

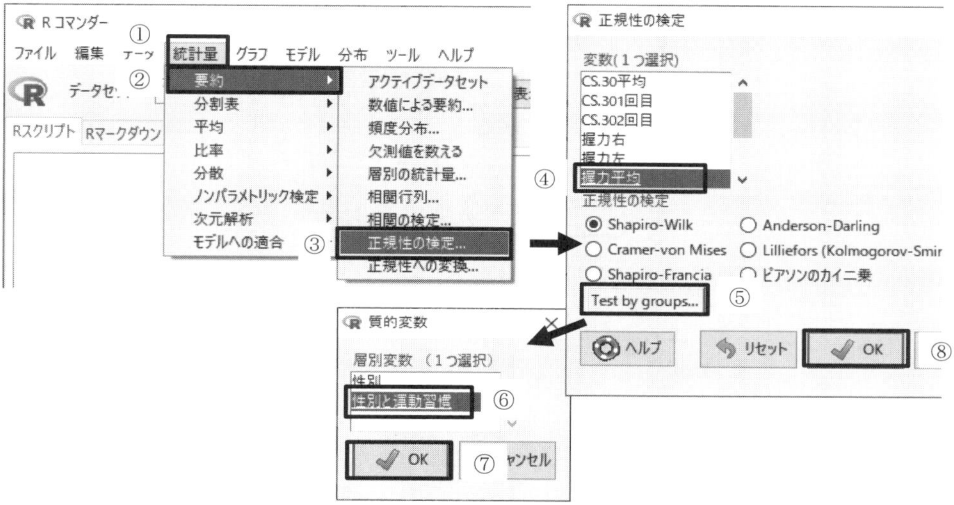

図 9-6　Shapiro-Wilk 検定の手順

けする変数（因子変数；要因）は“性別地運動習慣”を選択します.

4)　⑦ OK をクリックします.

5)　⑧ OK をクリックします.

結果は，図 9-7 のように出力されます.

1)　いままでの方法では，図 9-7 ①のところを見ました．4 群あるので 4 つ出力されています.

2)　しかし，3 群以上の Shapiro-Wilk 検定の場合は，②の **“adjusted” というところの p 値を見ます.**

3)　**Adjusted = 調整されたという意味**ですが，何を調整されたのでしょうか．実は，Shapiro-Wilk 検定を 4 群分，4 回繰り返して検定していますので，**検定の多重性の問題**が起こっています．そのために，結果の上にも記載されていますが，**“Holm method (ホルムの修正)”** という方法で Shapiro-Wilk 検定で得られた p 値を調整しています. “unadjusted” という列は Shapiro-Wilk 検定で得られた p 値そのものです.

4)　これらの数値が $p \geqq 0.05$ の場合（今回の結果）は，4 群全部が正規分布に従いますの

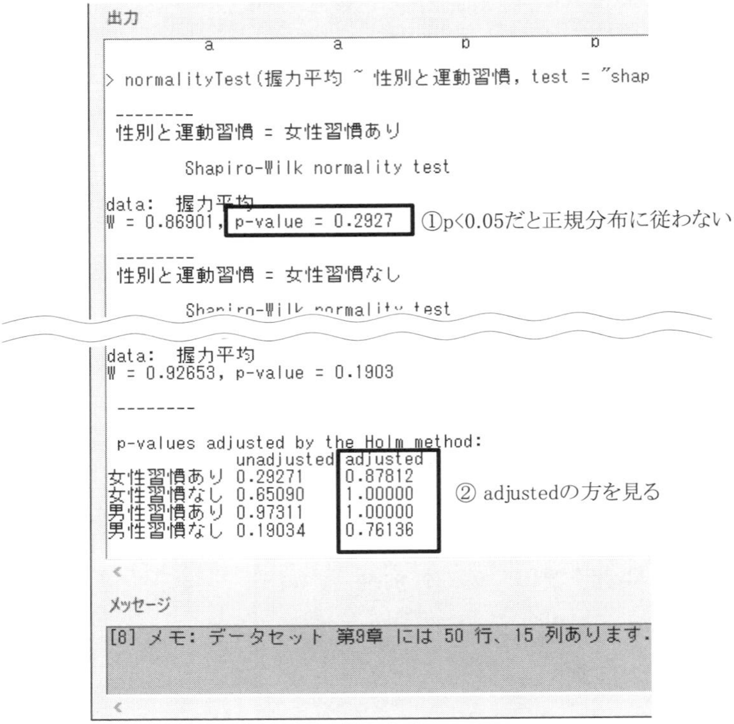
出力
> normalityTest(握力平均 ~ 性別と運動習慣, test = "shap

性別と運動習慣 = 女性習慣あり
Shapiro-Wilk normality test
data: 握力平均
W = 0.86901, p-value = 0.2927
①p<0.05だと正規分布に従わない

性別と運動習慣 = 女性習慣なし
data: 握力平均
W = 0.92653, p-value = 0.1903
----
p-values adjusted by the Holm method:
unadjusted adjusted
女性習慣あり 0.29271 0.87812
女性習慣なし 0.65090 1.00000
男性習慣あり 0.97311 1.00000
男性習慣なし 0.19034 0.76136
② adjustedの方を見る
メッセージ
[8] メモ: データセット 第9章 には 50 行、15 列あります.

図 9-7　Shapiro-Wilk 検定の結果

で，それぞれ平均で比較します.

5）　少なくとも何れか 1 つが $p<0.05$ であれば正規分布に従わない群となるので，平均は使用できず中央値で比較します.

- Shapiro-Wilk 検定の結果が，$p<0.05$ の時は『○○群は $p<0.05$ で有意に正規分布に従うとはいえない』と判断します
- Shapiro-Wilk 検定の結果が，p が 0.05 以上の時は『○○群は正規分布に従わないとはいえない（≒正規分布に従う）』と判断します

▶　回りくどい表現になっていますが，統計学の決まりで，帰無仮説の「…ない」を断言

する表現ができません．実際には，正規分布すると考えて進めていきます．

- この結果では，男女群とも正規分布に従わないとはいえない（≒正規分布に従う）となるので，図 9-5 のフローチャートでは，左下の矢印に従って進みます

2．等分散性の検定（Levene《ルビーン》の検定）

1 元配置分散分析を適用するためには，**全ての群の分散が同じでなければならないという決まり（第 6 章で出てきた等分散性と同じ）**があります．

- 全ての群の分散に有意な差があるかどうかを知る統計的検定の手法は，Levene の検定（等分散性の検定）です．
  - ▶ 分散 = sd^2 なので，データのバラつきに差があるかを検定する手法というイメージです．
- Levene の検定で p 値が 0.05 以上のときは『全ての群の分散は差があるとはいえない（≒差がない）』と判断します．その場合は，通常の 1 元配置分散分析を適用します．
- Levene の検定で p 値が $p<0.05$ のときは『何れかの群の分散は他の分散と比較して $p<0.05$ で有意に差がある』と判断します．その場合は，通常の 1 元配置分散分析は使えず，Welch《ウェルチ》の補正（Welch の検定ともいう）による 1 元配置分散分析を適用します．

● R コマンダーによる Levene の検定

1）図 9-8 に従って，R コマンダーのメニューから①［統計量］—②［分散］—③［ルビーンの検定］を選びます．

2）［因子（1 つ以上選択）］の枠から，④“性別と運動習慣”を選びます．

3）⑤［目的変数（1 つ選択）］の枠から“握力平均”を選びます．

4）⑥［中心的傾向］で［平均］にチェックを入れます．

5）⑦ OK をクリックします．

結果は，図 9-9 のように出力されます．

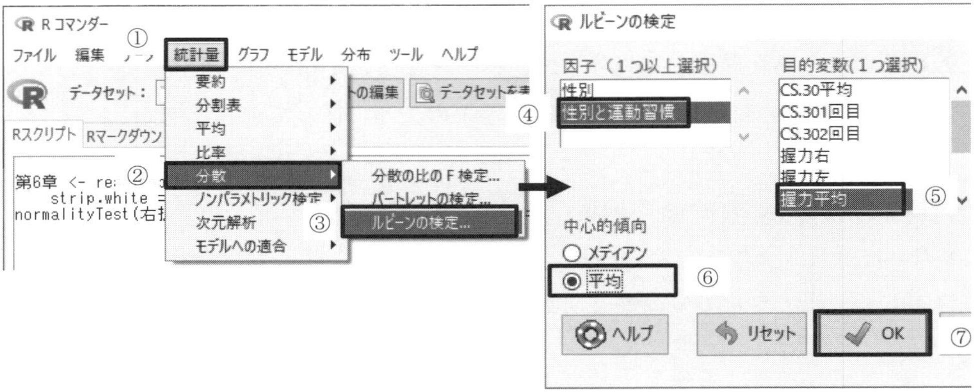

図 9-8　Levene の検定（等分散性の検定）の手順

出力

```
> with(第9章, tapply(握力平均, 性別と運動習慣, var, na.rm = TRUE))
女性習慣あり 女性習慣なし 男性習慣あり 男性習慣なし
   59.240833     9.613832   105.083333    27.617537

> leveneTest(握力平均 ~ 性別と運動習慣, data = 第9章, center = "mean")
Levene's Test for Homogeneity of Variance (center = "mean")
      Df F value  Pr(>F)
group  3  4.1214 0.01137 *
      46
---
Signif. codes:  0 '***' 0.001 '**' 0.01 '*' 0.05 '.' 0.1 ' ' 1
```

p<0.05だと少なくとも1つの群が等分散していない

図 9-9　Levene の検定（等分散性の検定）の結果

1)　四角で囲った［Pr（＞ F)］の下の p 値を見ます．この例では，p=0.01137 ですので『少なくとも 1 つの群の分散は $p<0.05$ で有意に差がある』と判断します．

2)　この場合は，通常の 1 元配置分散分析は使えず，Welch の補正による 1 元配置分散分析を適用します．

3)　この例ですと，Welch の補正による 1 元配置分散分析を適用します．

3.　1 元配置分散分析（Welch の補正による 1 元配置分散分析も含む）

1 元配置分散分析と Welch の補正による 1 元配置分散分析を出力します．性別と運動習慣という要因の 4 水準間の握力平均は，**正規分布に従う**と判断しましたが，**等分散ではなかった**ので，ここでは **Welch の補正による 1 元配置分散分析を参照**します（図 9-5 も見て下さい）．しかし通常の **1 元配置分散分析も同時に出力される**ので，もし**等分散しても同じ手順**で行えます．

● R コマンダーによる 1 元配置分散分析
（Welch の補正による 1 元配置分散分析も含む）

1)　図 9-10 に従って，R コマンダーのメニューから①［統計量］—②［平均］—③［1 元配置分散分析］を選びます．
2)　［グループ（1 つ選択)］の枠から，④“性別と運動習慣”を選びます．
3)　⑤［目的変数（1 つ選択)］の枠から握力平均を選びます．

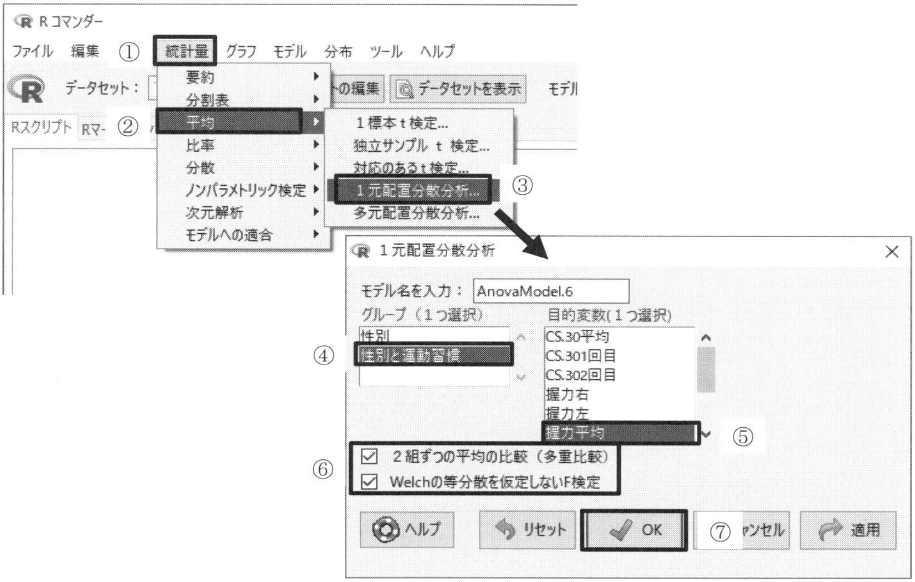

図 9-10　1 元配置分散分析ならびに Welch の補正による 1 元配置分散分析の手順

4)　⑥ 2 つの部分をチェックします.

5)　⑦ OK をクリックします.

結果は，図 9-11 のように出力されます.

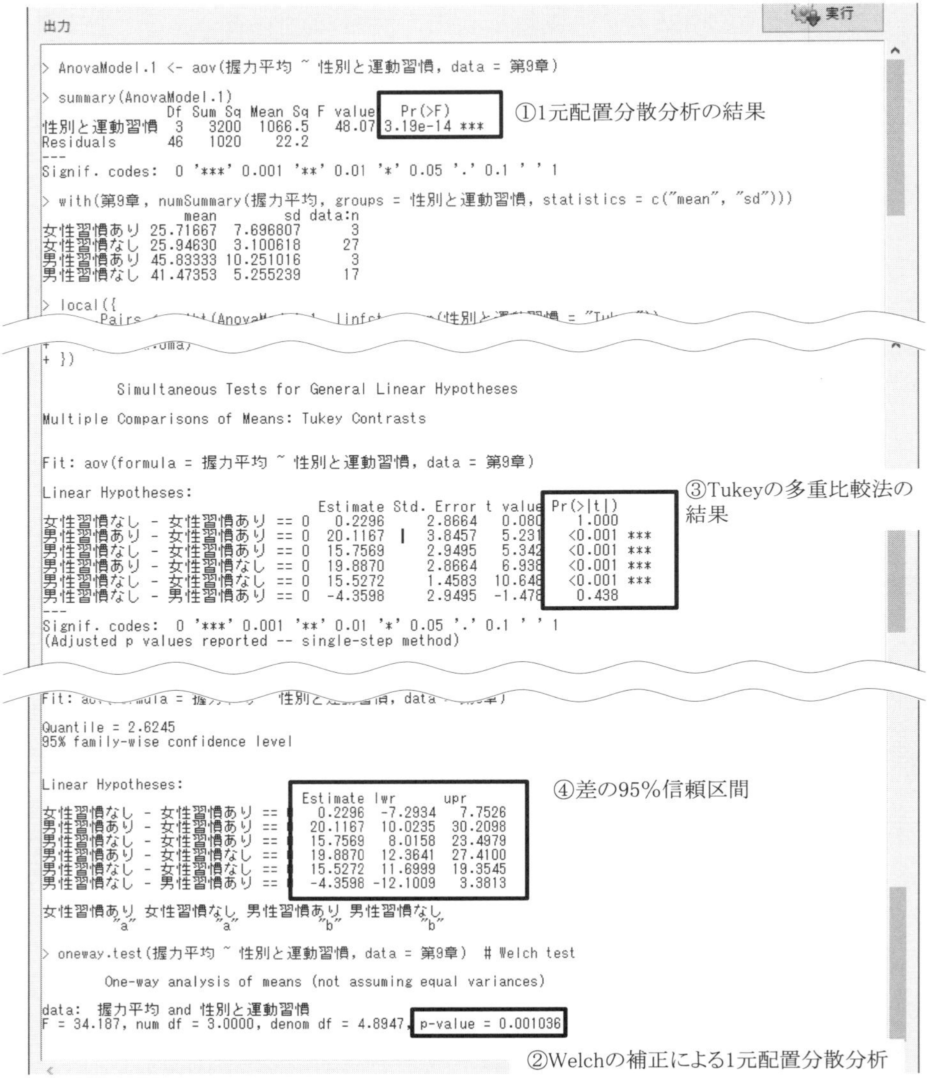
出力
実行
> AnovaModel.1 <- aov(握力平均 ~ 性別と運動習慣, data = 第9章)
> summary(AnovaModel.1)
Df Sum Sq Mean Sq F value Pr(>F)
性別と運動習慣 3 3200 1066.5 48.07 3.19e-14 ***
Residuals 46 1020 22.2

Signif. codes: 0 '***' 0.001 '**' 0.01 '*' 0.05 '.' 0.1 ' ' 1
①1元配置分散分析の結果
> with(第9章, numSummary(握力平均, groups = 性別と運動習慣, statistics = c("mean", "sd")))
mean sd data:n
女性習慣あり 25.71667 7.696807 3
女性習慣なし 25.94630 3.100618 27
男性習慣あり 45.83333 10.251016 3
男性習慣なし 41.47353 5.255239 17
> local({
+ })
Simultaneous Tests for General Linear Hypotheses
Multiple Comparisons of Means: Tukey Contrasts
Fit: aov(formula = 握力平均 ~ 性別と運動習慣, data = 第9章)
Linear Hypotheses:
Estimate Std. Error t value Pr(>|t|)
女性習慣なし - 女性習慣あり == 0 0.2296 2.8664 0.080 1.000
男性習慣あり - 女性習慣あり == 0 20.1167 3.8457 5.231 <0.001 ***
男性習慣なし - 女性習慣あり == 0 15.7569 2.9495 5.342 <0.001 ***
男性習慣あり - 女性習慣なし == 0 19.8870 2.8664 6.938 <0.001 ***
男性習慣なし - 女性習慣なし == 0 15.5272 1.4583 10.648 <0.001 ***
男性習慣なし - 男性習慣あり == 0 -4.3598 2.9495 -1.478 0.438

Signif. codes: 0 '***' 0.001 '**' 0.01 '*' 0.05 '.' 0.1 ' ' 1
(Adjusted p values reported -- single-step method)
③Tukeyの多重比較法の結果
Quantile = 2.6245
95% family-wise confidence level
Linear Hypotheses:
Estimate lwr upr
女性習慣なし - 女性習慣あり == 0.2296 -7.2934 7.7526
男性習慣あり - 女性習慣あり == 20.1167 10.0235 30.2098
男性習慣なし - 女性習慣あり == 15.7569 8.0158 23.4979
男性習慣あり - 女性習慣なし == 19.8870 12.3641 27.4100
男性習慣なし - 女性習慣なし == 15.5272 11.6999 19.3545
男性習慣なし - 男性習慣あり == -4.3598 -12.1009 3.3813
④差の95%信頼区間
女性習慣あり 女性習慣なし 男性習慣あり 男性習慣なし
"a" "a" "b" "b"
> oneway.test(握力平均 ~ 性別と運動習慣, data = 第9章) # Welch test
One-way analysis of means (not assuming equal variances)
data: 握力平均 and 性別と運動習慣
F = 34.187, num df = 3.0000, denom df = 4.8947, p-value = 0.001036
②Welchの補正による1元配置分散分析

図 9-11　1 元配置分散分析ならびに Welch の補正による 1 元配置分散分析の結果

1）　①には1元配置分散分析の結果が出力されます．ここでは p=3.19e-14 ですので，p<0.01 で群間には有意な差があると判断します．

2）　②は Welch の補正による1元配置分散分析の結果が出力されます．p=0.001036 なので p<0.01 で群間に有意な差があると判断します．

3）　この例では，②の Welch の補正による1元配置分散分析の結果を見ます．

結果として，4群全体で平均に有意な差があるとわかりました．

4．引き続きの検定：多重比較法

上の**分散分析の結果では『p<0.01 で群間に有意な差がある』ということはわかりました**．しかし，**どの群とどの群に差があるか**まではわかりません．そこで，**各群間で平均差を検定する方法が多重比較法**です．

多重比較法は，**2標本 t 検定を3群以上でも比較できるように改変した差の検定手法**です．

Rコマンダーでは，1元配置分散分析を行うと同時に **Tukey《テューキー》の多重比較法（Tukey の検定，Tukey の方法とも呼ぶ）**も同時に出力されますので，改めてRコマンダーを操作する必要はありません．

● Rコマンダーによる Tukey の多重比較法

図 9-11 ③に，Tukey の多重比較法の結果が出力されています．

③［Pr（＞|t|)］のところが，Tukey の多重比較法の結果です．女性習慣なし群と女性習慣あり群は，p ≒ 1.000 となっています．**p=1 または p=0 となることはない**ので，限りなく1に近いという意味です．有意差はありません．

男性習慣あり群と女性習慣あり群は，［<0.001］と表示されていますが，これは p<0.001 という意味です（p<0.01 よりも小さい）．ここでは p<0.001 と出力されていますが，p<0.01 と記載するのが適切です．

他の組み合わせも，ほとんどは p<0.01（<0.001 と出力されている部分）で有意差ありです．

ここでちょっと疑問が起こると思います．図 9-5 を見て下さい．Welch の補正による 1 元配置分散分析で有意な差があったときは，**“Games《ゲームス》-Howell《ハウエル》の方法（Tukey の方法で代用)”**と記載してあります．

ということは「本当は Games-Howell の多重比較法で検定しなければならないのでは？」と疑問が沸くと思います．その通り，Games-Howell の多重比較法を使用した方が正しいのです．しかし，**R コマンダーでは，やはりパッケージのインストールとコマンドの操作が必要**になります．操作が難しいので，妥協して Tukey の方法を使いました．妥協したくないという人は，次の**第 10 章**を読んでください．

5. Kruskal-Wallis の検定：データが正規分布に従わない場合の差

こんどは試しに，

- “性別と運動習慣” で “上体起こし回数” の中央値に差があるかどうか？を Kruskal-Wallis の検定で確認します．
- “性別と運動習慣” という要因を構成する男性・運動習慣あり群，男性・運動習慣なし群，女性・運動習慣あり群，女性・運動習慣なし群の 4 水準の差を Kruskal-Wallis の検定で確認します．

図 9-5 のフローチャートに従ってまずは，性別と運動習慣の要因について “上体起こし回数” が正規分布するかどうか，Shapiro-Wilk 検定を行って自分で解析してみてください．

Shapiro-Wilk 検定を行うと，図 9-12 の結果になると思います．

1） 四角で囲った p 値を見ます．この結果では，男性習慣あり群が $p<0.01$ で正規分布に従うとはいえない，となります．
2） 1 つの群だけでも正規分布に従わないのであれば，中央値でしか比較できませんので，Kruskal-Wallis の検定を適用します．

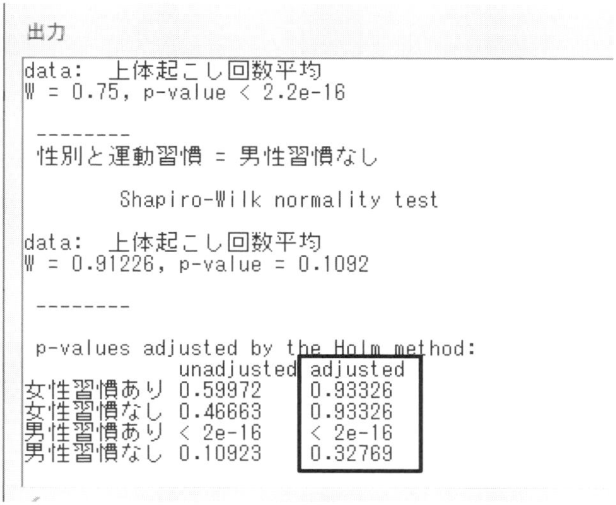

```
出力
data:  上体起こし回数平均
W = 0.75, p-value < 2.2e-16

 --------
 性別と運動習慣 = 男性習慣なし

        Shapiro-Wilk normality test

data:  上体起こし回数平均
W = 0.91226, p-value = 0.1092

 --------

 p-values adjusted by the Holm method:
             unadjusted adjusted
女性習慣あり 0.59972    0.93326
女性習慣なし 0.46663    0.93326
男性習慣あり < 2e-16    < 2e-16
男性習慣なし 0.10923    0.32769
```

図 9-12　性別と運動習慣による上体起こし回数の Shapiro-Wilk 検定の結果

図 9-5 のフローチャートに従えば，Kruskal-Wallis の検定を行うことがわかります．

● R コマンダーによる Kruskal-Wallis の検定

1）　図 9-13 に従って，R コマンダーのメニューから①［統計量］—②［ノンパラメトリック検定］—③［クラスカル－ウォリスの検定］[1] を選びます．

2）　［グループ（1 つ選択）］の枠から，④“性別と運動習慣”を選びます．

3）　⑤［目的変数（1 つ選択）］の枠から“上体起こし回数”を選びます．

4）　⑥ OK をクリックします．

結果は，図 9-14 のように出力されます．

1）　四角囲みが結果です．p=0.05872 なので『性別と運動習慣の 4 群間で上体起こし回数に有意な差はあるとはいえない』と判断します．

1　ここでは“ウォリス”と表記されています．

2)　実際のデータの差を見比べたいときは，平均ではなく中央値で比較します．

3)　グラフは，箱ひげ図を描くのが適切です．

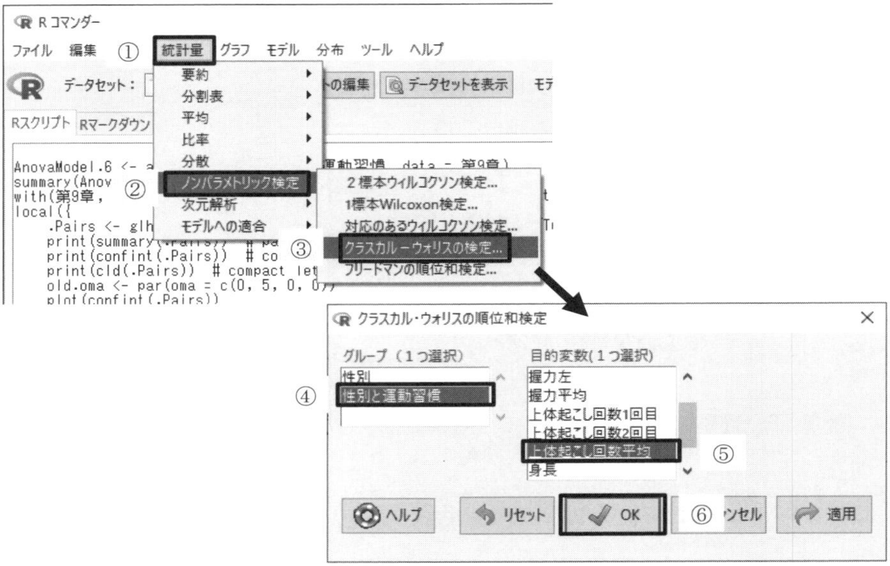

図 9-13　Kruskal-Wallis の検定の手順

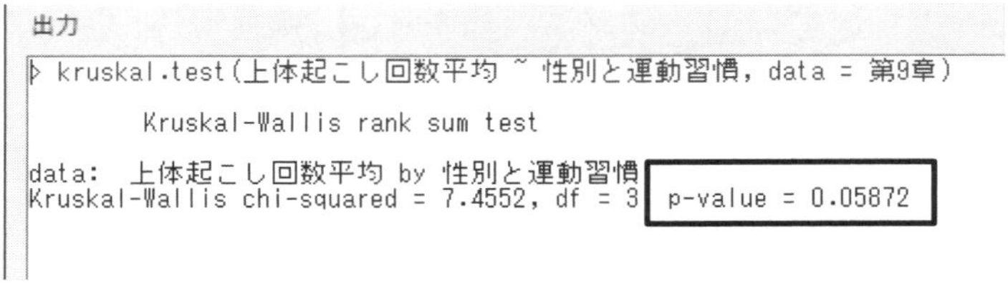

図 9-14　Kruskal-Wallis の検定の結果

C. Kruskal-Wallis の検定後の Steel-Dwass の多重比較法について

もし Kruskal-Wallis の検定で有意差が見られた場合は，図 9-5 のフローチャートに従えば，Steel-Dwass《スティール ドゥワス》の多重比較法（または Steel-Dwass の検定）を適用します．

ところが，R コマンダーでは出力されません．従って，この先の多重比較法はできないわけです．

しかし，パッケージをインストールするという手があります．パッケージのインストールは簡単なのですが，結局また，コマンドを使用することになります．

もはや Steel-Dwass の多重比較法を使う以外は考えられない，というのであれば，**第 10 章**を参考にしてパッケージをインストールして行なって下さい．

D. 検定結果の記載例

● **検定手順の記載例**

性別と運動習慣の要因により，女性・運動習慣あり群（n=3），女性・運動習慣なし群（n=27），男性・運動習慣あり群（n=3），男性・運動習慣なし群（n=17）の 4 群にわけ，握力に差があるか差の検定を行った．まず，Shapiro-Wilk 検定により全群が正規分布しているか否かを検定した．何れかの群が正規分布に従わないときは Kruskal-Wallis の検定を適用し，それ以外の場合は，Levene の検定によって全群が等分散しているかを確認した．Levene の検定で有意な結果が得られた時は不等分散と判断して Welch の補正による 1 元配置分散分析を適用し，それ以外の時は 1 元配置分散分析を適用した．1 元配置分散分析で有意差が見られた時は，どの群とどの群に差があるかを Tukey の多重比較法で検定した．全ての検定の有意水準は p=0.05 とした．

検定の手順は，できるだけ具体的に記載する方がよいでしょう．ただし学会抄録などで字数制限があるときは，最終的に適用した検定名を記載するだけでもよいと思います．

女性・運動習慣あり群（n=3），女性・運動習慣なし群（n=27），男性・運動習慣あり群（n=3），男性・運動習慣なし群（n=17）の 4 群で握力に差があるかを 1 元配置分散分析で検定した．有意差が見られたときは，次に Tukey の多重比較法で検定した．

かなり省略されますので，あくまで最低限の記述です．

結果は，

検定の結果，全群は正規分布に従わないとはいえず，等分散していないとはいえなかったので，1元配置分散分析を適用したところ，有意差が見られた（表9-2）．

表9-2　分散分析の結果

	自由度DF	平方和	平均平方和	F値	p	
性別と運動習慣	3	3200	1066.5	48.07	<0.01	**
残差	46	1020	22.2			

** p<0.01

Tukeyの多重比較法の結果，女性・運動習慣あり群（n=3）と女性・運動習慣なし群（n=27），男性・運動習慣あり群（n=3）と男性・運動習慣なし群（n=17）の間に有意差が認められず，それ以外の群間には全て有意差が認められた（p<0.01；表9-3）．

表9-3　多重比較法の結果の表

a.p値を記入する場合

	女性・運動習慣あり群	女性・運動習慣なし群	男性・運動習慣あり群	男性・運動習慣なし群
女性・運動習慣あり群	1.000	1.000	<0.01	<0.01
女性・運動習慣なし群		1.000	<0.01	<0.01
男性・運動習慣あり群			1.000	0.438
男性・運動習慣なし群				1.000

※表中数字は，検定によって得られたp値

b.アスタリスクで表示する場合

	女性・運動習慣なし群	男性・運動習慣あり群	男性・運動習慣なし群
女性・運動習慣あり群	NS	**	**
女性・運動習慣なし群		**	**
男性・運動習慣あり群			NS

**　p<0.01　，NS＝有意差なし

分散分析の結果は，p値のみの提示でも問題ありませんが，スペースに余裕があれば，表9-2ぐらいを掲載しても大丈夫です．

Tukeyの多重比較法の結果は，群が多いときは表にした方が理解しやすいと思います．

もうひとつ，Welchの補正による1元配置分散分析の例では，

検定の結果，全群は正規分布に従わないとはいえず，有意に等分散してなかった（p<0.05）ので，Welchの補正による1元配置分散分析を適用したところ，有意差が見られた（p<0.01）．

と記載します．Welchの補正による1元配置分散分析では，F値や自由度DFなども出力されますが，指定されない限りはp値のみの記載で十分です．次に続くTukeyの多重比較法は1元配置分散分析と同様に記載します．

Kruskal-Wallisの検定では，p値のみの記載で十分です．

Kruskal-Wallisの検定の結果，群間に有意な差は認められなかった（p=0.5872）．

それ以外の情報（chi-squared［χ^2］やdf）なども出力されますが，基本的には記載しません．

参照文献・WEB等

(1) 本書のwebページ：
https://personal.hs.hirosaki-u.ac.jp/pteiki/research/stat5/ （2020年）

第10章 パッケージとコマンドを活用した多重比較法

難易度★★★

◇**本章で解説する事項**

- Rのパッケージのインストールと起動
- 簡単なRのコマンド入力
- コマンドを利用した多重比較法の実行

以上が，本章の内容です．コマンドを使用した解説なので，初学者にとっては難しいと思います．一見面倒に見えるコマンド入力ですが，時間をかけてゆっくり行うと意外に簡単です．

また一度パターンを覚えてしまえば，不思議と苦労せずにできるようになりますので，是非チャレンジしてみて下さい．

第9章だけではなく，いままでところどころ出てきたコマンドの操作ですが，見よう見まねで偶然同じ結果が出たとか，難しいそうなので避けてきたという人もいると思います．

ここでは，Rのパッケージというオプションのインストールや，それを活用したコマンド入力にチャレンジします．できるだけ簡単に説明しますので，是非これを機会に覚えて下さい．

なお「コマンド入力は懲り懲りだ」とか，「コマンドを操作するなら，簡単なRコマンダーの統計解析じゃないのではないか？」と思う人もいると思います．その際には，**この章は読み飛ばしてもらって次の章へ進んでください**．無理に覚える必要はないのですが，**本章だけでも操作できるようになれば，かなりRを活用する可能性が拡がると思います．**

頭が冴えてRへのアレルギーが少なくなってから，読んでもらえたらよいかと思います．最後の最後に読んでもよいですし，今後，Rコマンダーをしばらく使ってから，ちょっと試してみようと思っても十分です．

是非，一度は経験してみる価値はあると思って，敢えて説明します．

A. コマンドとパッケージとは？　そのダウンロードと設定方法

いまさらですが，実は**第2章**のところでコマンドとパッケージの作業を済ましています．本章ではもう少し詳しく説明します．

1. コマンドについて

いままで説明してきたのはRコマンダーという統計ソフトです．Rコマンダーの使用時に，ウインドウは2つ開かれているはずです（図10-1）①RGuiという画面と，②Rコマンダーという画面です．

RGuiはRそのもののことであり，これがベースとなって，Rコマンダーが起動しています．したがって，Rコマンダーの画面が単独に開くことはありません．

Rはもともとコマンドを入力して解析するソフトです．**コマンドとは，コマンドプロンプト**（図10-2のRGuiで＞｜のマークが表示されているところ）**にキーボードから入力する計算式や専用関数などの命令文**です．そのコマンド入力を代わりに行ってくれるのがRコマンダーです．

いちおうRコマンダーにも，これと同じ機能は備わっています（“Rスクリプト”のところ）．従ってRGui画面のコマンドラインに入力しても，Rコマンダー画面のRスクリプトに入力しても同じことが行えます．

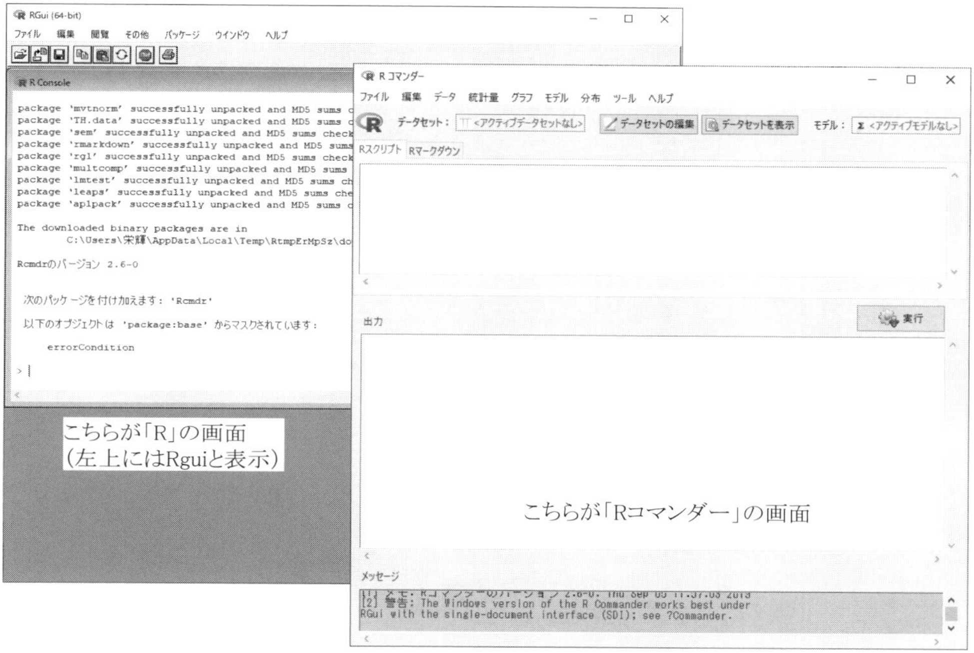
RGui (64-bit)
ファイル 編集 閲覧 その他 パッケージ ウインドウ ヘルプ
R Console
package 'mvtnorm' successfully unpacked and MD5 sums c
package 'TH.data' successfully unpacked and MD5 sums c
package 'sem' successfully unpacked and MD5 sums check
package 'rmarkdown' successfully unpacked and MD5 sums
package 'rgl' successfully unpacked and MD5 sums check
package 'multcomp' successfully unpacked and MD5 sums
package 'lmtest' successfully unpacked and MD5 sums ch
package 'leaps' successfully unpacked and MD5 sums che
package 'aplpack' successfully unpacked and MD5 sums c
The downloaded binary packages are in
Rcmdrのバージョン 2.6-0
次のパッケージを付け加えます: 'Rcmdr'
以下のオブジェクトは 'package:base' からマスクされています:
errorCondition
こちらが「R」の画面
(左上にはRguiと表示)
R コマンダー
ファイル 編集 データ 統計量 グラフ モデル 分布 ツール ヘルプ
データセット: <アクティブデータセットなし>
データセットの編集
データセットを表示
モデル: <アクティブモデルなし>
Rスクリプト
Rマークダウン
出力
実行
こちらが「Rコマンダー」の画面
メッセージ
[2] 警告: The Windows version of the R Commander works best under
RGui with the single-document interface (SDI); see ?Commander.

図 10-1　R コマンダーの起動完了画面（2 画面開く）

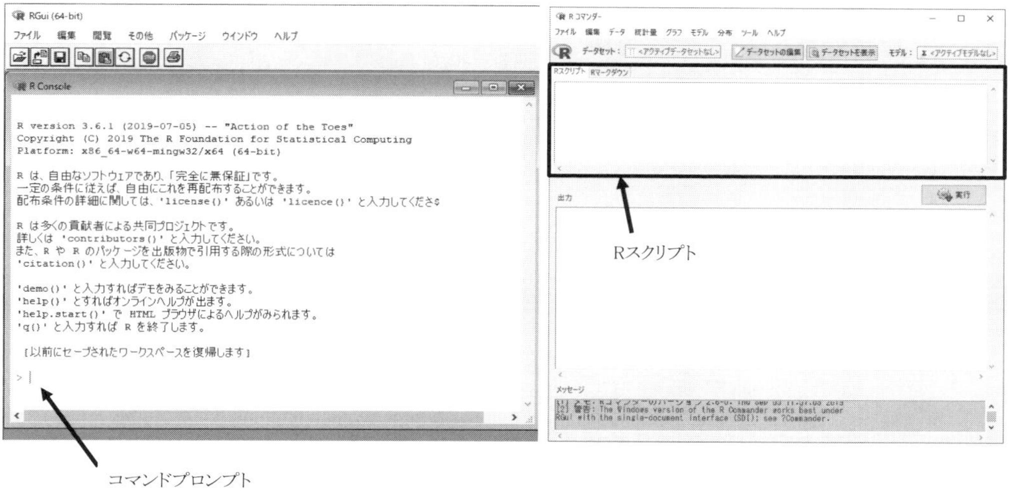
RGui (64-bit)
ファイル 編集 閲覧 その他 パッケージ ウインドウ ヘルプ
R Console
R version 3.6.1 (2019-07-05) -- "Action of the Toes"
Copyright (C) 2019 The R Foundation for Statistical Computing
Platform: x86_64-w64-mingw32/x64 (64-bit)
R は、自由なソフトウェアであり、「完全に無保証」です。
一定の条件に従えば、自由にこれを再配布することができます。
R は多くの貢献者による共同プロジェクトです。
'demo()' と入力すればデモをみることができます。
'help()' とすればオンラインヘルプが出ます。
'help.start()' で HTML ブラウザによるヘルプがみられます。
'q()' と入力すれば R を終了します。
[以前にセーブされたワークスペースを復帰します]
R コマンダー
出力
実行
Rスクリプト
メッセージ
コマンドプロンプト

図 10-2　R のコマンドプロンプトと R コマンダーの R スクリプト

● コマンド入力を体験

第2章でも簡単に試したのですが，もう一度，図10-3①のように，コマンドラインのところに

3+5

と入力し，Enter キーを押してみてください．

［1］ 8

と答えが出力されます（［1］は無視してください）．

こんどは図10-3②のように，Rコマンダー画面のスクリプトの空白に，

3+5

と入力し，**入力部分をマウスで範囲指定**してから，③ 実行 ボタンをクリックします．すると，下の［出力］のところに

＞3+5

［1］ 8

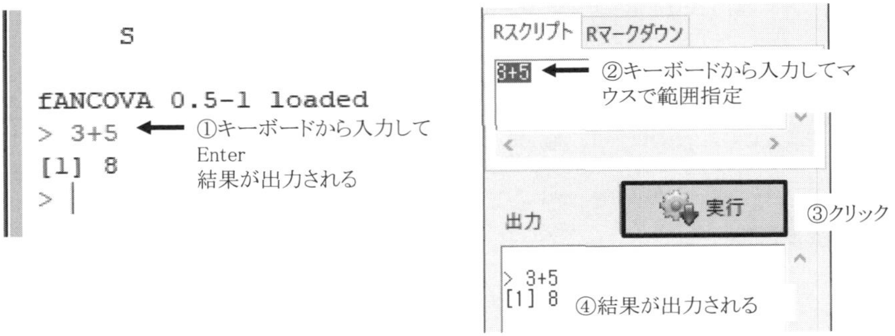
S
fANCOVA 0.5-1 loaded
> 3+5
[1] 8
>
①キーボードから入力して
Enter
結果が出力される
Rスクリプト
Rマークダウン
3+5
②キーボードから入力してマウスで範囲指定
実行
③クリック
出力
> 3+5
[1] 8
④結果が出力される

コマンドプロンプト　　Rスクリプト

図10-3　コマンドプロンプトの入力とRスクリプトの入力比較

と，RGuiのコマンドラインと同じ結果が出力されます．Rスクリプトもコマンドを処理できる機能を持っています．

この例では，3+5という簡単な例でしたが，実際には解析すると様々なコマンドが羅列さ

れています（図 10-4）．何やら訳が分からない表示ですが，これがＲで統計解析するときのコマンドなのです．

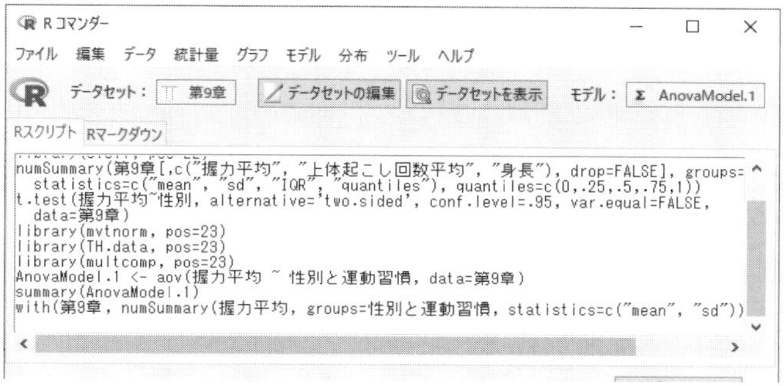
Rコマンダー
ファイル 編集 データ 統計量 グラフ モデル 分布 ツール ヘルプ
データセット： 第9章
データセットの編集
データセットを表示
モデル： Σ AnovaModel.1
Rスクリプト
Rマークダウン
numSummary(第9章[,c("握力平均", "上体起こし回数平均", "身長"), drop=FALSE], groups=
statistics=c("mean", "sd", "IQR", "quantiles"), quantiles=c(0,.25,.5,.75,1))
t.test(握力平均~性別, alternative='two.sided', conf.level=.95, var.equal=FALSE,
data=第9章)
library(mvtnorm, pos=23)
library(TH.data, pos=23)
library(multcomp, pos=23)
AnovaModel.1 <- aov(握力平均 ~ 性別と運動習慣, data=第9章)
summary(AnovaModel.1)
with(第9章, numSummary(握力平均, groups=性別と運動習慣, statistics=c("mean", "sd"))

図 10-4　解析中のＲスクリプトの表示例

Ｒコマンダーでメニューを選択して解析すると，Ｒコマンダーが代わりにコマンドを入力してくれるのです．素人が，このコマンドを入力することは不可能に近いでしょう．

以降では，コマンドラインではなくＲスクリプトを使って，コマンド処理していきます．

2.　パッケージについて

パッケージは，Ｒに追加するプログラムのオプションだと思って下さい．実際に**第２章**では，Ｒをインストールしてから，“Ｒコマンダー”というパッケージをインストールしています（図 2-11〜13）．他にもいろいろなパッケージがあり，追加によって様々な統計手法ができるようになります．

実際にパッケージのインストール方法を説明します．

本書のページ

https://personal.hs.hirosaki-u.ac.jp/pteiki/research/stat5/menu10.html

を見ながら行うと簡単です．

●　パッケージのインストール手順

※パソコンはインターネットに接続している必要があります．

1) 図 10-5 を参照に R（RGui）のメニューから①［パッケージ］―②［パッケージのインストール］を選びます．

2) R サーバー一覧のダイアログボックスが現れます．**第 2 章**では［ Japan（Tokyo）］を選びましたが，世界各国にある R のサーバーのうち，どこに繋いでもダウンロードは可能です．③の一番上を選んでおきます．

3) ④ OK ボタンをクリックするとパッケージの一覧が現れます．

4) ⑤ダウンロードしたいパッケージを選んでクリックします．試しに **“NSM3” というパッケージをクリック**して選んで下さい．

5) ⑥ OK ボタンをクリックすればダウンロードが始まります．どのパッケージをダウンロードしても R コマンダーの動作に支障はありません．

6) コマンドプロンプトが，　＞|　の表示に戻ります．

7) 上述と同様の手順で，**“coin” そして “userfriendlyscience” パッケージもダウンロー**

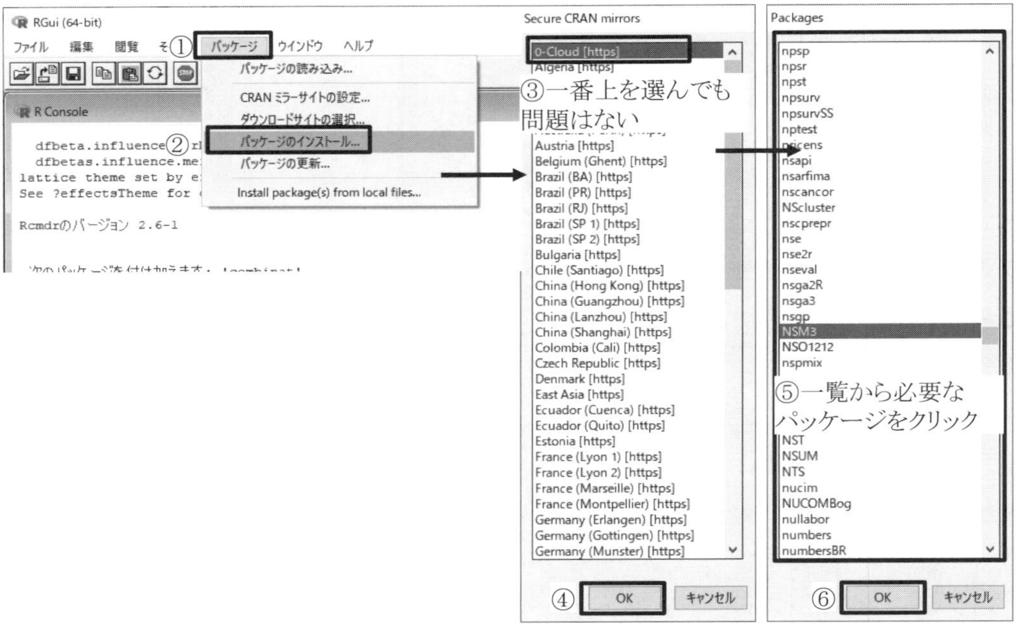

図 10-5　RGui のメニューから様々なパッケージがインストールできる

ドしてみて下さい.

このパッケージの一覧を見て，どの手法ができるというのはわかりません．どのパッケージをダウンロードするかは，指定されたものを選びます．書籍やインターネットの情報で確認しなければなりません．

3. インストールしたパッケージの呼び出し（起動）について

パッケージは，ダウンロード，インストールすれば即座に使えるのではなく，**R の起動の都度，呼び出す（起動する）必要があります**．

例えば，NSM3 というパッケージをダウンロードした後，NSM3 を呼び出し（起動）したいときには，
コマンドラインのところに

```
library(NSM3)
library(coin)
library(userfriendlyscience)
```

と 1 行ごとに入力して（全て半角入力），その都度 Enter キーを押します．
見た目は何も変わりませんが，**起動できればコマンドプロンプトが，　＞|　の表示に戻ります**．

本来，R コマンダーも “Rcmdr” というパッケージなので，library(Rcmdr)と入力後（全て半角入力），Enter キーを押す作業が必要です．しかし，**第 2 章**で，ディスクトップにある R コマンダーを起動するためのショートカットのプロパティを変更した（図 2-16〜17）ので自動的に起動しているのです．

4. ディスクトップショートカットのプロパティの変更：パッケージの自動呼出し

ディスクトップショートカットのアイコンのプロパティを変更すると，コマンドで，いちいち，

```
library(NSM3)
```

とか，

library(Rcmdr)

と入力しなくても済みます．

その手順を説明します．ディスクトップにRコマンダーを起動するショートカットがあるはずです（図10-6）．このアイコンは“R x64 x.x.x”という名前ですが，32bitのOSだと“Ri386 x.x.x”になります（xはバージョンにより数字が変わります）．名前は特に気にしないで下さい．

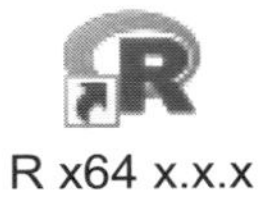

図10-6　ディスクトップにあるショートカットアイコン

1)　既にRコマンダー（Rcmdrパッケージ）が自動で起動する設定となっていて，追加でNSM3パッケージと，coinパッケージも起動する方法を説明します（**前述の操作でNSM3とcoinパッケージをダウンロードしていることが前提**です）．いかなるパッケージでもNSM3やcoinの部分をパッケージ名に変えれば同様にできます．

2)　図10-7のように，①Rコマンダーを起動するショートカットを右クリックします．

3)　メニューから②［プロパティ］を選びます．新たに出てきた画面で，③［リンク先(T)：］のところ，

B:\R-x.x.x\bin\x64\Rgui.exe R_DEFAULT_PACKAGES="Rcmdr"

（この例ではBドライブになっているが，環境によって変わります．xはバージョンによって数字が異なります）

に追加します．

4)　Rgui.exeの後ろの灰色部分（記述が違っても気にせず）に，

B:\R-x.x.x\bin\x64\Rgui.exe

R_DEFAULT_PACKAGES="Rcmdr","NSM3","coin" ,"userfriendlyscience"

（=Rcmdr,NSM3,coin,userfriendlyscienceのようにカッコ"　"を外してもいい）

全て半角入力した灰色部分で上書きします．

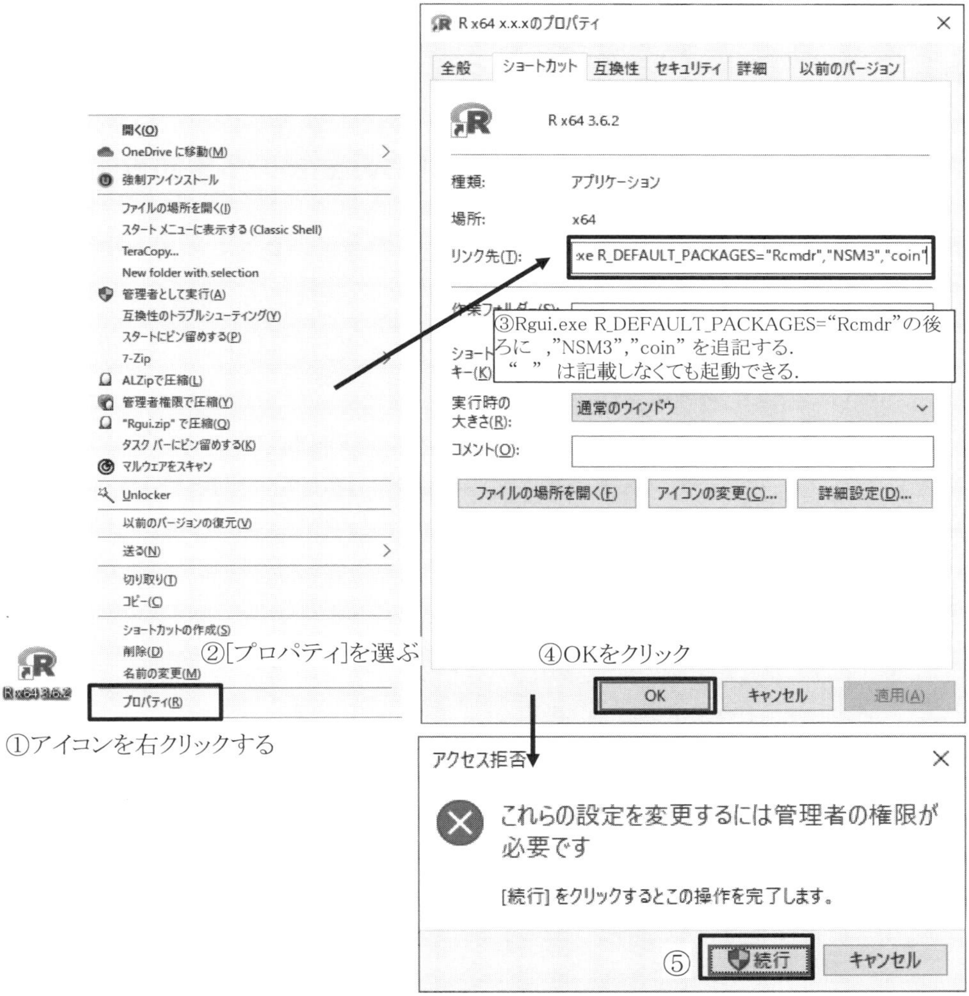

図 10-7　起動アイコンのプロパティの変更

5)　その後は④ OK をクリックします．もし，警告が出ても⑤続行をクリックしてください．これで変更は終了です．

6)　ショートカットのプロパティを変更した際には，**R コマンダーを再起後に有効になる**ので注意してください．

試しにRコマンダーを再起動してみても，見た目は特に変わらないと思いますが，しっかり起動していますので安心してください．

B. Kruskal-Wallis の検定後の Steel-Dwass の多重比較法について

第9章の続きです．もしKruskal-Wallisの検定で有意差が見られた場合は，図9-5のフローチャートに従えば，「Steel-Dwassの多重比較法（またはSteel-Dwassの検定）を適用します」となります．ところが，**いままでのRコマンダーでは出力されません**．Rコマンダーでは Steel-Dwass の多重比較法はできないためです．

そこで，パッケージをインストールすれば解決します．何か気が重くなり面倒ですが，NSM3というパッケージをインストールしてSteel-Dwassの多重比較法を行うのが一番よい方法です．

● R コマンダーによる Steel-Dwass の多重比較法

Steel-Dwassの多重比較法を行うために，NSM3というパッケージを使用します．

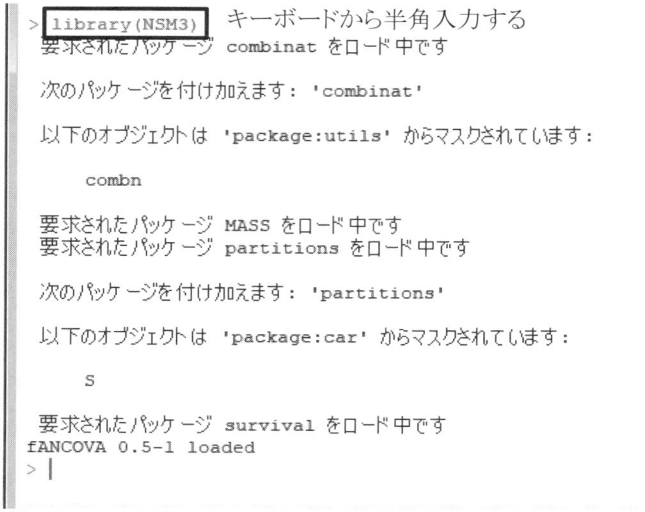
> library(NSM3)
キーボードから半角入力する
要求されたパッケージ combinat をロード中です
次のパッケージを付け加えます: 'combinat'
以下のオブジェクトは 'package:utils' からマスクされています:
combn
要求されたパッケージ MASS をロード中です
要求されたパッケージ partitions をロード中です
次のパッケージを付け加えます: 'partitions'
以下のオブジェクトは 'package:car' からマスクされています:
S
要求されたパッケージ survival をロード中です
fANCOVA 0.5-1 loaded
>

図10-8　NSM3パッケージの起動方法

1. コマンドを使用したSteel-Dwassの多重比較法

以降では，実際にコマンドを入力して，Steel-Dwassの多重比較法を行います．

第9章のデータ（データ名も第9章）を使って，“性別と運動習慣”の要因，つまり4群で“上体起こし回数平均”に差があるかどうかをKruskal-Wallisの検定で確認した，というところから解説します．

1) 上の例でKruskal-Wallisの検定を行った直後であれば，Rコマンダー画面の上半分「Rスクリプト」のところ（複数行あるときは何れかの行）に，**kruskal.test(上体起こし回数平均 ~ 性別と運動習慣 , data= 第9章)**
というコマンドが残っているはずです．
2) このコマンドの下の行に，Steel-Dwassの多重比較法を行うコマンドを，以下のように入力します．

pSDCFlig(第9章$上体起こし回数平均 , 第9章$性別と運動習慣 ,method="Asymptotic")

3) 図10-9①のように入力して下さい．**日本語部分以外はカンマもカッコも全部半角入力**です．**大文字小文字も間違わないように**して下さい．コマンドは別のテキストファイル（メモ帳など）で編集してからコピー&ペーストした方が無難です．
4) **入力に自信のない人は，本書のwebページ**[1] **からファイルをダウンロードしてコピー&ペースト**してください．
5) このコマンドの意味は，
pSDCFlig(データ名$差を見たい変数名,データ名$要因（群分け変数）の名前,method="Asymptotic")
となっています．データ名のところと，差を見たい変数名，要因の名前の部分を書き換えれば，どんなデータでもSteel-Dwassの多重比較法が行えます．
6) 図10-9①のように入力したら，マウスでコマンドの入力行の全てを範囲指定して② 実行 ボタンをクリックします．
7) 少し待っていると，③のような出力が現れます．パソコンによっては少々時間がかかるので，待っていてください．

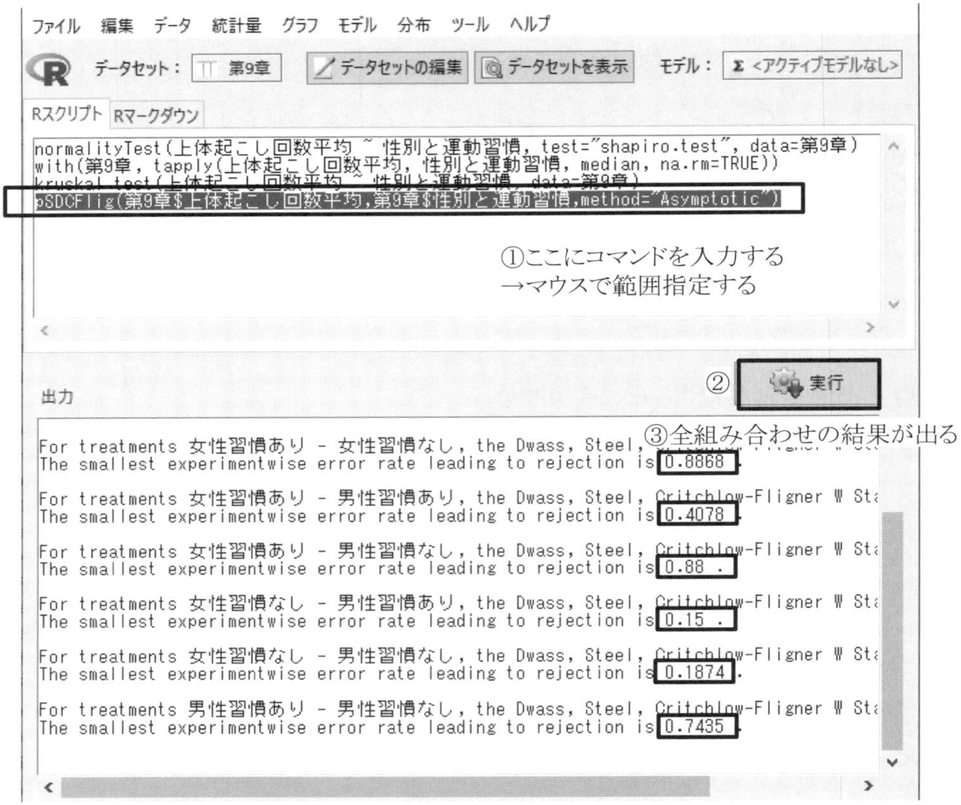
ファイル 編集 データ 統計量 グラフ モデル 分布 ツール ヘルプ
データセット： 第9章
データセットの編集
データセットを表示
モデル： Σ <アクティブモデルなし>
Rスクリプト
Rマークダウン
normalityTest(上体起こし回数平均 ~ 性別と運動習慣, test="shapiro.test", data=第9章)
with(第9章, tapply(上体起こし回数平均, 性別と運動習慣, median, na.rm=TRUE))
kruskal.test(上体起こし回数平均 ~ 性別と運動習慣, data=第9章)
pSDCFlig(第9章$上体起こし回数平均,第9章$性別と運動習慣,method="Asymptotic")
①ここにコマンドを入力する
→マウスで範囲指定する
②
実行
出力
③全組み合わせの結果が出る
For treatments 女性習慣あり - 女性習慣なし, the Dwass, Steel,
The smallest experimentwise error rate leading to rejection is 0.8868 .
For treatments 女性習慣あり - 男性習慣あり, the Dwass, Steel, Critchlow-Fligner W Sta
The smallest experimentwise error rate leading to rejection is 0.4078 .
For treatments 女性習慣あり - 男性習慣なし, the Dwass, Steel, Critchlow-Fligner W Sta
The smallest experimentwise error rate leading to rejection is 0.88 .
For treatments 女性習慣なし - 男性習慣あり, the Dwass, Steel, Critchlow-Fligner W Sta
The smallest experimentwise error rate leading to rejection is 0.15 .
For treatments 女性習慣なし - 男性習慣なし, the Dwass, Steel, Critchlow-Fligner W Sta
The smallest experimentwise error rate leading to rejection is 0.1874 .
For treatments 男性習慣あり - 男性習慣なし, the Dwass, Steel, Critchlow-Fligner W Sta
The smallest experimentwise error rate leading to rejection is 0.7435 .

図 10-9　コマンド入力による Steel-Dwass の多重比較法

8)　その後，非常に見難いのですが，全組み合わせの p 値が③のように出力されます．この例では，いずれも p は 0.05 以上で有意差はありませんでした．

これで Steel-Dwass の多重比較法の手順は終了です．ちょっと面倒なのですが，R ではコマンドの入力と実行方法を覚えると，かなりできる手法が増えますので，最初はいろいろと時間がかかると思いますが，結構すぐ慣れますのでチャレンジしてみて下さい．

2.　コマンドを使用した Games-Howell の多重比較法

第 9 章の図 9-5 のフローチャートを見ると，Welch の補正による 1 元配置分散分析で有意な差があったときは，"Games-Howellの多重比較法（Tukeyの方法で代用）"と記載してあります．

第9章ではTukeyの多重比較法しか述べませんでしたが，本当はGames-Howellの多重比較法で検定しなければなりません．

ここでは，上記Steel-Dwassの多重比較法と同様に，Steel-Dwassの多重比較法を行います．

第9章のデータ（データ名も第9章）を使って，“性別と運動習慣”の要因，つまり4群で“上体起こし回数平均”に差があるかどうかをGames-Howellの多重比較法で確認します．

1）先ほどのSteel-Dwassの多重比較法で使用した

pSDCFlig(第9章$上体起こし回数平均,第9章$性別と運動習慣,method="Asymptotic")

のコマンドが残っていると思います．この一部をコピー＆ペーストで再利用します．

2）図10-10①のようにRスクリプトの部分に，Games-Howellの多重比較法の関数を使って，

posthocTGH(第9章$上体起こし回数平均,第9章$性別と運動習慣,method= c("games-howell"))

と入力します．データ名"第9章"と変数名"上体起こし回数平均"，"性別と運動習慣"は日本語で入力し，それ以外は全て半角です．コマンドのうち，中ほどの第9章$上体起こし回数平均,第9章$性別と運動習慣の部分は，上記のコマンドをコピー＆ペーストすればよいでしょう．

3）図10-10②の実行ボタンをクリックすると，③のところにp値が出力されます．これが，Games-Howellの多重比較法の検定結果です．男性習慣あり群と女性習慣なし群だけがp<0.01で有意差ありです．

4）これによって，Games-Howellの多重比較法も可能になります．

パッケージとコマンドの作成は，結構面倒ですが，使えるようになるとバリエーションが

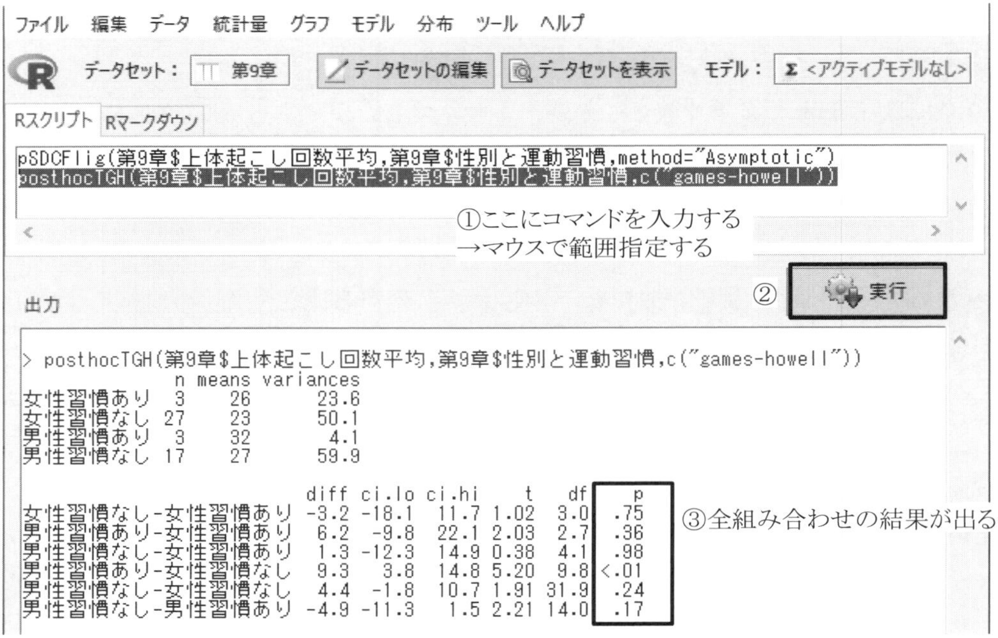
ファイル 編集 データ 統計量 グラフ モデル 分布 ツール ヘルプ
データセット： 第9章
データセットの編集
データセットを表示
モデル：
Σ <アクティブモデルなし>
Rスクリプト
Rマークダウン
pSDCFlig(第9章$上体起こし回数平均,第9章$性別と運動習慣,method="Asymptotic")
posthocTGH(第9章$上体起こし回数平均,第9章$性別と運動習慣,c("games-howell"))
①ここにコマンドを入力する
→マウスで範囲指定する
②
実行
出力
> posthocTGH(第9章$上体起こし回数平均,第9章$性別と運動習慣,c("games-howell"))
n means variances
女性習慣あり 3 26 23.6
女性習慣なし 27 23 50.1
男性習慣あり 3 32 4.1
男性習慣なし 17 27 59.9
diff ci.lo ci.hi t df p
女性習慣なし-女性習慣あり -3.2 -18.1 11.7 1.02 3.0 .75
男性習慣あり-女性習慣あり 6.2 -9.8 22.1 2.03 2.7 .36
男性習慣なし-女性習慣あり 1.3 -12.3 14.9 0.38 4.1 .98
男性習慣あり-女性習慣なし 9.3 3.8 14.8 5.20 9.8 <.01
男性習慣なし-女性習慣なし 4.4 -1.8 10.7 1.91 31.9 .24
男性習慣なし-男性習慣あり -4.9 -11.3 1.5 2.21 14.0 .17
③全組み合わせの結果が出る

図 10-10　コマンド入力による Games-Howell の多重比較法

広がります．一連の操作は全てのパッケージに共通ですので，慣れれば単純作業です．

どんなパッケージがあるかは，いろいろな web ページ[2]で紹介されているので，インターネットを利用して調べてみて下さい．

テキストファイルにコマンドの履歴を保存しておけば，次回，コピーペーストでスムーズに使用できると思います．苦手意識はあると思いますが，是非一度はチャレンジしてみて下さい．

C. 検定結果の記載例

パッケージを使用したときの記載方法は以下の通りです．

● 検定手順の記載例

性別と運動習慣の要因により，女性・運動習慣あり群（n=3），女性・運動習慣なし群（n=27），男性・運動習慣あり群（n=3），男性・運動習慣なし群（n=17）の 4 群にわけ，握力に差があるか差の検定を行った．まず，Shapiro-Wilk 検定により全群が正規分布しているか否かを検定した．何れかの群が正規分布に従わないときは Kruskal-Wallis の検定を適用し，それ以外の場合は，Levene の検定によって全群が等分散しているかを確認した．Levene の検定で有意な結果が得られた時は不等分散と判断して Welch の補正による 1 元配置分散分析（以下，Welch-ANOVA）を適用し，それ以外の時は 1 元配置分散分析（以下，ANOVA）を適用した．

Kruskal-Wallis の検定が有意であったときは Steel-Dwass の多重比較法を，Welch-ANOVA が有意であったときは Games-Howell の多重比較法を，ANOVA の場合は Tukey の多重比較法で検定した．

以上の検定には，Rx.x.x（CRAN，freeware）を使用し，Steel-Dwass の多重比較法は NSM3 パッケージを，Games-Howell の多重比較法は userfriendlyscience パッケージを使用した．全ての検定の有意水準は p=0.05 とした．

検定の手順は，できるだけ具体的に記載する方がよいでしょう．使用したパッケージ名も手法ごとに記載すれば丁寧です．

学会抄録などで字数制限があるときは，最終的に適用した検定名のみを記載するだけでよいでしょう．質問等に対して，使用したパッケージ名は答えられるようにしておいてください．

検定の結果の記述は，全ての多重比較法に共通です．例えば，図 10-10 の例でしたら，

Games-Howell の多重比較法の結果，男性習慣あり群と女性習慣なし群だけが p<0.01 で有意差を認め，それ以外の群間には全て有意差が認められなかった．

と記載します．

参考文献・WEB 等

(1) 本書の web ページ：
https://personal.hs.hirosaki-u.ac.jp/pteiki/research/stat5/ （2020 年）

(2) R-tips　08. パッケージ・ライブラリ：
http://cse.naro.affrc.go.jp/takezawa/r-tips/r/08.html （2020 年）

第11章 人数を数えて関係をみる：分割表の検定

◇本章で解説する事項

- R コマンダーに Excel データを読み込む
- χ^2 適合度の検定ができる
- 分割表の検定ができる
- 連関係数，調整済み残差が求められる

以上が，本章の目的です．

表 11-1 は，健康と思われる地域在住の 75 名の高齢者を対象に「過去 1 年間において 1 週間あたり平均どれくらい運動をしましたか？」というアンケート調査を行った結果の度数分布表（Frequency Distribution）という表です．各カテゴリ（区分）の人数と全体に対する割合（%）を記載しています．この表を見て，1 週間あたり全く運動しない人が多いと思うのではないでしょうか．

分割表（クロス集計表ともいいます）とは表 11-2 のような表です．同じく，健康と思われる地域在住の 75 名の高齢者を対象に，過去 1 年間の転倒歴と性別を調査して表にしたものです．転倒経験のある女性が 15 名，転倒経験のある男性が 1 名，転倒経験のない女性が 51 名，転倒経験のない男性が 8 名という表になっています．転倒経験がありなしの 2 行，性別が女性男性の 2 列になっているので，2 行 2 列の表ということで，2 × 2 分割表と呼ぶときもあります．

分割表では人数の数字が入っている枠をセルと呼びます．2 × 2 分割表では 4 セル存在します．この表を見て「転倒経験のない女性が多い」とか「転倒経験のある男性が少ない」とか考えます．

第 4 章でも述べましたが，表 11-1 と表 11-2 はあくまで，ある地域在住の 75 名の高齢者だけの結果です．「1 週間あたり全く運動しない人が多い」とか「転倒経験のない女性が多い」という判断は「他の似たような地域でもそうなのだろうか…？」と一般化して考えるなら統計的検定が必要になります．また，表 11-2 では，そもそも男女比が違いますので「転倒経験のない女性が多い」などと判断するには短絡的過ぎます．

表 11-1 の度数分布表で人数が多いとか少ないとかを検定する手法は，χ^2 適合度検定（Chi-squared goodness of fit test）といいます．

表 11-1　過去 1 年間における 1 週間の平均運動日数

	全くしない	1日	2日	3日	4日	5日	合計
度数（人）	34	8	5	10	17	1	75
割合（%）	45.3	10.7	6.7	13.3	22.7	1.3	100

表 11-2 の分割表をみて，例えば「転倒経験のない男性が多く，転倒経験のある女性が多い」といった転倒経験と性別の関係を見たいときは，χ^2 独立性の検定（Chi-squared test of independence）という方法を使用します．

表 11-2　転倒経験と性別の分割表（2 × 2 分割表）

		性別		合計
		女性	男性	
転倒経験	あり	15	1	16
	なし	51	8	59
合計		66	9	75

セル内の数値は人数

以下では，この 2 つの手法について例題を挙げて解説します．

A. Excel データを R コマンダーに読み込む

本章では，表 11-3 のデータを使用します．この Excel データは著書の Web ページ [1] からダウンロード可能なので，あらかじめ入手しておいてください．
まずは，

1） パソコンで，ダウンロードした Excel ファイル（表 11-3）を開いておきます．
2） また，R コマンダーも起動しておいてください．

このデータ例は，地域在住の高齢者 75 名を対象として，転倒経験の有無や握力，片脚立ち時間などの調査を行った結果です．
転倒経験は {なし，あり}，性別は {男性，女性} と文字で入力されています．入院歴，立ちくらみの経験については，文字ではなく 0 ＝なし，1 ＝あり，0-1 の数字を割り当てたダミーデータで入力しています（**第 1 章**と**第 3 章**を参照）．もちろん，転倒経験は {0= なし，1= あり}（または {1= なし，0= あり} とか，{1= なし，2= あり} でも，数字で区別さえつけばよい），性別も {0 ＝男性，1 ＝女性} のようにダミー変数として入力してもよいですし，逆に入院歴は {なし，あり}，立ちくらみの経験も {なし，あり} の文字で入力してもよいです．本来　であれば，名義尺度のデータは文字かダミー変数に統一すればいいのですが表 11-3 では，わざと混在させています．
この Excel データを，R コマンダーに読み込みます．

表 11-3　地域在住の高齢者における転倒経験と身体機能，生活状況に関する調査結果

転倒経験	性別	年齢	身長	体重	体脂肪率	握力	片脚立ち時間	入院歴	立ちくらみの経験	運動習慣（1週間の日数）	睡眠時間
なし	女性	65	147.6	50.5	31	30	10	0	0	0	7.5
なし	女性	68	149.2	63.3	34.1	25	5	1	0	4	8.5
なし	女性	70	143.8	61.1	37.8	16	9	0	0	4	7
なし	女性	78	153.8	51.9	24.3	24	11	0	0	0	7.5
なし	女性	71	147.8	39.7	19	20	12	0	0	0	7
なし	女性	75	152.4	56.3	30.4	21	16	0	0	0	8
なし	男性	81	165.5	73.3	23.6	27	16	0	0	3	10
なし	女性	82	137.9	48.3	32.2	16	16	0	0	0	8.5
なし	女性	70	148.2	51.5	26.8	26	17	0	0	0	6
なし	男性	79	154.3	47.3	12.9	22	17	0	0	3	9
なし	男性	82	160.1	71.9	19.6	40	18	0	0	0	6
なし	女性	75	145.7	49.7	28.2	18	22	0	0	0	8.5
なし	女性	76	150.4	64.1	40.2	26	22	0	0	4	11.5
なし	女性	80	155.6	55.7	26.2	24	22	0	0	3	9
なし	女性	72	147.5	50.7	27.6	24	25	0	1	0	9.5
なし	女性	77	143.9	47.6	30.5	16	25	0	0	0	9
なし	女性	64	157	68.9	28.1	30	27	0	0	4	5
なし	女性	82	149.8	59.5	39.3	21	28	0	0	3	7
なし	女性	72	145	41.7	23.2	24	30	0	0	2	8
なし	女性	74	148.5	50.1	22.6	23	30	0	0	2	7
なし	女性	71	146.3	39.3	18.4	21	31	1	0	3	9
なし	男性	74	167.1	59.7	17.2	35	31	0	0	3	7
なし	女性	71	150.7	51.1	27.2	19	32	0	0	1	7.5
なし	女性	79	148.7	47.4	23.3	18	33	0	1	4	13.3
なし	女性	69	149.7	53.3	30.6	24	34	0	0	0	6.5
なし	女性	64	154.9	52.5	27	36	35	0	0	1	8
なし	女性	69	155.3	48.7	23.6	24	37	0	0	4	7
なし	女性	76	147.3	48.5	27.5	17	37.5	0	0	0	11
なし	女性	76	145.8	42.9	22	21	40	1	0	0	9
なし	女性	69	146.2	46	24.1	20	42	0	0	1	8
なし	女性	63	150	54.3	36	26	44	0	0	0	7
なし	女性	77	134.4	36.3	24.8	23	45	1	1	4	9
なし	女性	64	147.4	46.3	24.8	28	50	0	0	0	7.75
なし	女性	67	150.6	49.9	25.9	22	53	0	1	0	8
なし	女性	73	144.3	45.7	23.5	17	55	0	0	0	9
なし	女性	74	150.1	57.3	30.4	26	58	1	1	3	17
なし	女性	75	154.2	59.8	33.1	22	58	0	0	4	9
なし	女性	78	159.7	52.9	14.7	36	65	0	0	4	8
なし	男性	75	159.3	53.6	17.1	34	66	0	1	0	7.5
なし	女性	75	151.1	55.2	28.7	20	68	0	0	4	8.5
なし	女性	69	159.5	52.7	13.4	36	70	0	0	0	8.5
なし	女性	76	154.3	57.8	31.2	28	71	0	0	3	8.5
なし	女性	68	149.2	55.9	28.8	26	73	0	0	0	7.5
なし	女性	65	156.4	56.6	28.2	30	79	0	0	0	5
なし	男性	74	164.4	60.2	14.6	41	91	0	0	4	9
なし	女性	71	152.2	49.6	26.3	29	95	0	0	4	10
なし	女性	74	151	49.4	27.5	24	97	0	0	4	11
なし	男性	72	159.7	48.3	14.4	35	98	0	0	5	8
なし	女性	71	154	52.7	28.1	25	104	0	0	0	8
なし	男性	74	162.5	63.2	19.6	37	108	0	0	4	7.5
なし	女性	61	154.1	43.5	19.3	30	120	0	0	3	8
なし	女性	61	160.3	69.2	33.2	30	120	0	0	4	7.3
なし	女性	64	149	56.6	32.5	26	120	0	0	1	6.5
なし	女性	68	145.7	44.3	23.9	18	120	0	0	4	6.5
なし	女性	70	149.8	46.6	28.4	15	120	1	0	0	8
なし	女性	70	152.2	55.1	27.9	27	120	0	0	0	7.25
なし	女性	70	161.8	48.1	17.3	28	120	0	0	3	6.5
なし	女性	71	146.4	51.8	28.7	27	120	0	0	0	8
なし	女性	76	149	47.3	23.6	19	120	0	1	4	9
あり	女性	70	139.1	44	23.3	13	0	1	0	0	8
あり	女性	75	149.9	47.6	21.9	18	8	0	0	0	7.5
あり	女性	83	149.7	65.7	38.7	24	9	0	0	1	10.5
あり	女性	66	155.4	50	22.7	22	10	1	0	0	9
あり	女性	73	143.6	60.7	37.1	24	0	0	1	1	6.5
あり	女性	81	156.3	48.9	17.7	12	12	1	0	0	10.5
あり	女性	74	153.1	49.9	22.8	22	19	0	0	0	12
あり	男性	68	161.2	62.8	22	13	20	0	0	2	7.5
あり	女性	75	157.7	65.2	29.1	22	20	1	0	0	10.5
あり	女性	71	138.4	41	24	25	22	0	0	1	8
あり	女性	73	145.8	41.8	23.3	21	10	1	1	1	11.5
あり	女性	74	149	46.2	27.4	25	0	0	1	2	9
あり	女性	79	146	47.5	23.9	26	25	1	0	0	7
あり	女性	73	148.2	60.6	36.9	21	26	0	0	2	6.5
あり	女性	67	153.5	47.3	21.5	17	32	1	0	0	6.5
あり	女性	74	147.3	47.7	23.5	18	33	0	0	0	7.5
								0＝なし 1＝あり	0＝なし 1＝あり	0＝なし 1＝あり	

● データの読み込み手順

1） まず，データの**変数名とデータ部分のみをマウスで範囲指定**します（図 11-1 ①）．データの入力の注意点は**表 3-2（第 3 章）を確認**してください．

2） 範囲指定後に，②右クリックメニューから［コピー］を選びます．

3） R コマンダーに移って（図 11-2），メニューから①［データ］—②［データのインポート］—③［テキストファイルまたはクリップボード，URL から］を選びます．

4） 新たに現れたダイアログボックスで④データ名を決めます．最初は "Dataset" と入力されています．データ名は何でも計算には影響ないですが，ここでは " 第 11 章 " と書き変えます．R コマンダーでは，最初にデータ名を決めなければなりません．

5） 図 11-2 ⑤でクリップボードにチェックをいれます．最後に⑥ OK をクリックします．

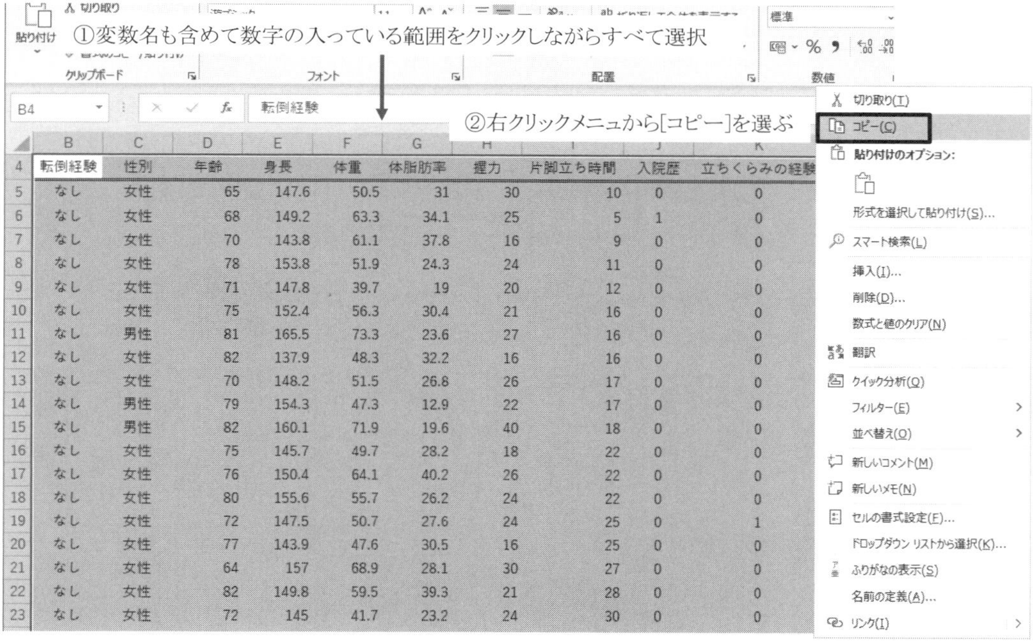

図 11-1　Excel データの範囲指定とコピー

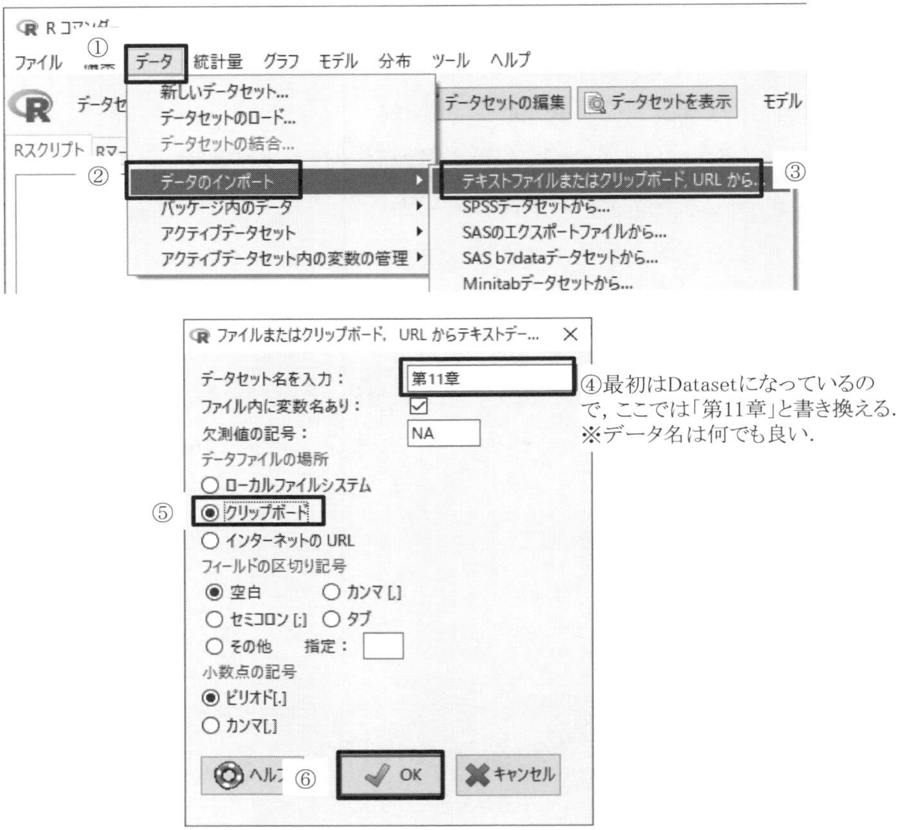

図 11-2　Excel データを R コマンダーに読み込む作業

6)　すでに同じ名前のデータ（第 11 章というデータ名）が存在している場合は，警告が出ます．上書きしてもよいなら “Yes” を，上書きしないなら “No” をクリックして改めて名前を変えてください．

▶　うまく読み込めたら，R コマンダーの下の［メッセージ］表示に**青字でメッセージが出ます**．もし，**赤字でエラーと出力された時は，もういちど Excel のコピーからやり直します**．または表 3-2（第 3 章）を参照してください．

読み込みがうまくできれば，図 11-3 ①のように R コマンダーの データセットを表示

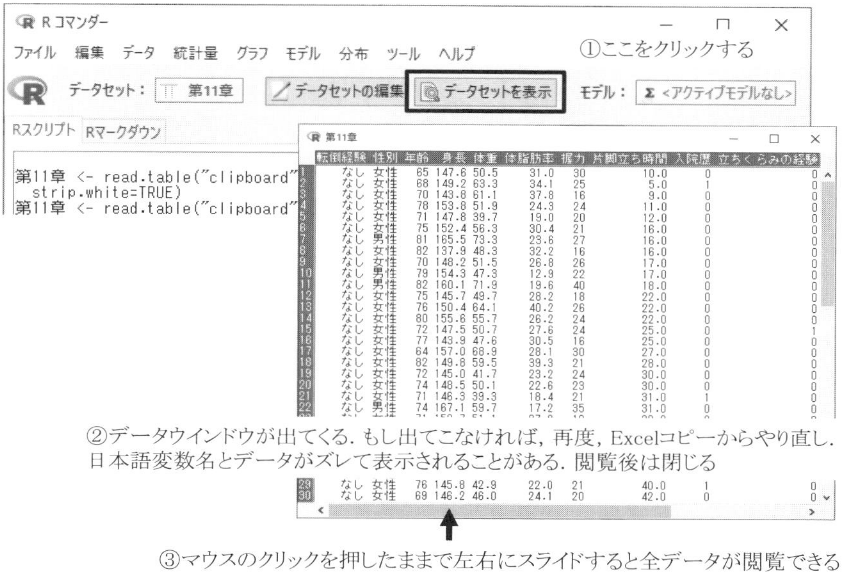
R コマンダー
①ここをクリックする
データセット： 第11章
データセットの編集
データセットを表示
モデル： <アクティブモデルなし>
②データウインドウが出てくる．もし出てこなければ，再度，Excelコピーからやり直し．
日本語変数名とデータがズレて表示されることがある．閲覧後は閉じる
③マウスのクリックを押したままで左右にスライドすると全データが閲覧できる

図 11-3　正しくデータが読み込まれたか確認する

をクリックすると，②のようなデータウインドウが出てきます．データが読み込まれていることを確認してください．

閲覧したらデータウインドウは閉じてください．

B. R コマンダーによる χ^2 適合度検定の手順

読み込んだデータを使用して，

● “1 週間の運動習慣（表 11-1）に人数の偏りがあるかどうか？

を知りたいとします．

▶ " 運動習慣 .1 週間の日数 ." を見ると，0 ＝全くしない，1 ＝ 1 日，2 ＝ 2 日，3 ＝ 3 日，4 ＝ 4 日，5 ＝ 5 日となっています．これらに該当する人数が，だいたい同じぐらい

と考えていいか，人数がどこかの日数に偏っているかを検定します．

χ^2 適合度検定は，人数の偏りの検定ですので，

- 基本的には名義尺度のデータに適用するものです．従って，正規分布は関係なく，平均も中央値も関係ありません．
- 1 週間の運動習慣は 0〜5 日というデータであり，転倒経験や性別のデータと異なって，考えようによっては 5 日—4 日 = 1 日という足し引き可能な比率尺度のデータであるし，1 日よりは 2 日の方が多い，2 日よりは 3 日の方が多いという順序尺度のデータとも考えることができます．
- 従って，χ^2 適合度検定のデータは順序尺度のデータや，比率尺度のデータをいくつかの段階に区切ったカテゴリデータ，または比率尺度のデータそのままで適用することも珍しくありません．
- χ^2 適合度検定は名義尺度に限定して使われるというものではありませんし，適用データの明確な基準もありません．解析者の主観に委ねます．
- ただし，運動習慣を 1 年分，0〜365 日単位で記録した場合などは，当然 365 日のカテゴリになるので χ^2 適合度検定を行うと逆に煩雑になります．
- いくらまでのカテゴリなら χ^2 適合度検定（分割表も同様）の適用かと問われると答えはありませんが，理解しやすいのであれば特に制限はありません．365 日のカテゴリでもシンプルならそれで構いません（滅多に考えられませんが）．

χ^2 適合度検定では正規分布の確認も不要です．そのままデータを解析するので，最もシンプルな方法になります．

● R コマンダーによる χ^2 適合度検定

1） まず図 11-4 に従って，R コマンダーのメニューから①［統計量］—②［要約］—③［頻度分析］を選びます．

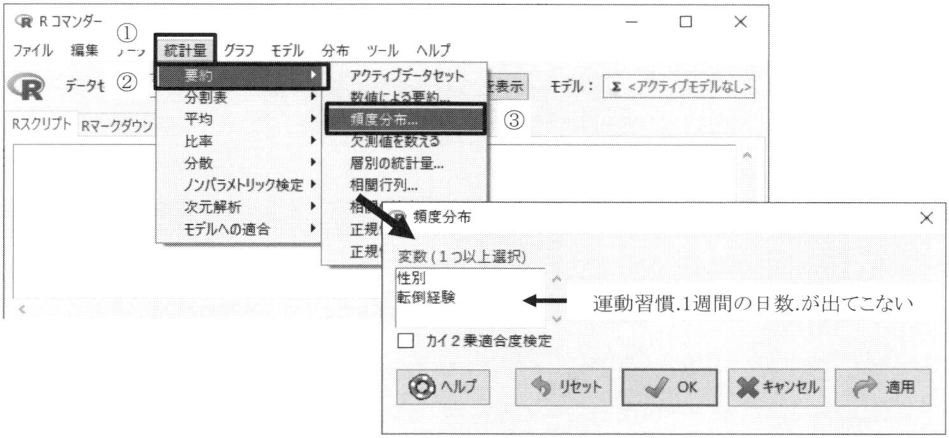

図 11-4　χ^2 適合度検定を行おうとしたが解析したい変数が出てこない

2)　［変数（1つ以上選択）］の枠から，"運動習慣.1週間の日数."を選びたいのですが，存在しません.

3)　この理由は，**"運動習慣.1週間の日数."が数値変数のままなので，認識されていない**のです．χ^2 適合度検定（後述する χ^2 独立性の検定も同様）では，**因子変数しか対象になりません**ので，因子変数に変更（**第3章**）しておかなければならないのでした.

それではこの作業を途中でキャンセルして，**"運動習慣.1週間の日数."を因子変数に変える**作業を行います.

● Rコマンダーによる数値変数から因子変数への変換

1)　図 11-5 に従い，①［データ］—②［アクティブデータセット内の変数の管理］—③［数値変数を因子に変換］を選びます.

2)　図 11-5 で，④因子変数に変更したい"運動習慣.1週間の日数."を選びます．複数選択も可能なので，もし他にもあれば（入院歴や立ちくらみの経験も 0，1 の数値変数ですが，実際は {なし，あり} の因子変数です）同時に行っておくと便利かもしれません．複数選択には Ctrl キーを押しながらクリックして選択します.

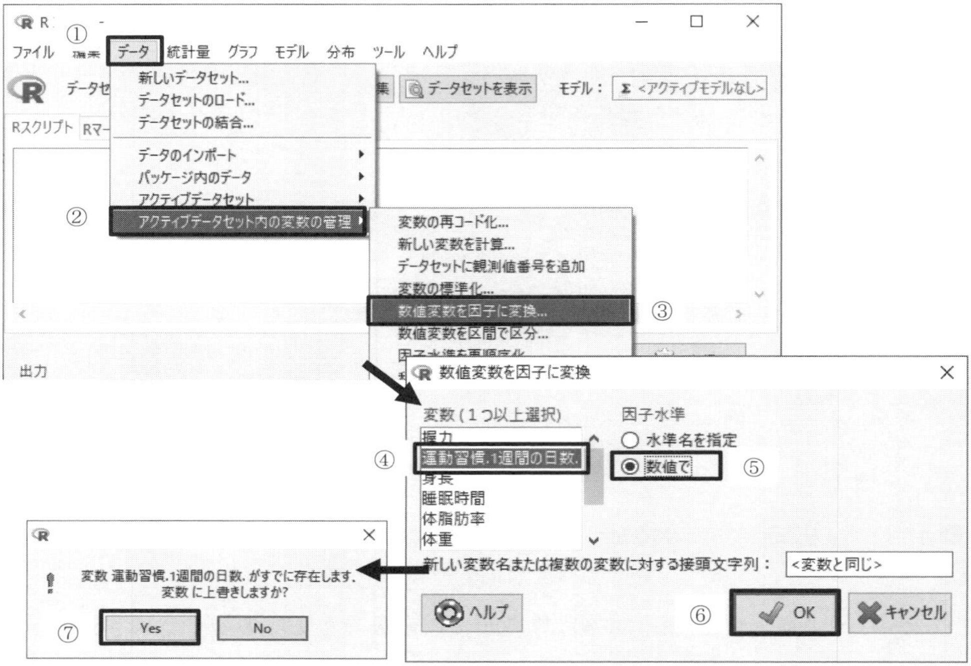

図 11-5　運動習慣が数値変数であるため因子変数に変換する手順

3)　次に，［因子水準］のところで⑤［数値で］にチェックを入れます．その後，⑥の OK ボタンをクリックします．

(ア)　**第 3 章**では，［新しい変数名または複数の変数に対する接頭文字列］のところで，"cat" と入力しました．

(イ)　これは，" 運動習慣 .1 週間の日数 ." であれば，変数名を "cat 運動習慣 .1 週間の日数 ." として，因子変数を複製したためです．

(ウ)　この作業を行うと，" 運動習慣 .1 週間の日数 ." は数値変数として残り，新たに見た目は全く同じ "cat 運動習慣 .1 週間の日数 ." という因子変数が増えます．

(エ)　いったん因子変数に変更すると，また数値変数に戻すのが面倒なので，数値と因子変数の 2 つを用意しておこうという考えです．

(オ)　しかし本章では，数値変数を因子変数に変更（上書き）します．

4） 『変数　運動習慣.1 週間の日数.がすでに存在します…』という警告が出ますので，Yes をクリックして下さい．『数値変数を因子変数に上書きしてもいいですか？名前を変えて新たに作成し，数値変数としての"運動習慣.1 週間の日数."は残さなくていいですか？』という意味です．

●再び R コマンダーによる χ^2 適合度検定

1） 再度，改めて図 11-6 に従って，R コマンダーのメニューから①［統計量］—②［要約］—③［頻度分析］を選びます．

2） ④［変数（1 つ以上選択）］の枠から，"運動習慣.1 週間の日数."を選びます．今度は，出てきました．

3） ⑤［カイ 2 乗適合度検定］にチェックを入れます．そして⑥ OK ボタンをクリック．

4） ［適合度検定］というダイアログボックスが現れます．通常は，このまま⑦ OK ボタンをクリックします．

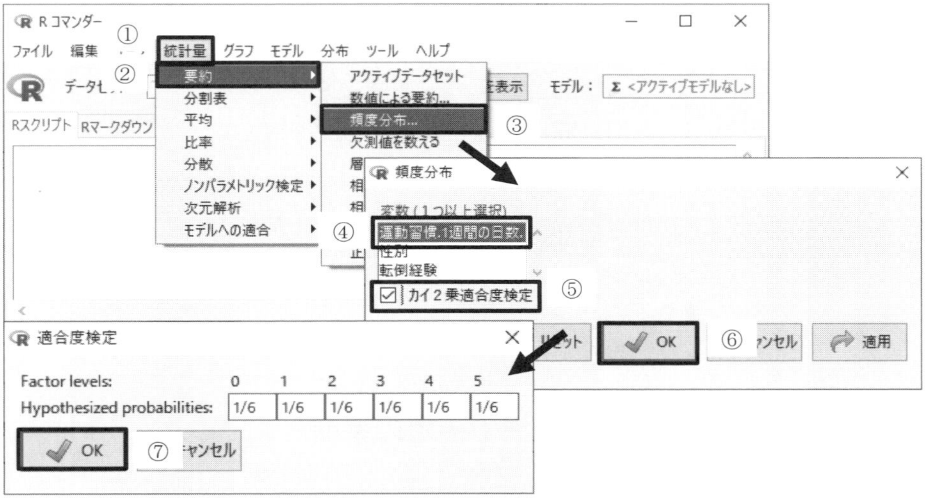

図 11-6　χ^2 適合度検定の手順

χ^2 適合度検定の結果が，図 11-7 のように出力されます．

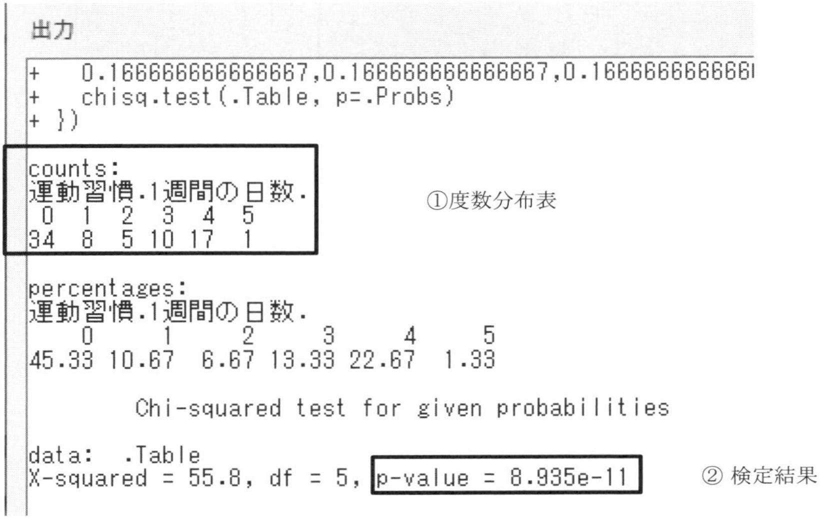

```
出力
+    0.16666666666666667,0.16666666666666667,0.1666666666666
+    chisq.test(.Table, p=.Probs)
+ })

counts:
運動習慣.1週間の日数.
 0  1  2  3  4  5
34  8  5 10 17  1

percentages:
運動習慣.1週間の日数.
    0     1     2     3     4     5
45.33 10.67  6.67 13.33 22.67  1.33

        Chi-squared test for given probabilities

data:  .Table
X-squared = 55.8, df = 5, p-value = 8.935e-11
```


図 11-7　χ^2 適合度検定の結果

- ①の度数分布表は，各カテゴリの人数を示しています．
- ②の［p-value］が検定の結果です．ここが p<0.05 だと『有意に人数に偏りがある』という意味になります．
- この例では p=8.935e-11 = 0.00000000008935 という意味で， p <0.05 かつ p<0.01 なので，『p<0.01 で有意に人数に偏りがあった』と判断します．

度数分布表を見ると，全くしない人が最も多く，運動を 5 日行う人が 1 名で，最も少ないとわかります．

C. R コマンダーによる χ^2 独立性の検定の手順

継続して**第 11 章**のデータを使用して，

- “転倒経験と性別（表 11-4）に関連はあるだろうか？

表 11-4　転倒経験と性別の分割表（2 × 2 分割表）

		性別		合計
		女性	男性	
転倒経験	あり	15	1	16
	なし	51	8	59
合計		66	9	75

セル内の数値は人数

を知りたいとします．

▶　男性は転倒が多い，女性は転倒が少ないなどの 2 変数の人数の偏りを検定します．

χ^2 独立性の検定は χ^2 適合度検定と同様に人数の偏りの検定です．

- 基本的には名義尺度のデータに適用するものです．従って，正規分布は関係なく，平均も中央値も関係ありません．
- ここの例では，転倒経験｛なし，あり｝の 2 カテゴリ，性別も｛男性，女性｝の 2 カテゴリなので，分割表は 2 × 2 分割表（表 11-4）となります．
- 仮に，転倒経験｛なし，あり｝2 カテゴリと 1 週間の運動習慣｛0 = 全くしない，1 = 1 日，2 = 2 日，3 = 3 日，4 = 4 日，5 = 5 日｝6 カテゴリで解析する場合は，2 × 6（または 6 × 2）分割表となります（表 11-5）．
- χ^2 適合度検定と同様に，名義尺度に限定して使われるというものではありませんし，適用データの明確な基準もありません．解析者の主観に委ねます．
- ただし，カテゴリが多すぎると逆に煩雑になるので，いくらまでのカテゴリなら適用できると明言できませんが，理解しやすいレベルであれば特に制限はありません．

χ^2 独立性の検定では正規分布の確認も不要です．そのままデータを解析するので，最もシンプルな方法になります．

表 11-5　転倒経験と運動習慣の分割表（6 × 2 分割表）

			転倒経験		合計
			あり	なし	
運動習慣（日）	0	人数	9	25	34
		調整済み残差	0.989	-0.989	
	1	人数	4	4	8
		調整済み残差	2.094	-2.094	
	2	人数	3	2	5
		調整済み残差	2.185	-2.185	
	3	人数	0	10	10
		調整済み残差	-1.769	1.769	
	4	人数	0	17	17
		調整済み残差	-2.442	2.442	
	5	人数	0	1	1
		調整済み残差	-0.524	0.524	
合計			16	59	75

検定の選択のためのフローチャートは，図 11-8 に挙げておきました．煩雑に見えますが，2 × 2 分割表のときと，それ以外（上述した 2 × 6 分割表など）の違いです．
異なる点は，①2 × 2 分割表：期待値 5 未満のセルが**1 つでも**あれば Fisher の正確確率検定に対して，それ以外の分割表：期待値 5 未満のセルが**全セルの 20%**以上あれば Fisher の正確確率検定，というところです．あとは，②2 × 2 分割表では連関係数が**Φ《ファイ》係数**，それ以外の分割表では**Cramer《クラメール》の V 係数**，というところです．

ここで，期待値とは？ Fisher の正確確率検定とは？連関係数とは？という疑問が沸きますが，解析を進めてからあとでまとめて説明します．

● R コマンダーによる χ^2 独立性の検定

1）　図 11-9 に従って，R コマンダーのメニューから①［統計量］―②［分割表］―③［2

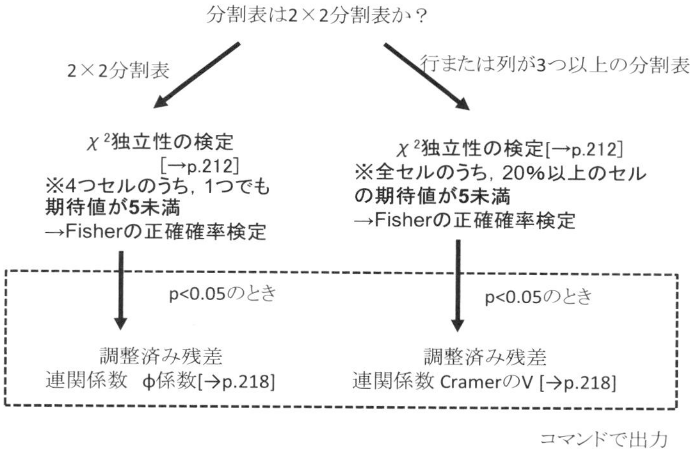

図 11-8　χ^2 独立性の検定の選択フローチャート

元表］を選びます．

2）④［行の変数（1つ選択）］の枠から，"転倒経験"を選びます．⑤［列の変数（1つ選択）］の枠から，"性別"を選びます．行と列を逆に選んでも結果は変わりません．

3）⑥［統計量］タブをクリックします．

4）⑦［仮説検定］の全てにチェックを入れます．

5）⑧ OK ボタンをクリックします．

χ^2 独立性の検定の結果は，図 11-10 のように出力されます．順を追って説明します．

- ①の分割表の各セルは人数を示しています．
- ②の［expected counts］が期待値です．各セルの数値で以下のように判断します．
  - ▶ 2 × 2 分割表の場合：1 つでも 5 未満がある．
  - ▶ それ以外の分割表の場合：全セルの 20%以上に 5 未満がある．

  場合は，χ^2 検定の結果ではなく，Fisher の正確確率検定の結果を見ます（下の［メッセージ］②' で警告も出ています）．
- 男性の転倒経験ありが期待値 1.92 で 5 未満となっています．2 × 2 分割表の場合は 1 セ

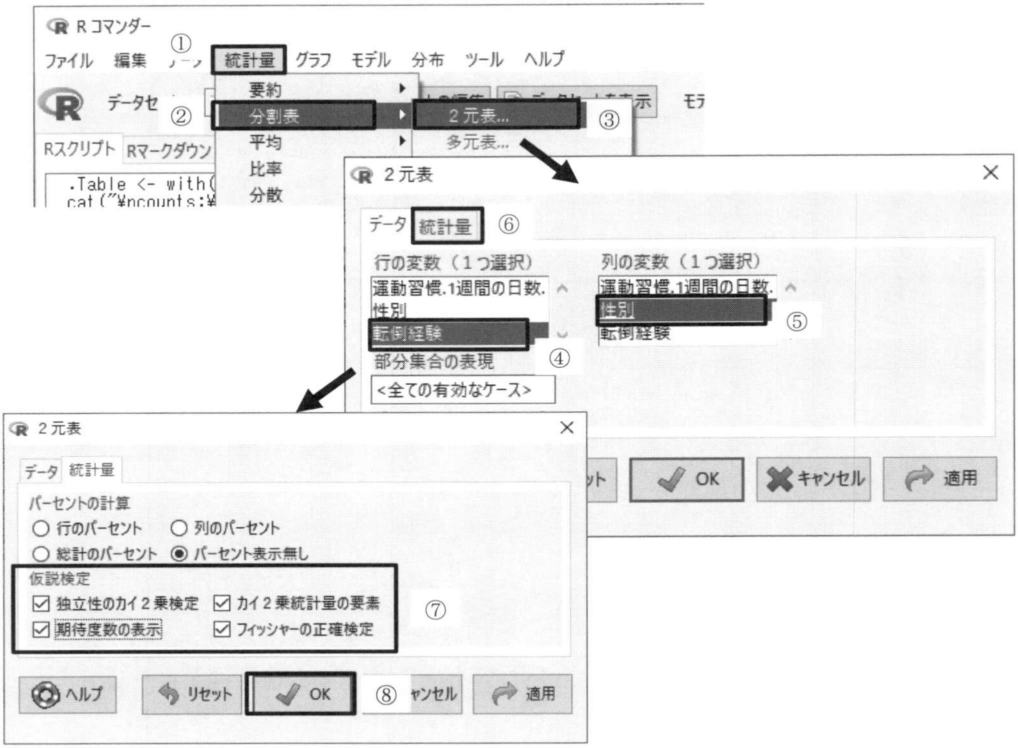

図 11-9　χ^2 独立性の検定の手順

ルでも 5 未満があるので，Fisher の正確確率検定の結果を見ます．

- 上の説明に従うと見るべきではないのですが，通常の χ^2 独立性の検定の結果は③ p-value = 0.4249 となっています．『性別と転倒経験には有意な連関がない』と判断します．
- それでは，正しい方の④の Fisher の正確確率検定の結果ではどうでしょうか．p-value = 0.674 で．これも『性別と転倒経験には有意な連関がない』と判断します．

図 11-8 に照らし合わせると，点線囲みの上のところまで確認できたというわけです．

さて，点線囲みのところまで進んで結果を見たいときはどうしたらよいかというと，これがまたまたパッケージとコマンドの操作を必要とするのです．もし「パッケージとコマンド

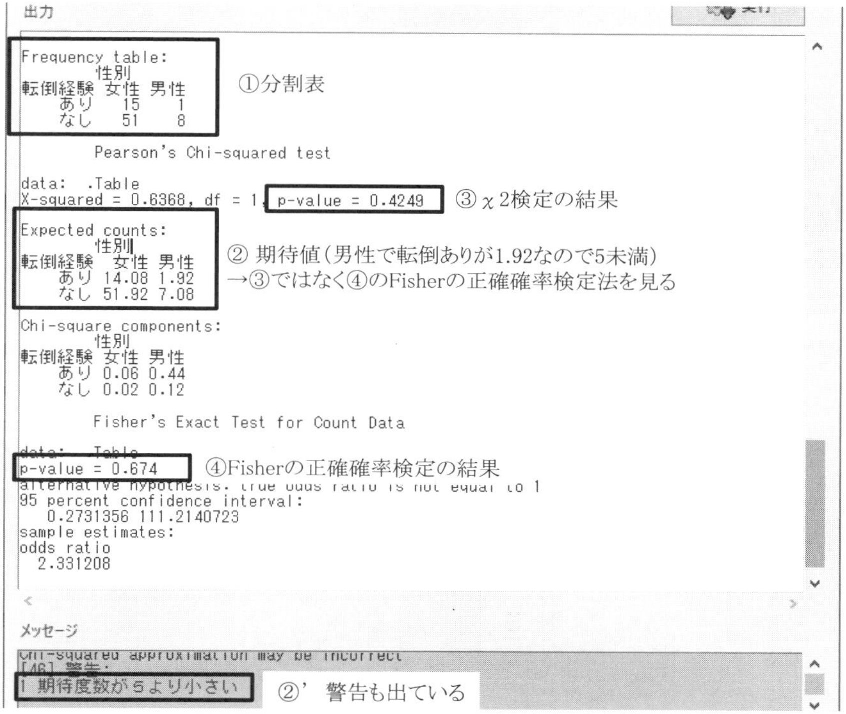
出力
Frequency table:
性別
転倒経験 女性 男性
あり 15 1
なし 51 8
①分割表
Pearson's Chi-squared test
data: .Table
X-squared = 0.6368, df = 1, p-value = 0.4249
③χ2検定の結果
Expected counts:
性別
転倒経験 女性 男性
あり 14.08 1.92
なし 51.92 7.08
② 期待値（男性で転倒ありが1.92なので5未満）
→③ではなく④のFisherの正確確率検定法を見る
Chi-square components:
性別
転倒経験 女性 男性
あり 0.06 0.44
なし 0.02 0.12
Fisher's Exact Test for Count Data
data: .Table
p-value = 0.674
④Fisherの正確確率検定の結果
alternative hypothesis: true odds ratio is not equal to 1
95 percent confidence interval:
0.2731356 111.2140723
sample estimates:
odds ratio
2.331208
メッセージ
Chi-squared approximation may be incorrect
[46] 警告:
1 期待度数が5より小さい
②’ 警告も出ている

図 11-10　χ^2 独立性の検定の 結果

はもう懲り懲りだ」という方は，上に述べた結果まででも解釈できれば，問題のないレベルになりますので，ここで終了してもよいです．

しかし，もう少し知りたいという人は，面倒ですが，またパッケージとコマンドの操作に入ります．

D. パッケージとコマンドによる χ^2 独立性の検定の補足結果

コマンドを操作して，**調整済み残差**というものと，**連関係数**というものを出力します．『第 10 章　A. コマンドとパッケージとは？そのダウンロードと設定方法　2. パッケージについて』を参照して，

vcd

というパッケージをダウンロード後，コマンドプロンプト（赤字の＞|）のところに

library(vcd)

と入力して起動してください．

● コマンドを使用した調整済み残差と連関係数の出力

実際にコマンドを入力して，調整済み残差と連関係数を出力します．
さきに行ったχ^2独立性の検定の結果のままであるとします．

1） もし，上の例でχ^2独立性の検定を行った直後であれば，R スクリプトの枠に，

.Table <- xtabs(~ 転倒経験 + 性別 , data= 第 11 章)

※ Table <- で始まる行がいくつかあるかもしれません．**.Table <- xtabs… で始まる行です**．

と，

.Test <- chisq.test(.Table, correct=FALSE)

という 2 つのコマンドが残っているはずです（図 11-11 の灰色部分）．

2） これら 2 つのコマンドを範囲指定して右クリックコピーし，最下行へペーストします．.Table <- xtabs…の方を上に貼りつけないとなりません．

3） さらに下の行に以下のコマンドを 2 行入力します（上下逆でもいい）．

.Test$stdres

assocstats(.Table)

全て半角で入力します．Table 前の“ . ”は忘れないで下さい．

4） 図 11-11 ①のように入力します．日本語部分以外はカンマもカッコも全部半角入力です．コマンドは別のテキストファイルで編集してからコピー&ペーストした方が簡単です．

5） 入力に自信のない人は，本書の web ページ[(1)] を参照してコピー& ペーストしてください

6） このコマンドは，いかなる名前のデータ，変数名のデータを使っても，常に同じコマンドを入力すればよいので，意味はわからなくても大丈夫です．テキストファイルに保存

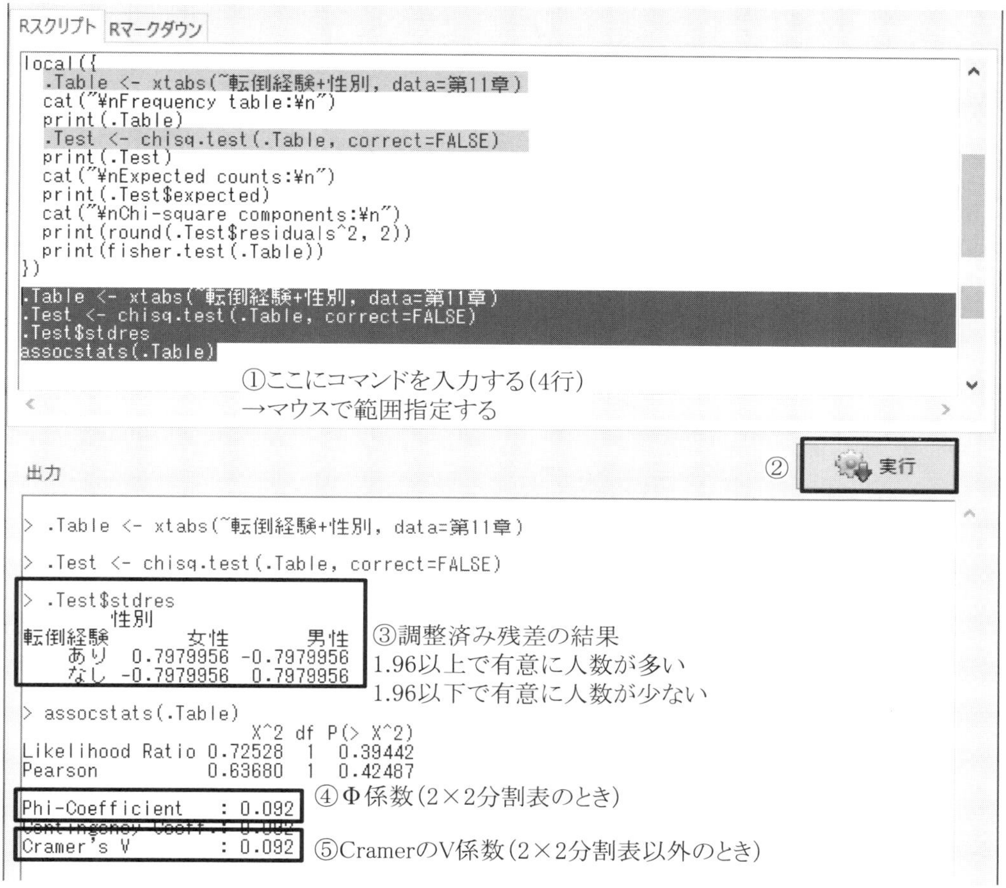
Rスクリプト
Rマークダウン
local({
.Table <- xtabs(~転倒経験+性別, data=第11章)
cat("¥nFrequency table:¥n")
print(.Table)
.Test <- chisq.test(.Table, correct=FALSE)
print(.Test)
cat("¥nExpected counts:¥n")
print(.Test$expected)
cat("¥nChi-square components:¥n")
print(round(.Test$residuals^2, 2))
print(fisher.test(.Table))
})
.Table <- xtabs(~転倒経験+性別, data=第11章)
.Test <- chisq.test(.Table, correct=FALSE)
.Test$stdres
assocstats(.Table)
①ここにコマンドを入力する(4行)
→マウスで範囲指定する
出力
②
実行
> .Table <- xtabs(~転倒経験+性別, data=第11章)
> .Test <- chisq.test(.Table, correct=FALSE)
> .Test$stdres
性別
転倒経験 女性 男性
あり 0.7979956 -0.7979956
なし -0.7979956 0.7979956
③調整済み残差の結果
1.96以上で有意に人数が多い
1.96以下で有意に人数が少ない
> assocstats(.Table)
X^2 df P(> X^2)
Likelihood Ratio 0.72528 1 0.39442
Pearson 0.63680 1 0.42487
Phi-Coefficient : 0.092
Cramer's V : 0.092
④Φ係数(2×2分割表のとき)
⑤CramerのV係数(2×2分割表以外のとき)

図 11-11　コマンドを利用した調整済み残差，Φ係数，Cramer の V 係数の出力

しておけばよいでしょう．

7）図 11-11 ①のように入力したら，マウスでコマンドの入力行の全て（4 行）を範囲指定して② ［実行］ ボタンをクリックします．

8）出力が現れます．③が**調整済み残差**です．**1.96 以上のセルは，他のセルよりも有意（p<0.05）に人数が多いところ**と判断します．また，**−1.96 以下のセルは，他のセルよりも有意（p<0.05）に人数が少ないところと判断**します．**単純な分割表**（図 11-10 ①）

を見て，人数が多いとか少ないという判断ではなく，この調整済み残差で多い少ないを判断しなければなりません．この結果では，0.7979956 や −0.7979956 の値なので，いずれも有意ではありません．

9) ④が 2 × 2（2 行 2 列）分割表の**連関係数**である**Φ 係数**，⑤が 2 × 2 以外の分割表で使う Cramer の V **係数**となります（後述します）．**連関係数は相関係数と同様に，−1〜1 の範囲を取り，解釈は相関係数と同様**になります．判断基準も図 8-5（第 8 章）に従ってください．この例では，どちらの連関係数も 0.092 で，連関はかなり小さくなっています．

これで χ^2 独立性の検定は終わりです．

E. 期待値と Fisher の正確確率検定

χ^2 独立性の検定ならびに χ^2 適合度検定では，**全セルの 20％以上のセルが期待値[1]5 未満のときは適用できない**ことがわかっています．

2 × 2 の分割表ではセルは 4 つあるので，1 つでも期待値 5 未満だと 1/4 = 0.25，つまり 25％になるので，もはや χ^2 独立性の検定は使えません．

χ^2 独立性の検定が使えないときは Yates《イエーツ》の補正か Fisher の正確確率検定で代用します．どちらを使っても間違いではないのですが，**一般的には Fisher の正確確率検定が適用**されます．

F. 連関係数：Φ 係数と Cramer の V 係数

連関係数は名義尺度データの相関係数に相当します．分割表の**行の要因と列の要因の関係**を表します．

連関係数として，一般には **2 × 2 分割表の時は Φ 係数**を，**それ以外の行列の分割表の時は Cramer の V 係数**を適用します．

1　計算方法は割愛します．手計算をする機会はほとんどないと考えるからです．

相関係数と同様に－1～1の範囲をとり，

- 連関係数＜｜0.2｜ ⇒ 連関はほとんどない
- ｜0.2｜≦連関係数＜｜0.4｜ ⇒ やや連関がある
- ｜0.4｜≦連関係数＜｜0.7｜ ⇒ 強い連関がある
- ｜0.7｜≦連関係数 ⇒ かなり強い連関がある

と判断します．

G. 検定結果の記載例

1．χ^2 適合度検定の記載例

1週間の運動習慣（表11-1）に人数の偏りがあるかどうか？を知りたいとして，χ^2 適合度検定を適用した例を記載します．

運動習慣の人数に偏りがあるかどうかを知るために，χ^2 適合度検定を適用した．各カテゴリの度数分布表は，表11-1の通りであった．

検定の結果，$p<0.01$ で有意な偏りが認められた．度数分布表を見ると，運動しない人が34名で最も多く，5日運動する人が1名で最も少なかった．

χ^2 適合度検定は非常に簡単な記述となります．

2．χ^2 独立性の検定の記載例

χ^2 独立性（分割表）の検定結果は，以下の項目を述べ，解釈できれば問題ありません．

- 有意確率（p）は必ず記載する．
- 分割表を記載する．
- 分割表には調整済み残差を記載する．

- 検定結果が有意であれば，連関係数の記載.
  - ▶ 2 × 2 分割表の場合⇒ファイ係数.
  - ▶ それ以外の分割表⇒クラメールの V 係数.

それでは，運動習慣と転倒経験の χ^2 独立性の検定を行って，その例を記載します.

運動習慣と転倒経験に関連かあるか知るために χ^2 独立性の検定を行った．期待値が 5 未満のセルが 2 セル（1/12 ＝ 20%）以上存在するときは，Fisher の正確確率検定を適用した．有意な結果が得られた時は，調整済み残差で人数の偏りを評価し，運動習慣と転倒経験の関係の度合いは ,Cramer の V 係数を参考とした.

検定の手順は，できるだけ具体的に記載する方がよいでしょう．ただし学会抄録などで字数制限があるときは，最終的に適用した検定名を記載するだけでもよいと思います.

結果は,

分割表は表 11-5 の通りであった．期待値が 5 未満のセルは全セルの 20% を超過したので，Fisher の正確確率検定を適用したところ，p<0.01 で有意な偏りがあった．調整済み残差を観察すると，転倒歴ありでは 1 日，2 日が有意に多く，転倒歴なしでは 3 日，4 日が有意に多かった.

Cramer の V 係数は，V=0.469 で強い連関があると判断した.

分割表はできるだけ提示した方がよいと考えます．調整済み残差は，人数を見ただけではわからない部分の，有意に多い・少ないところが判断できます.

参考文献・WEB 等

(1) 本書の web ページ：
https://personal.hs.hirosaki-u.ac.jp/pteiki/research/stat5/ （2020 年）

第12章　○○に対する△△の影響をみる：回帰分析

◇本章で解説する事項

- R コマンダーに Excel データを読み込む
- （単）回帰分析
- 回帰分析の結果の解釈

以上が，本章の内容です．

相関は 2 つの変数どうしの関係を調べるものでした．握力と下肢の筋力に相関があるとか，脚の長さと腕の長さに相関があるなどです．

回帰分析（regression analysis）も **2 つの変数どうしの関係を調べるもの**ですが，相関とちょっと違います．回帰分析は，結果と思われる変数に対して，原因と思われる変数の影響を調べるもの，つまり**因果関係を調べる手法**です（図 12-1）．気温が下がる（原因）と雪が

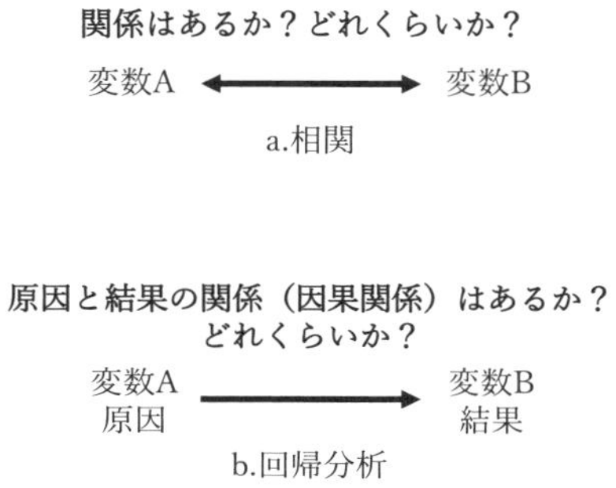

図 12-1　相関と回帰分析の違い

降る（結果），トレーニングをする（原因）と体力が向上（結果）する，という関係です．

図 12-1 では，原因から結果に向かって矢印を引いています．結果から原因には向かっていません．体重が増える（原因）と握力が上がる（結果）と考えたとしましょう．逆の握力が上がる（結果）と体重が増える（原因）とは考えにくいはずです．相関では，両方向の矢印が成り立ちます．握力が強いから下肢の筋力も強いし，下肢の筋力が強いから握力が強いと考えてもおかしくありません．脚の長さが長い人は腕の長さも長い，脚の長さが長い人は腕の長さも長い，どちらが原因と考えてもよさそうです．

上に述べたことから，回帰分析は原因と結果を仮定して 2 つの変数の関係（というより影響）をみるときに適用します．

回帰分析では，散布図を描いてから全てのデータに最も近いところを通る直線を引きます（図 12-2）．この直線は

$$y=\mathrm{a}+\mathrm{b}x$$

（y：結果の変数，a：定数，b：回帰係数，x：原因の変数）

という式で表され，**回帰式**と呼ばれます．**y の結果の変数は目的変数または従属変数**と呼びます．**x の原因の変数を説明変数または独立変数**と呼びます．回帰係数 b は，直線の傾きを表します．

傾き b ＝ 0 のときに，結果の変数 y は一定値 a となるので，x は y に影響を及ぼしません．b がある程度傾けば，x とともに y も増えるわけですから，x は y に影響を及ぼすと考えます．従って，回帰分析では b=0 なのか，b ≠ 0 なのか？を検定するわけです．

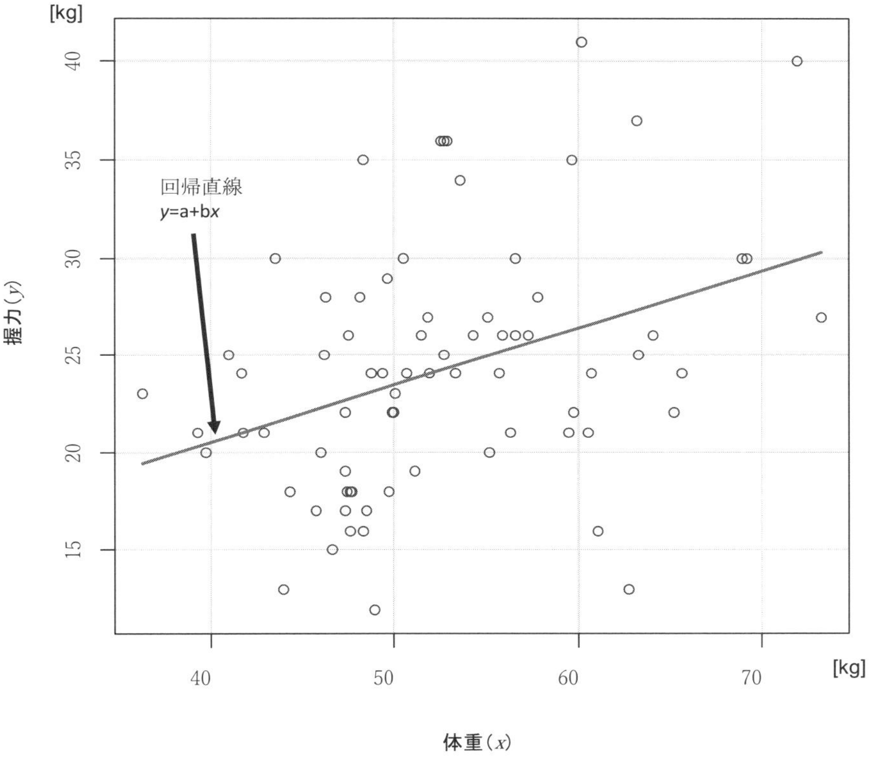

図 12-2　握力・体重の散布図と回帰直線

A. Excel データを R コマンダーに読み込む

本章では，表 12-1 のデータを使用します．このデータは表 11-3 と同じデータです．また Excel ファイルは著書の Web ページ [1] からダウンロード可能なので，あらかじめ入手しておいてください．

まずは，

1）　パソコンで，ダウンロードした Excel ファイルを開いておきます．

2）　また，R コマンダーも起動しておいてください．

表 12-1　地域在住の高齢者における転倒経験と身体機能，生活状況に関する調査結果（表 11-3 と同じ）

転倒経験	性別	年齢	身長	体重	体脂肪率	握力	片脚立ち時間	入院歴	立ちくらみの経験	運動習慣（1週間の日数）	睡眠時間
なし	女性	65	147.6	50.5	31	30	10	0	0	0	7.5
なし	女性	68	149.2	63.3	34.1	25	5	1	0	4	8.5
なし	女性	70	143.8	61.1	37.8	16	9	0	0	4	7
なし	女性	78	153.8	51.9	24.3	24	11	0	0	0	7.5
なし	女性	71	147.8	39.7	19	20	12	0	0	0	7
なし	女性	75	152.4	56.3	30.4	21	16	0	0	0	8
なし	男性	81	165.5	73.3	23.6	27	16	0	0	3	10
なし	女性	82	137.9	48.3	32.2	16	16	0	0	0	8.5
なし	女性	70	148.2	51.5	26.8	26	17	0	0	0	6
なし	男性	79	154.3	47.3	12.9	22	17	0	0	3	9
なし	男性	82	160.1	71.9	19.6	40	18	0	0	0	6
なし	女性	75	145.7	49.7	28.2	18	22	0	0	0	8.5
なし	女性	76	150.4	64.1	40.2	26	22	0	0	4	11.5
なし	女性	80	155.6	55.7	26.2	24	22	0	0	3	9
なし	女性	72	147.5	50.7	27.6	24	25	0	1	0	9.5
なし	女性	77	143.9	47.6	30.5	16	25	0	0	0	9
なし	女性	64	157	68.9	28.1	30	27	0	0	4	5
なし	女性	82	149.8	59.5	39.3	21	28	0	0	3	7
なし	女性	72	145	41.7	23.2	24	30	0	0	2	8
なし	女性	74	148.5	50.1	22.6	23	30	0	0	2	7
なし	女性	71	146.3	39.3	18.4	21	31	1	0	3	9
なし	男性	74	167.1	59.7	17.2	35	31	0	0	3	7
なし	女性	71	150.7	51.1	27.2	19	32	0	0	1	7.5
なし	女性	79	148.7	47.4	23.3	18	33	0	1	4	13.3
なし	女性	69	149.7	53.3	30.6	24	34	0	0	0	6.5
なし	女性	64	154.9	52.5	27	36	35	0	0	1	8
なし	女性	69	155.3	48.7	23.6	24	37	0	0	4	7
なし	女性	76	147.3	48.5	27.5	17	37.5	0	0	0	11
なし	女性	76	145.8	42.9	22	21	40	1	0	0	9
なし	女性	69	146.2	46	24.1	20	42	0	0	1	8
なし	女性	63	150	54.3	36	26	44	0	0	0	7
なし	女性	77	134.4	36.3	24.8	23	45	1	1	4	9
なし	女性	64	147.4	46.3	24.8	28	50	0	0	0	7.75
なし	女性	67	150.6	49.9	25.9	22	53	0	1	0	8
なし	女性	73	144.3	45.7	23.5	17	55	0	0	0	9
なし	女性	74	150.1	57.3	30.4	26	58	1	1	3	17
なし	女性	75	154.2	59.8	33.1	22	58	0	0	4	9
なし	女性	78	159.7	52.9	14.7	36	65	0	0	4	8
なし	男性	75	159.3	53.6	17.1	34	66	0	1	0	7.5
なし	女性	75	151.1	55.2	28.7	20	68	0	0	4	8.5
なし	女性	69	159.5	52.7	13.4	36	70	0	0	0	8.5
なし	女性	76	154.3	57.8	31.2	28	71	0	0	3	8.5
なし	女性	68	149.2	55.9	28.8	26	73	0	0	0	7.5
なし	女性	65	156.4	56.6	28.2	30	79	0	0	0	5
なし	男性	74	164.4	60.2	14.6	41	91	0	0	4	9
なし	女性	71	152.2	49.6	26.3	29	95	0	0	4	10
なし	女性	74	151	49.4	27.5	24	97	0	0	4	11
なし	男性	72	159.7	48.3	14.4	35	98	0	0	5	8
なし	女性	71	154	52.7	28.1	25	104	0	0	0	8
なし	男性	74	162.5	63.2	19.6	37	108	0	0	4	7.5
なし	女性	61	154.1	43.5	19.3	30	120	0	0	3	8
なし	女性	61	160.3	69.2	33.2	30	120	0	0	4	7.3
なし	女性	64	149	56.6	32.5	26	120	0	0	1	6.5
なし	女性	68	145.7	44.3	23.9	18	120	0	0	4	6.5
なし	女性	70	149.8	46.6	28.4	15	120	1	0	0	8
なし	女性	70	152.2	55.1	27.9	27	120	0	0	0	7.25
なし	女性	70	161.8	48.1	17.3	28	120	0	0	3	6.5
なし	女性	71	146.4	51.8	28.7	27	120	0	0	0	8
なし	女性	76	149	47.3	23.6	19	120	0	1	4	9
あり	女性	70	139.1	44	23.3	13	0	1	0	0	8
あり	女性	75	149.9	47.6	21.9	18	8	0	0	0	7.5
あり	女性	83	149.7	65.7	38.7	24	9	0	0	1	10.5
あり	女性	66	155.4	50	22.7	22	10	1	0	0	9
あり	女性	73	143.6	60.7	37.1	24	0	0	1	1	6.5
あり	女性	81	156.3	48.9	17.7	12	12	1	0	0	10.5
あり	女性	74	153.1	49.9	22.8	22	19	0	0	0	12
あり	男性	68	161.2	62.8	22	13	20	0	0	2	7.5
あり	女性	75	157.7	65.2	29.1	22	20	1	0	0	10.5
あり	女性	71	138.4	41	24	25	22	0	0	1	8
あり	女性	73	145.8	41.8	23.3	21	10	1	1	1	11.5
あり	女性	74	149	46.2	27.4	25	0	0	1	2	9
あり	女性	79	146	47.5	23.9	26	25	1	0	0	7
あり	女性	73	148.2	60.6	36.9	21	26	0	0	2	6.5
あり	女性	67	153.5	47.3	21.5	17	32	1	0	0	6.5
あり	女性	74	147.3	47.7	23.5	18	33	0	0	0	7.5
								0＝なし	0＝なし	0＝なし	
								1＝あり	1＝あり	1＝あり	

このデータ例は，地域在住の高齢者 75 名を対象として，転倒経験の有無や握力，片脚立ち時間などの調査を行った結果です.

この Excel データを，R コマンダーに読み込みます.

● データの読み込み手順

1） まず，データの**変数名とデータ部分のみをマウスで範囲指定**します（図 12-3 ①）．**表 3-2（第 3 章）も確認**してください.

2） 範囲指定後に，右クリックメニューから［コピー］を選びます（図 12-3 ②）.

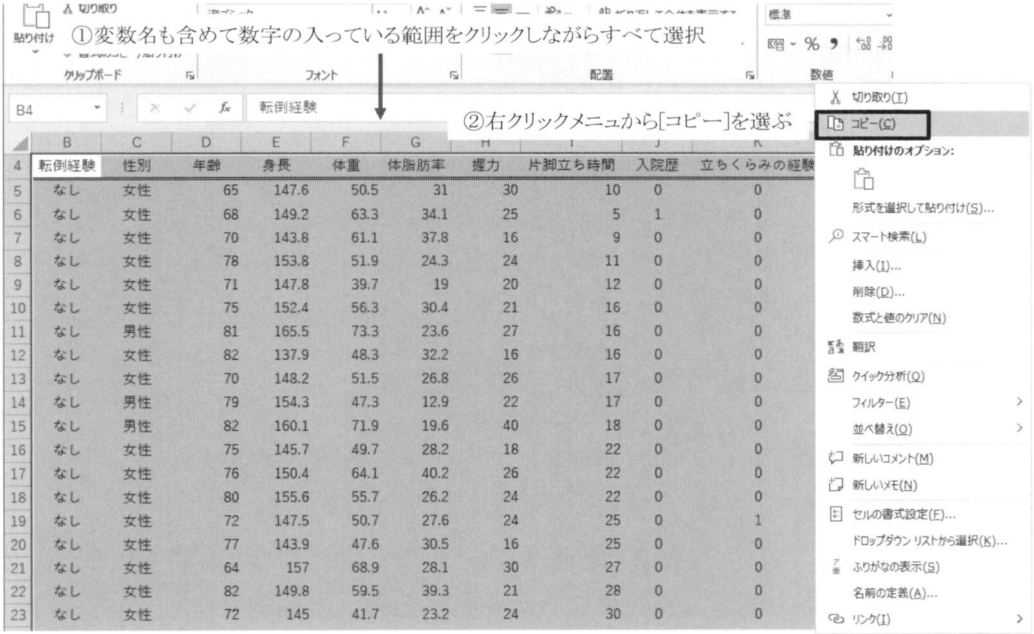

図 12-3　Excel データの範囲指定とコピー

3） R コマンダーに移り（図 12-4），メニューから①［データ］—②［データのインポート］—③［テキストファイルまたはクリップボード，URL から］を選びます.

4） 新たに現れたダイアログボックスで④データ名を決めます．最初は "Dataset" と入力さ

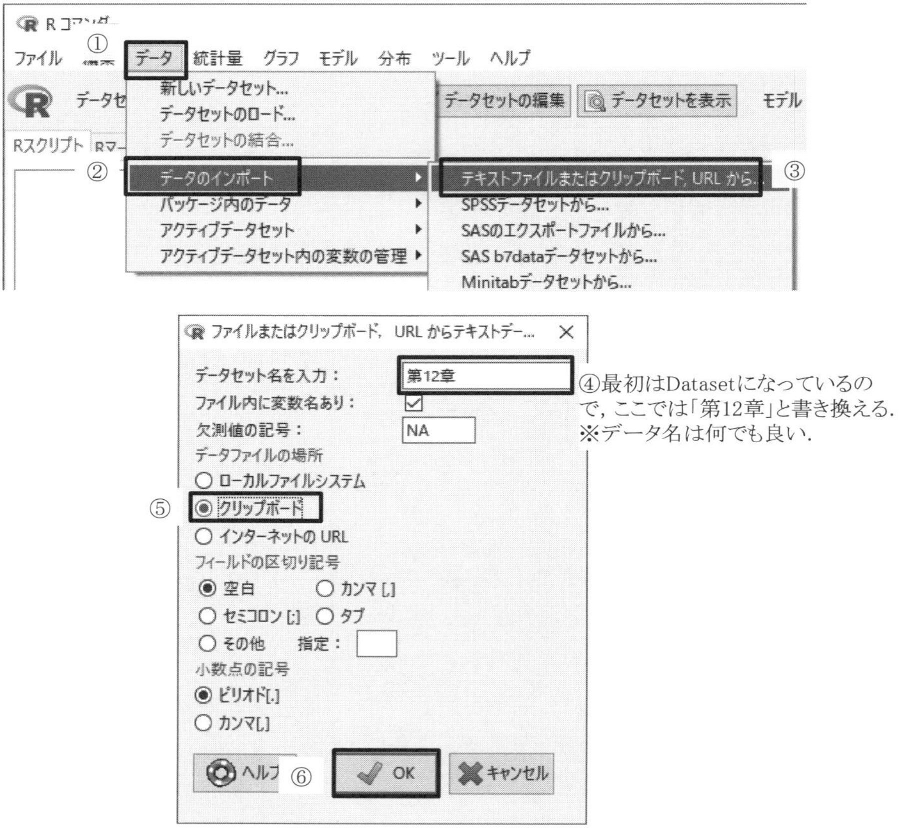

図 12-4　Excel データを R コマンダーに読み込む作業

れています．このままでも計算には影響ないですが，ここでは"第 12 章"と書き変えます．R コマンダーでは，最初にデータ名を決めなければなりません．

5)　図 12-4 ⑤でクリップボードにチェックをいれます．最後に⑥ OK をクリックします．

6)　すでに同じ名前のデータ（第 12 章というデータ名）が存在している場合は，警告が出ます．上書きしてもよいなら“Yes”を，上書きしないなら“No”をクリックして改めて名前を変えてください．

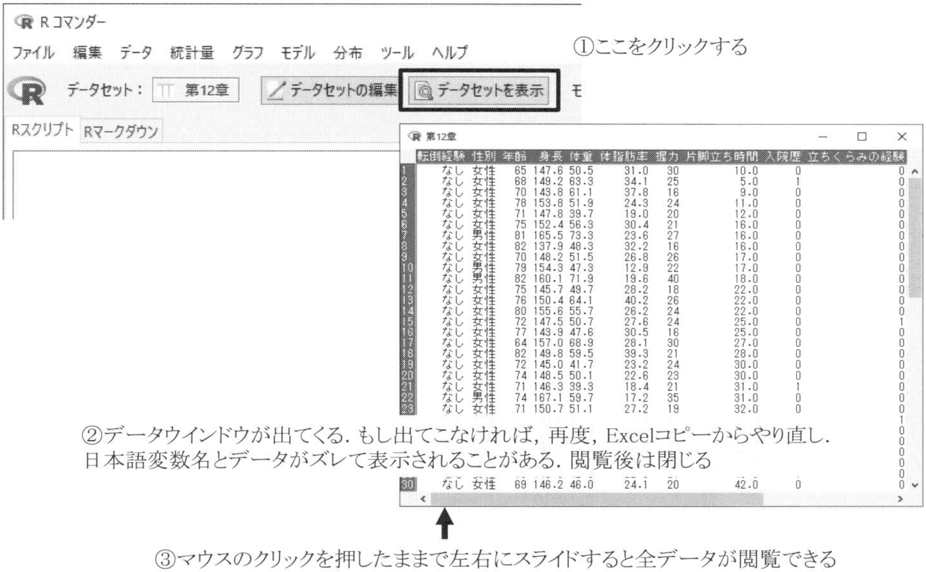
Rコマンダー
ファイル 編集 データ 統計量 グラフ モデル 分布 ツール ヘルプ
データセット： 第12章
データセットの編集
データセットを表示
Rスクリプト
Rマークダウン
①ここをクリックする
第12章
転倒経験 性別 年齢 身長 体重 体脂肪率 握力 片脚立ち時間 入院歴 立ちくらみの経験
②データウインドウが出てくる．もし出てこなければ，再度，Excelコピーからやり直し．
日本語変数名とデータがズレて表示されることがある．閲覧後は閉じる
③マウスのクリックを押したままで左右にスライドすると全データが閲覧できる

図 12-5　ショートカットアイコンのプロパティに userfriendlyscience を追記

▶ うまく読み込めたら，R コマンダーの下の［メッセージ］表示に**青字でメッセージが出ます**．もし，**赤字でエラーと出力された時は，もういちど Excel のコピーからやり直します**．またはデータそのものがおかしいときもあるので，**表 3-2（第 3 章）**を参照してください．

読み込みがうまくできれば，図 12-5 ①の［データセットを表示］をクリックすると，②のようなデータウインドウが出てきます．データが読み込まれていることを確認してください．閲覧したらデータウインドウは閉じてください．

B. R コマンダーによる回帰分析の手順

読み込んだデータを使用して，

● 体重は握力に影響するかどうか？

を知りたいとします．

回帰分析では，計算のために平均とsdを使用するので正規分布に従うデータが対象となります．しかし，よほどでない限りは正規分布の確認をしません．なぜなら，正規分布に従わないとしても，代わる解析方法が簡単に用意できないからです[1]．

従って，正当な理論からは正しい判断とはいえませんが，実際のデータ解析をする人はデータが正規分布するか否かに関わらず，そのまま回帰分析をする場合がほとんどです．
まずは，体重は握力に影響するかどうか？を検定してみます．

● Rコマンダーによる回帰分析

1）図12-6に従って，Rコマンダーのメニューから①［統計量］—②［モデルへの適合］—③［線形回帰］を選びます．
2）［目的変数（1つ選択）］の枠から，④“握力”を選びます．
3）⑤［説明変数（1つ以上選択）］の枠から体重を選びます．
4）⑥ OK をクリックします．
5）もし，『モデルReg.Model……』のような警告のダイアログボックスが現れたら⑦ Yes ボタンをクリックします．

結果は，図12-7のように出力されます．

回帰分析では，以下の手順で結果を見ていきます．

1）最初に図12-7①のところ，結果の最下行［F-statistic：…］です．その右端に［p-value］とあり0.001213と出力されています．
2）これは分散分析の結果で，この回帰分析の全体的な検定となります．ここが0.05以上ならば，『体重は握力に有意に影響しない』と判断して，終了です．この例では，『$p < 0.01$で有意に影響する』となります．

1　正規分布に従わないときのデータを対象としたノンパラメトリック回帰分析という手法もあるが，解析できる統計ソフトが少ない現状です．実はパッケージを使えばRでも可能です．

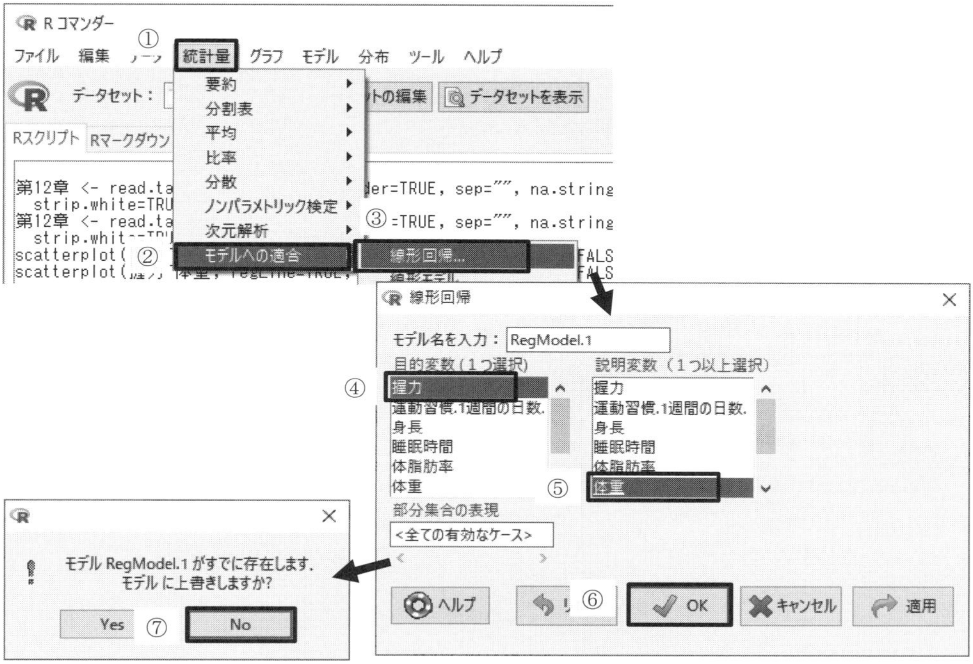

図 12-6　回帰分析の手順

3）　次に，図 12-7 ②を見ます．［Estimate］の列の（Intercept）が定数 $a = 8.70402$ です．“体重”のところが，回帰係数 $b = 0.29526$ となります．この**回帰式**は，

$$y = 8.70402 + 0.29526 \times x$$

と作成できます．y は握力，x は体重です．

図 12-7 ①のところで $p<0.05$ であれば，回帰式を利用して予測値を計算できます．計算方法については後述します．

4）　図 12-7 ③は回帰係数の傾きに対する検定結果です．ここも $p<0.05$ でなければなりません．従って，図 12-7 ①も図 12-7 ③も $p<0.05$ でなければ，結果が有意であったとはいえません．

5）　ちなみに（Intercept）**＝定数の p 値は無視しても大丈夫**です．

6）　図 12-7 ④の［Multiple R-squared］は，**決定係数 R^2** と呼ばれるものです．**決定係数**

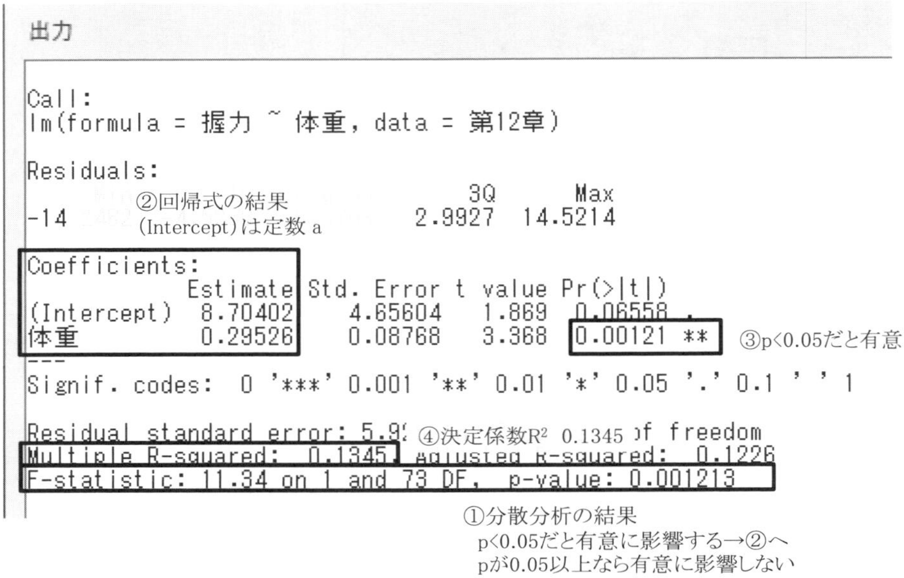
出力
Call:
lm(formula = 握力 ~ 体重, data = 第12章)
Residuals:
3Q Max
-14 2.9927 14.5214
②回帰式の結果
(Intercept)は定数a
Coefficients:
Estimate Std. Error t value Pr(>|t|)
(Intercept) 8.70402 4.65604 1.869 0.06558 .
体重 0.29526 0.08768 3.368 0.00121 **
③p<0.05だと有意

Signif. codes: 0 '***' 0.001 '**' 0.01 '*' 0.05 '.' 0.1 ' ' 1
Residual standard error: 5.9 of freedom
④決定係数R² 0.1345
Multiple R-squared: 0.1345, Adjusted R-squared: 0.1226
F-statistic: 11.34 on 1 and 73 DF, p-value: 0.001213
①分散分析の結果
p<0.05だと有意に影響する→②へ
pが0.05以上なら有意に影響しない

図 12-7　回帰分析の結果

は，実測値と予測値の相関係数R（重相関係数といいます）の2乗値です．**$0 < R^2 < 1$ の範囲をとり，$R^2 \fallingdotseq 0$ ならば実測値と予測値が全く相関関係にない**，つまり結果は役に立たないと判断します．$R^2 \fallingdotseq 1$ なら実測値と予測値は完全に一致している，つまり解析結果は現実を忠実に表していると判断できます．

7）決定係数 R^2 は検定ではありませんので，**どれくらいの大きさなら有意であるなどの判断はできません**し，どれくらいの大きさが必要などの基準もありません．

8）経験的には相関係数と同じような解釈（図 8-5 参照）なので，1 に近い方がよいと考えます．また相関係数では $r \geqq 0.7$ だとかなり強い相関にあったので，0.7 を 2 乗して $0.7^2 = 0.49$ と算出され，**およそ $R^2 \geqq 0.5$ なら実測値と予測値の相関はかなり強いと判断**できます．最低でも $r \geqq 0.4$ つまり $0.4^2 = 0.16$ は超えていた方がよいでしょう[2]．

[2] もちろん，0.16 以上は超えていた方がよいという基準も根拠もありません．あくまで著者の経験に基づく記載であることを留意しておいて下さい．人によっては見なくてもよいという場合もあります．

ここまでで結果の解釈は終了となります．一つ重要なことを忘れていました．体重が握力に有意に影響することはわかりましたが，どれくらい影響するかを判断していませんでした．

どれくらいの影響があるかを知るためには，回帰係数 b の大きさではなく，**標準回帰係数**を見なければなりません．通常の回帰係数では上限も下限もなく，データの単位によって大きさが変わるため，影響力を単純解釈できないのです．

それではどうやって計算したらいいか…，ところが，これまで述べた回帰分析の方法では標準回帰係数は出力されません．

変数の標準化を行ってから，再度回帰分析を行います．

● R コマンダーによる回帰分析：標準回帰係数の出力手順

まずは変数を標準化します．標準化とは，それぞれ単位が異なるデータ（kg であったり cm であったり）を全部同じスケールに変更することです．

1）図 12-8 に従って，R コマンダーのメニューから①［データ］—②［アクティブデータセットの変数の管理］—③［変数の標準化］を選びます．
2）［変数（1 つ以上選択)］の枠から，④“握力”と⑤“体重”を選びます．Ctrl キーを押しながらクリックしてください．
3）⑥ OK をクリックします．

これで変数の標準化ができました．

● 試しに データセットを表示 ボタンをクリックして，データを見てみて下さい（図 12-9）．右端の方に“Z. 握力”，“Z. 体重”という変数が追加されています．Z. で始まる変数が標準化された変数です．

それでは，再度回帰分析を行います．

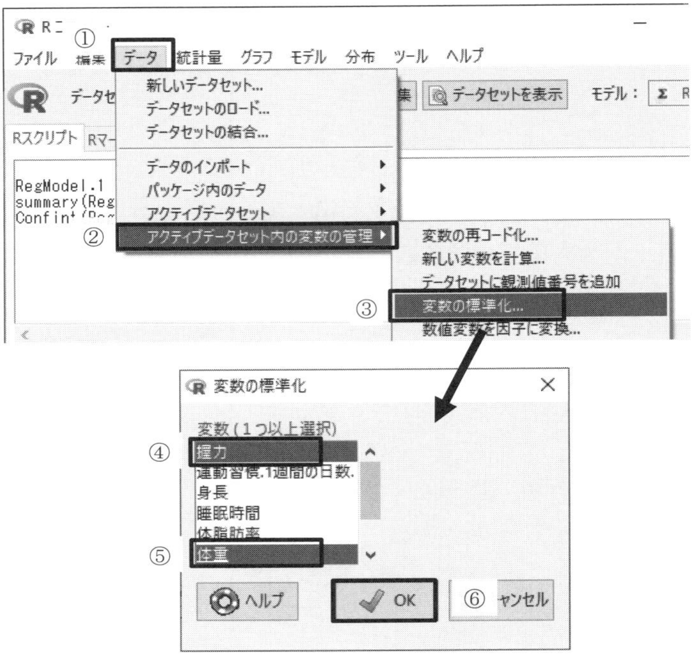

図 12-8　変数の標準化

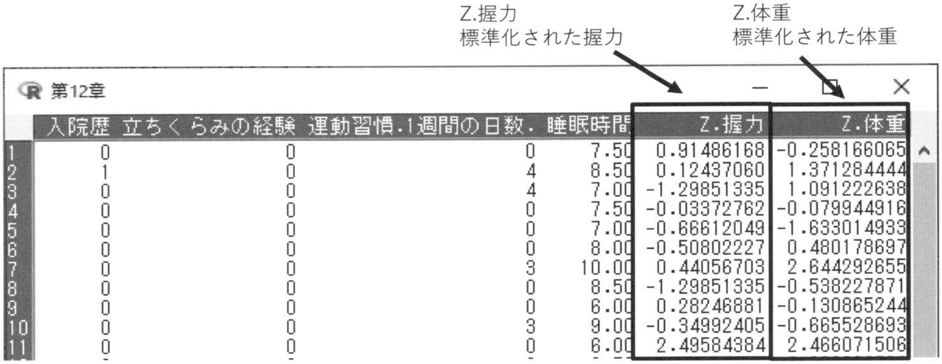

図 12-9　データの右列に標準化された変数が追加される

1） 図12-6に従って，Rコマンダーのメニューから①［統計量］—②［モデルへの適合］—③［線形回帰］を選びます．

2） 図12-10で［目的変数（1つ選択）］の枠から，①“Z. 握力”を選びます．②［説明変数（1つ以上選択）］の枠から“Z. 体重”を選びます．

3） ③ OK をクリックします．

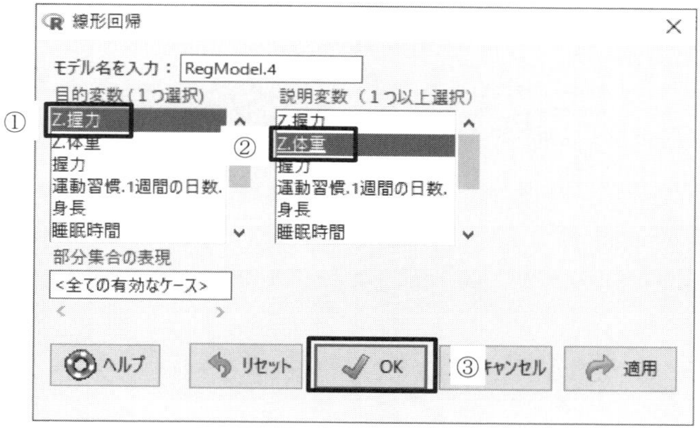

図12-10　標準化された変数（Z. ●●）を使用して回帰分析を行う

図12-11の結果，四角囲みの“Z. 体重”を探します．この［Estimate］のところの数値 b=3.667e-01 ＝ 3.667 × 1/10 ＝ 0.3667が，**標準回帰係数**になります．

標準回帰係数bは説明変数（原因）の影響の度合いを表す指標となります．データの単位に依存しませんので，いかなるデータでもb=1またはb=－1のときは完全に影響している状態，b=0のときは完全に関係のない状態を表します．従って，**標準回帰係数は－1 ≦ b ≦ 1の範囲をとり，相関係数と同じような判断**をします．つまり，

- b< | 0.2 |　⇒　影響はほとんどない
- | 0.2 | ≦ b < | 0.4 |　⇒　やや影響がある
- | 0.4 | ≦ b < | 0.7 |　⇒　強い影響がある

出力

```
Call:
lm(formula = Z.握力 ~ Z.体重, data = 第12章)

Residuals:
     Min       1Q   Median       3Q      Max
-2.25230 -0.71616 -0.05859  0.47314  2.29581

Coefficients:
              Estimate Std. Error t value Pr(>|t|)
(Intercept)  3.222e-16  1.082e-01   0.000  1.00000
Z.体重       3.667e-01  1.089e-01   3.368  0.00121 **
---
Signif. codes:  0 '***' 0.001 '**' 0.01 '*' 0.05 '.' 0.1 ' ' 1

Residual standard error: 0.9367 on 73 degrees of freedom
Multiple R-squared:  0.1345, Adjusted R-squared:  0.1226
F-statistic: 11.34 on 1 and 73 DF,  p-value: 0.001213
```

図 12-11　標準回帰係数の出力

- $|0.7| \leqq b$　　⇒　かなり強い影響がある

と判断します．

ときどき**標準回帰係数は−1を下回ったり，1を上回ったりすることがありますが，その際には下限−1，上限1と見なす**ことになっています．

回帰分析の結果で $p<0.01$ のように有意であっても，標準回帰係数 $b<0.2$ のように小さいときもあります．その際には「有意な結果ではあるが，影響はほとんどない」と考えます．

今回の結果では，体重の標準回帰係数が $b=0.3667$ でしたので「やや影響がある」と考えます．

C. R コマンダーによる回帰分析の補足出力

R コマンダーでは，回帰分析のための様々な補足情報を出力できます．上で述べた内容で解析は十分できているのですが，補足として「もしかしたら必要になるかも」という事項を数点説明します．

なお，頻繁に使用する内容ではないため，理解できないのであれば無理に読まなくてもよい内容です．

1．回帰係数の95%信頼区間

Rコマンダーでは**回帰係数の95%信頼区間**を出力できます．

- 通常の回帰分析では回帰係数の95%信頼区間を出力します．
- 目的変数と説明変数を標準化した変数を使用した回帰分析では標準回帰係数の95%信頼区間を出力します．

ここでは，目的変数と説明変数を標準化した変数を使用した回帰分析の方法を述べます．95%信頼区間の解釈方法については**第6章**を参照して下さい．差の95%信頼区間が回帰係数の95%信頼区間に変わっただけで，解釈は全く同じです．

注意点は，最も最後に行った回帰分析における回帰係数の95%信頼区間が出力されます．通常の回帰分析を行った後だと，回帰係数（標準回帰係数ではなく）の95%信頼区間が出力されますので，注意してください．もし，標準回帰係数の95%信頼区間を出力したいときは，もう一度目的変数と説明変数を標準化した変数を使用した回帰分析をやり直してから以下を行ってください．

●Rコマンダーによる標準回帰係数の95%信頼区間

1）図12-12に従って，Rコマンダーのメニューから①［モデル］—②［信頼区間］を選びます．

2）新たに出たダイアログボックスで③ OK をクリックします．

3）図12-13の四角囲みのところに標準回帰係数の95%信頼区間が出力されています．

4）標準回帰係数b = 0.3666887，標準回帰係数の95%信頼区間は0.1496742～0.5837032です．

5）実際の標準回帰係数は，やや影響があるレベルですが，もし対象者を増やした場合は，95%の確率で最低b = 0.1496742になる可能性があるので，ほとんど影響がなくなるかもしれません．

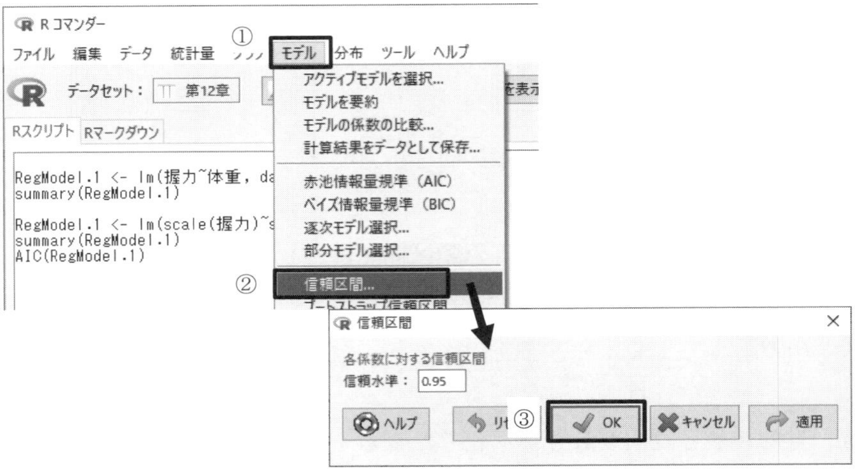

図 12-12　標準回帰係数（回帰係数）の 95%信頼区間の手順

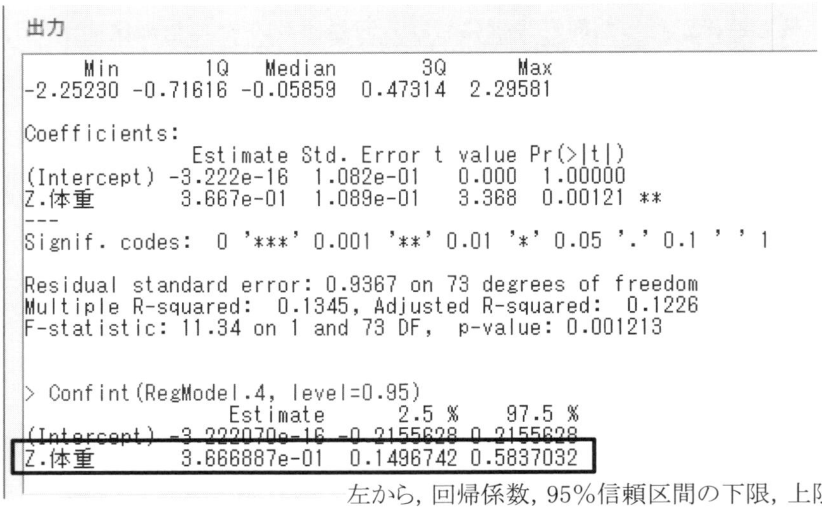

出力

```
     Min       1Q   Median       3Q      Max
-2.25230 -0.71616 -0.05859  0.47314  2.29581

Coefficients:
              Estimate Std. Error t value Pr(>|t|)
(Intercept) -3.222e-16  1.082e-01   0.000  1.00000
Z.体重       3.667e-01  1.089e-01   3.368  0.00121 **
---
Signif. codes:  0 '***' 0.001 '**' 0.01 '*' 0.05 '.' 0.1 ' ' 1

Residual standard error: 0.9367 on 73 degrees of freedom
Multiple R-squared:  0.1345, Adjusted R-squared:  0.1226
F-statistic: 11.34 on 1 and 73 DF,  p-value: 0.001213


> Confint(RegModel.4, level=0.95)
                 Estimate      2.5 %    97.5 %
(Intercept) -3.222070e-16 -0.2155628 0.2155628
Z.体重       3.666887e-01  0.1496742 0.5837032
```

左から, 回帰係数, 95%信頼区間の下限, 上限

図 12-13　標準回帰係数の 95%信頼区間の結果

実際には標準回帰係数の 95%信頼区間を求めて解釈するというケースは少ないと思います.

2. 回帰式の計算，予測値と残差の出力と確認

先ほどの結果で回帰式は，

$$y\text{（握力）} = 8.70402+0.29526 \times x\text{（体重）}$$

と作成できると述べました．この回帰式を使うと，手計算になりますが予測値を計算することができます．標準回帰係数で予測式は作成できませんので注意してください．

例えば，データの一番上の行の人は，体重が50.5kgです．この値を回帰式に代入すると，

$$y\text{（握力）} = 8.70402+0.29526 \times 50.5\text{kg（体重）} = 23.61465\text{kg}$$

と予測されます．体重が50.5kgの人は，握力の予測値23.61465kgとなります．しかしデータの一番上の行の人の実際の握力は30kgです．実測値と予測値の誤差，いわゆる**残差**は，

$$\text{残差} = \text{実測値} - \text{予測値} \fallingdotseq 6.38535\text{kg}$$

です．

全てのデータで残差は小さい方がいいに決まっています．**残差が大きくなるほど回帰分析の精度は低く，決定係数 R^2 は小さくなります**．

● R コマンダーによる予測値と残差の出力

1） 図12-14に従って，Rコマンダーのメニューから①［モデル］―②［計算結果をデータとして保存］を選びます．
2） 新たに出たダイアログボックスで③［予測値］と［残差］にチェックを入れます．
3） ④ OK をクリックします．
4） Rコマンダーで データセットを表示 ボタンをクリックして，データを見てみて下さい．右端に“residuals.RegModel.1”（残差）と“fitted.RegModel.1”（予測値）が追加されています[3]．

残差のプラスマイナス方向に大きい対象者は，例外的な人と考えます．極端に残差の大きい人は誰か探して，個別に原因を追求する残差分析という方法もあります．

---

[3] residuals.RegModel.1とfitted.RegModel.1の“1”は別の数字で出力される時もありますが，結果に影響しませんので気にしないで下さい．

以上は，応用編として解説しました．実は難し過ぎて理解できないというのであれば無理に理解せず，次に進んでも構わない内容です．

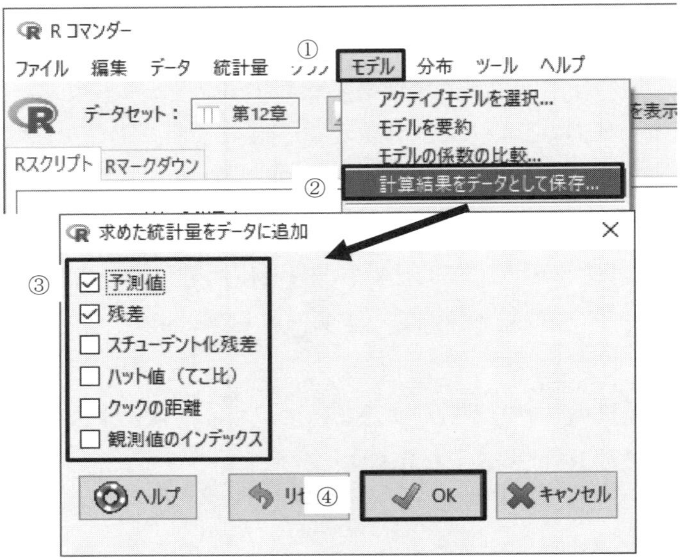

図 12-14　予測値と残差の出力手順

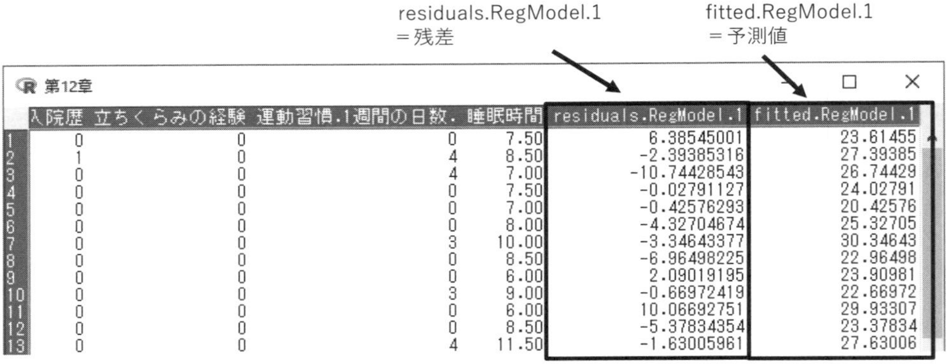

	入院歴	立ちくらみの経験	運動習慣.1週間の日数.	睡眠時間	residuals.RegModel.1	fitted.RegModel.1
1	0	0	0	7.50	6.38545001	23.61455
2	1	0	4	8.50	-2.39385316	27.39385
3	0	0	4	7.00	-10.74428543	26.74429
4	0	0	0	7.50	-0.02791127	24.02791
5	0	0	0	7.00	-0.42576293	20.42576
6	0	0	0	8.00	-4.32704674	25.32705
7	0	0	3	10.00	-3.34643377	30.34643
8	0	0	0	8.50	-6.96498225	22.96498
9	0	0	0	6.00	2.09019195	23.90981
10	0	0	3	9.00	-0.66972419	22.66972
11	0	0	0	6.00	10.06692751	29.93307
12	0	0	0	8.50	-5.37834354	23.37834
13	0	0	4	11.50	-1.63005961	27.63006

図 12-15　予測値と残差の確認（既存のデータに追加される）

D. 検定結果の記載例

● 検定手順の記載例

体重は握力に影響するかどうかを知るために回帰分析を行った.

回帰分析の記述は極めて単純です.

回帰分析の結果は表 12-2 の通りであった. 分散分析の結果は $p<0.01$ で体重は有意に影響した. 標準回帰係数は 0.367 でやや影響した.

と記載します. ①分散分析の結果を述べてから, ②標準回帰係数の大きさを評価して, ③必要があれば決定係数 R^2 の大きさも評価します.

表 12-2 を提示すれば回帰式もわかりますし, 決定係数 R^2 も記載しておけば特に文章内で触れる必要はないと思います. 標準回帰係数の記載と評価は, 必ず行ってください. t 値は記載しなくてもよいです.

表 12-2　回帰分析の結果

	係数	標準誤差	標準回帰係数	t値	p	
定数	8.704	4.656		1.869	0.066	
体重	0.295	0.088	0.367	3.368	＜0.01	**

分散分析　$p<0.01$　決定係数 $R^2＝0.1345$

** $p<0.01$

参考文献・WEB 等

(1) 本書の web ページ：
https://personal.hs.hirosaki-u.ac.jp/pteiki/research/stat5/ （2020 年）

第13章 ○○に対して△△や××（複数）の影響をみる：重回帰分析

難易度★★

◇**本章で解説する事項**

- Rコマンダーに Excel データを読み込む
- 重回帰分析ができる
- 結果の解釈ができる

以上が，本章の目的です.

回帰分析は結果と思われる変数に対して，原因と思われる変数の影響を調べるもの，つまり因果関係を調べる手法でした（図 12-1）.

回帰分析では，

$$y=\mathrm{a}+\mathrm{b}x$$

（y：結果の変数，a：定数，b：回帰係数，x：原因の変数）

のような回帰式を仮定します.

第 12 章では，

$$y（握力）=\mathrm{a}+\mathrm{b}x（体重）$$

として，体重が握力に及ぼす影響を解析しました.

ここで，①体重以外にも握力に影響する項目はないだろうか？とか，②体重が握力に影響したとしても，これは体重の重い人に男性が多く，軽い人に女性が多いと考えるから，間接的な性別の影響もあるのではないか？という疑問が沸きます．体重 1 つだけが原因とは考えられないから，2 つ以上の原因を仮定して回帰分析を行う，

$$y\text{（握力）}=a+b_1x_1\text{（体重）}+b_2x_2\text{（性別）}+\cdots$$

このような複数の説明変数（x_1, x_2, …）を仮定する回帰式を作って解析する方法が**重回帰分析**（multiple regression analysis）です（図 13-1）. 2 つ以上の変数を扱うこの手法は，**多変量解析**（multivariate analysis）という手法の中の代表的な一手法となります.

それではどんな時に 1 つだけの原因を考えるべきか（回帰分析）？，2 つ以上の原因を考えるべきか（重回帰分析）？の判断ですが，**回帰分析を使うか重回帰分析を使うかは，解析する人の判断次第**です.

少なくとも年齢，身長，体重，性別がバラバラな被検者を対象として，唯一，体重が握力に影響するといい切るには無理があります. もちろん，そうした他の要因を考慮しても体重が握力に影響すると根拠を持って説明できるなら別ですが，臨床で記録するデータは結構ばらつきます.

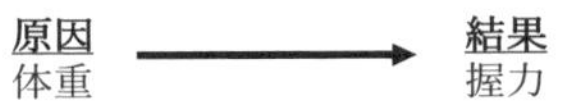

a.回帰分析（原因が1つと仮定）

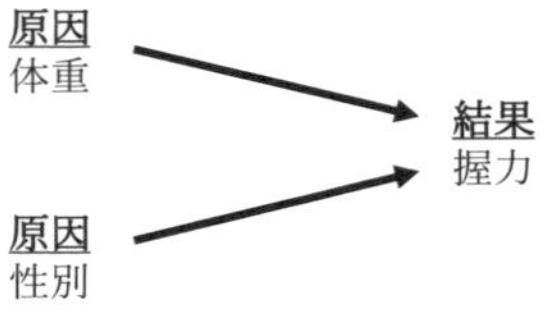

b.重回帰分析（原因が2つ以上と仮定）

図 13-1　回帰分析と重回帰分析

A. Excel データを R コマンダーに読み込む

本章では，表 13-1 のデータを使用します. このデータの Excel ファイルは著書の Web ページ[1] からダウンロード可能なので，あらかじめ入手しておいてください.

まずは，

1)　パソコンで，ダウンロードしたExcelファイルを開いておきます．

2)　また，Rコマンダーも起動しておいてください．

このデータ例は，データ記録に協力してくれた健常者68名を対象として，握力や開脚角度，最大一歩幅や立位体前屈などの測定を行った結果です．このデータでは，性別に関する変数が"性別（因子）"と"性別（数値）"の2種類あり，文字か数字かの違いだけで，まったく同じデータになります．数値変数を因子変数に変えたり…という作業の面倒な人は，このように最初から文字と数値の両方の変数を用意しておいた方が楽です．

このExcelデータを，Rコマンダーに読み込みます．

● **データの読み込み手順**

1)　まず，データの**変数名とデータ部分のみをマウスで範囲指定**します（図13-2①）．**表3-2（第3章）も確認**してください．

2)　範囲指定後に，右クリックメニューから［コピー］を選びます（図13-2②）．

3)　Rコマンダーに移り（図13-3），メニューから①［データ］—②［データのインポート］—③［テキストファイルまたはクリップボード，URLから］を選びます．

4)　新たに現れたダイアログボックスで④データ名を決めます．最初は"Dataset"と入力されています．このままでも計算には影響ないですが，ここでは"第13章"と書き変えます．Rコマンダーでは，最初にデータ名を決めなければなりません．

5)　図13-3⑤でクリップボードにチェックをいれます．最後に⑥ OK をクリックします．

6)　すでに同じ名前のデータ（第13章というデータ名）が存在している場合は，警告が出ます．上書きしてもよいなら“Yes”を，上書きしないなら“No”をクリックして改めて名前を変えてください．

▶　うまく読み込めたら，Rコマンダーの下の［メッセージ］表示に**青字でメッセージが出ます**．もし，**赤字でエラーと出力された時は，もういちどExcelのコピーからやり直**

表 13-1　体力データ

身長	年齢	性別（因子）	性別（数値）	握力	開脚角度（SLR）	最大一歩幅	立位体前屈
173	20	男	1	45	47.5	119	13
181	20	男	1	46	35	132	18
153	20	女	0	24	65	104	8
162	20	男	1	36.5	95	115	20
164	20	女	0	26	95	115	10
161	21	男	1	32.5	45	94	-16
164	20	女	0	27	120	107	32
180	20	男	1	44	45	119	4
172	20	男	1	34	40	120	-16
171	20	男	1	36	45	122	-33
160	20	女	0	30	55	94	1
183	20	男	1	43	52.5	143	-25
180	20	男	1	48	92.5	125	-20
158	20	女	0	27	70	118	-20
178	26	男	1	47	67.5	110	-9.5
176	25	男	1	46.5	80	115	14
168	22	男	1	38.5	62.5	130	7
168	20	女	0	31.5	92.5	106.5	16
158	20	女	0	26	80	102	9
154	20	女	0	26.75	85	101.5	18
167	20	女	0	29.5	42.5	105	-32
154	20	女	0	25	90	102	7
176	20	男	1	42.5	57.5	112	-6
156.6	20	女	0	17.5	72.5	87	5
152.3	20	女	0	18	82.5	109	7
170	20	女	0	36.5	92.5	101	1.5
175	20	男	1	49.5	57.5	104	-6
178	23	男	1	41	72.5	114	4
176	20	男	1	50	62.5	125	0
168	20	女	0	32	57.5	100	4
159	20	女	0	31	42.5	97	-13
158	20	女	0	17.5	60	112	3
165	20	男	1	39	95	99	10
175	20	男	1	39.5	50	120	1.5
176	21	男	1	48.5	59	120	-13
160	20	女	0	25.95	107.5	118	14
163	20	男	1	40.8	80	120	-5
164	20	女	0	27.55	100	143.5	-0.5
183	20	男	1	50.15	55	135	-16.5
148	20	女	0	24.2	85	134.5	1
152	20	女	0	23.35	120	105	18
166	20	女	0	26	80	123	10
176	20	男	1	29.5	57.5	78	7
171	20	男	1	40.5	72.5	108	15
168	20	男	1	39.5	70	70	4
167	20	男	1	42.8	72.5	73	-1
160	20	女	0	27.85	52.5	88	-4
164	20	女	0	36.4	77.5	139	17
162	20	女	0	25	55	85	-14
166	20	女	0	30	90	87	7
150	20	女	0	30	70	75	-10
170	26	男	1	54	65	48	-14
172	20	男	1	44.5	85	96	-9
150	20	女	0	25	77.5	76	2
150	20	女	0	18.5	82.5	40	-9
177	29	男	1	43	67.5	60	6
175	20	男	1	42.5	90	56	0
149	20	女	0	24.5	92.5	46	6
180	34	男	1	33	40	84	-14
166	20	男	1	37	77.5	74	-9
162	20	男	1	38	52	73	3
164	20	女	0	26	90	115	12
174	21	男	1	53	100	102	38
158	20	女	0	20.5	96	96	-2
159	20	女	0	25	112.5	93	10
160	20	女	0	20	85	110	3
185	20	男	1	51	100	127	5
176	21	男	1	36	67.5	123	-6

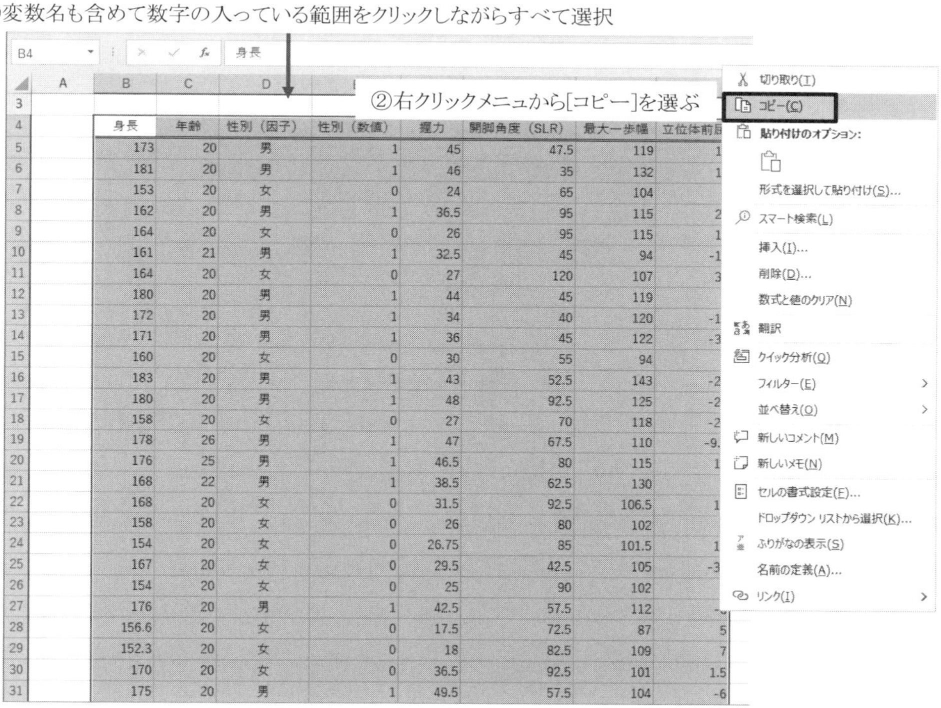

図 13-2　Excel データの範囲指定とコピー

します．またはデータそのものがおかしいときもあるので，**表 3-2（第 3 章）**を参照してください．

読み込みがうまくできれば，図 13-4 ①の データセットを表示 をクリックすると，②のようなデータウインドウが出てきます．データが読み込まれていることを確認してください．閲覧したらデータウインドウは閉じてください．

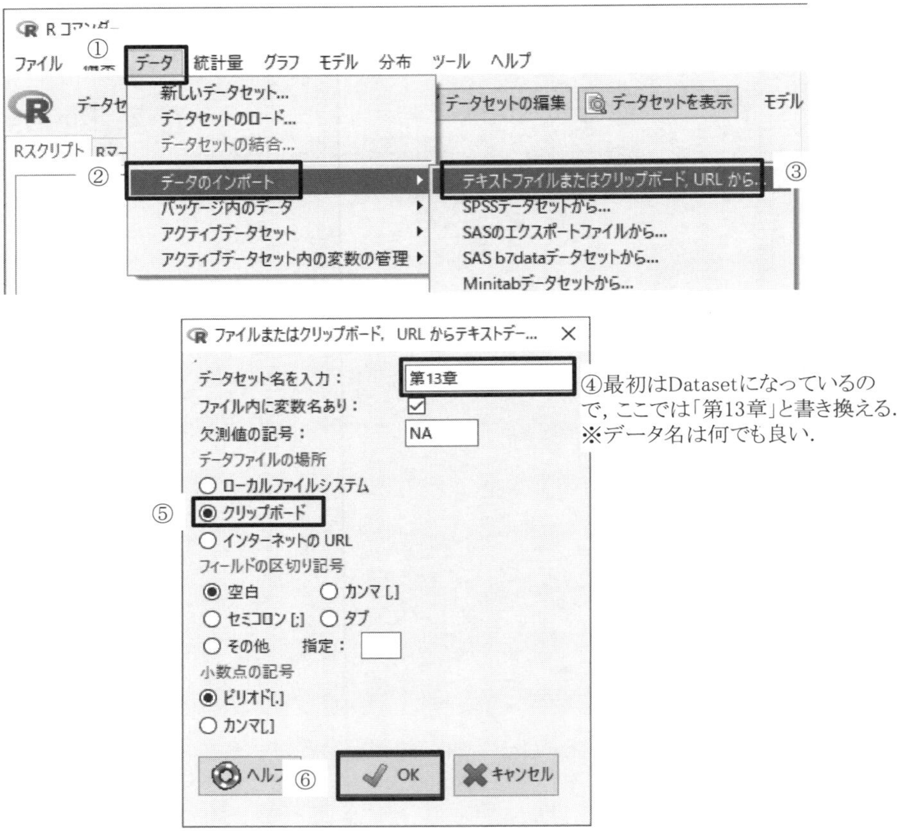

図 13-3　Excel データを R コマンダーに読み込む作業

B. R コマンダーによる重回帰分析の手順

読み込んだデータを使用して,

- 最大一歩幅に対して，他の変数の何が影響するか？どの組み合わせで影響するか？

を知りたいとします.

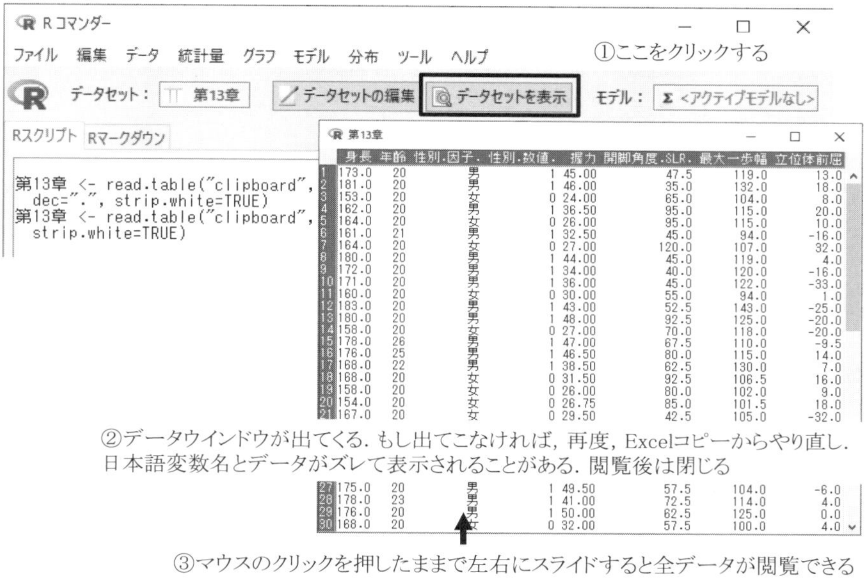

図 13-4　正しくデータが読み込まれたか確認する

- 最大一歩幅に対して，身長が影響するか？
- 最大一歩幅に対して，年齢が影響するか？
- 最大一歩幅に対して，性別が影響するか？
- 最大一歩幅に対して，握力が影響するか？

… … … …

という風に１つ１つ回帰分析を行って「これとこれが有意に影響して…」とみる方法もありますが，複数の回帰分析を１回で済ますだけではなく，変数間の複雑な関係も考慮して最も影響する変数を挙げ，しかも組み合わせを考えてくれるので，重回帰分析は便利です．

重回帰分析では，計算のために平均と sd を使用するので正規分布に従うデータが対象となります．しかし，よほどでない限りは正規分布の確認をしません．なぜなら，正規分布に従わないとしても，代わる解析方法が簡単に用意できないからです[1]．

従って，正当な理論からは正しい判断とはいえませんが，実際のデータ解析をする人はデータが正規分布するか否かに関わらず，そのまま重回帰分析をする場合がほとんどです．

まずは，最大一歩幅に対して，他の変数の何が影響するか？どの組み合わせで影響するか？を検定してみます．

●多重共線性の確認

解析を行う前に，**多重共線性**（multicollinearity）というものが存在しないかを確認しなければなりません．**多重共線性はあらゆる多変量解析で共通した確認事項**です（次章の**多重ロジスティック回帰分析でも同様**の手続きをしておきます）．

多重共線性は，複数の説明変数の間に相関係数の高いものが存在するときに起こります．例えば，膝を伸ばす力を従属変数（結果）として，右の握力と左の握力を説明変数とした場合，ほぼ同じ説明変数をつかって解析することになります．体重を従属変数として，1日のカロリー摂取量と食事量を説明変数にしても，ほぼ同じもので影響を見ていることになり，意味がないばかりか，計算もおかしくなってしまうのです．そこで，**解析の前に，説明変数にしようと思っている変数間で相関係数の高いものが無いか，もしあればどちらか一方を解析に含めないという対策が必要**です．

相関係数がどれくらい高ければ一方を削除するかですが，一般的には $r \geqq 0.9$ のような組み合わせがあれば，どちらか一方を削除する必要があります．では =0.89 のときは多重共線性がないかといわれると，そうともいい切れません．

全説明変数の相関係数を求めて，まず $r \geqq 0.9$ のような組み合わせがあれば，必ず一方を解析から除外します．**もし $r \geqq 0.7$ のような組み合わせがあれば，本質的に似た変数ではないかよく考えて，解析から除外するかしないか判断して下さい．**この作業は多分に主観が入るので，慣れないうちは一人で行わずに周囲の専門家に聞くのもよいでしょう．

● R コマンダーによる重回帰分析

1)　重回帰分析の手順は，回帰分析の方法とほとんど同じです．2つ以上の説明変数を選ぶ

1　ノンパラメトリック回帰という正規分布に従わないときの回帰分析もあるが，解析できる統計ソフトが少ない．実はRでも可能であるが，パッケージのインストールとコマンド入力が必要となる．

という点だけ異なります.

2） 図 13-5 に従って，R コマンダーのメニューから①［統計量］―②［モデルへの適合］―③［線形回帰］を選びます.

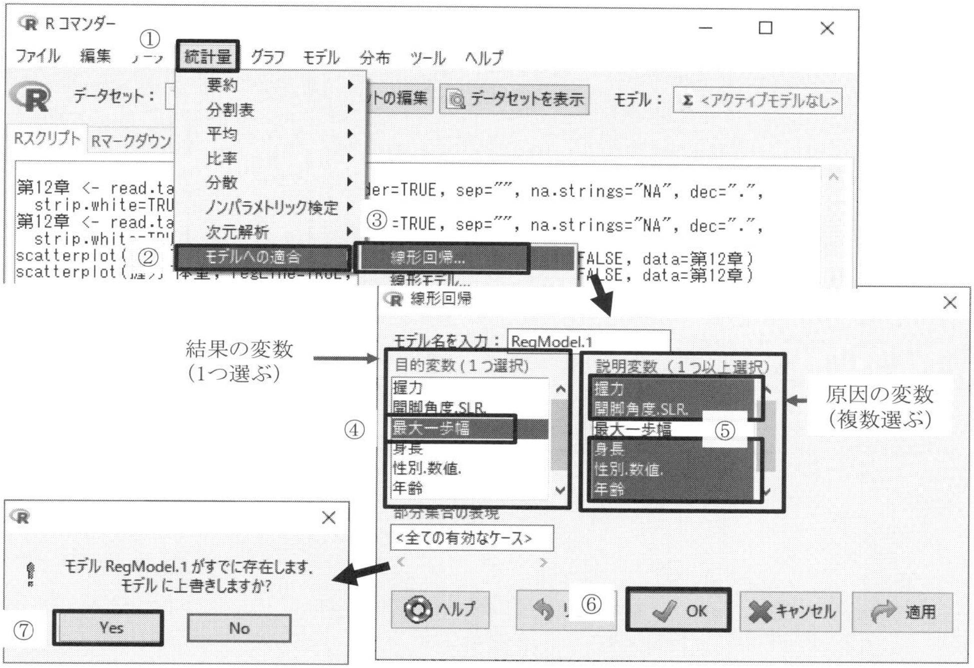

図 13-5 重回帰分析の手順

3） ［目的変数（1 つ選択）］の枠から，④“最大一歩幅”を選びます.

4） ⑤［説明変数（1 つ以上選択）］の枠から " 最大一歩幅 " 以外を全て選びます. Ctrl キーを押しながら，マウスで選んでください.

5） ⑥ OK をクリックします.

6） もし，『モデル Reg.Model……』のような警告のダイアログボックスが現れたら⑦ Yes ボタンをクリックします.

●結果の解釈

結果は，図 13-6 のように出力されます．

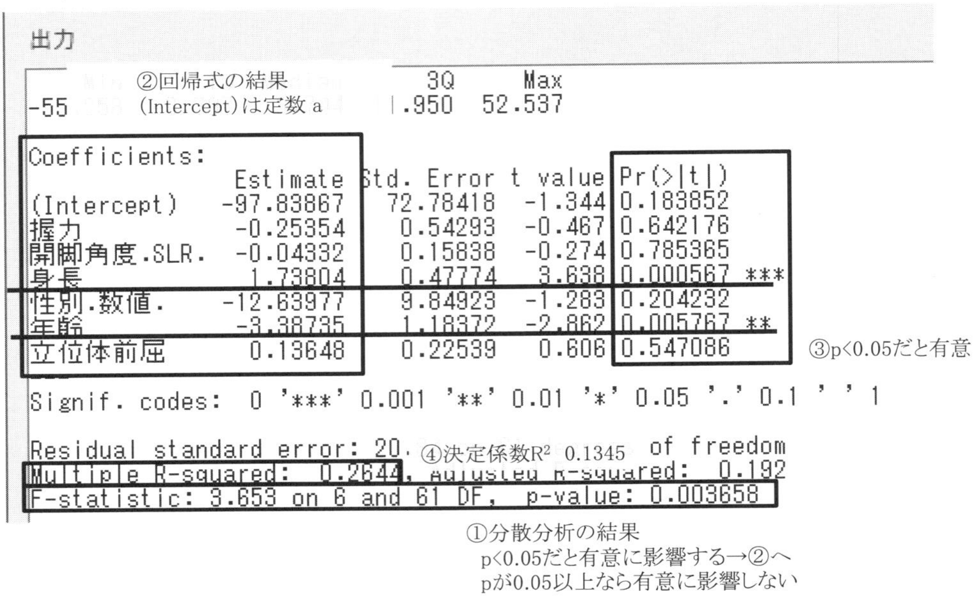

図 13-6　回帰分析の結果

重回帰分析では，以下の手順で結果を見ていきます．**結果の解釈の手順も，回帰分析とほぼ同じ**です．

1）　最初に図 13-6 ①のところ，結果の最下行［F-statistic：…］です．その右端に［p-value］とあり 0.003658 と出力されています．

2）　これは分散分析の結果で，この重回帰分析の全体的な検定となります．ここが 0.05 以上ならば，『最大一歩幅に対して有意に影響する変数はない』と判断して，終了です．この例では，『$p < 0.01$ で（何かが）有意に影響する』となります．

3）　次に，図 13-6 ②を見ます．［Coefficients］の列の（Intercept）は定数です．“握力”など，それぞれの回帰係数 b が記載されています．この重回帰式は，

$y = -97.83867 + (-0.25354) \times x_1$（握力）$+(-0.04332) \times x_2$（開脚角度.SLR）+……+0.13648 $\times x_6$（立位体前屈）

と作成できます．y は最大一歩幅です．

4) 図 13-6 ③は各回帰係数（重回帰分析では**偏回帰係数**といいます）の傾きに対する検定結果です．ここも全て $p<0.05$ でなければなりません．つまり，図 13-6 ①も図 13-6 ③も $p<0.05$ でなければ，結果が有意であったとはいえません．

5) ちなみに（Intercept）＝**定数の p 値は無視**しても大丈夫です．

6) この結果では，身長と年齢のみが $p<0.01$ で有意であり，その他は p が 0.05 以上の変数もあります．つまり，適切な結果となっていない？という疑問が沸きます．

7) 図 13-6 ④の［Multiple R-squared］は，**決定係数 R^2** です．**決定係数は，実測値と予測値の相関係数 R（重相関係数）の 2 乗値**で，$0 < R^2 < 1$ の範囲をとります．$R^2 \fallingdotseq 0$ ならば実測値と予測値が全く相関関係にない，つまり結果は役に立たないと判断します．$R^2 \fallingdotseq 1$ なら実測値と予測値は完全に一致している，つまり解析結果は現実を忠実に表していると判断できます．

8) 決定係数 R^2 は検定ではありませんので，どれくらいの大きさなら有意であるなどの判断はできませんし，どれくらいの大きさが必要などの基準もありません．

9) 理論的な根拠はありませんが，相関係数と同じように解釈するとしたら 1 に近い方がよいです．相関係数では $r \geqq 0.7$ だとかなり強い相関にあったので，0.7 を 2 乗して $0.7^2 = 0.49$，およそ $R^2 \geqq 0.5$ なら実測値と予測値の相関はかなり強いと判断します．最低でも $r \geqq 0.4$ つまり 0.42 = 0.16 は超えていた方がよいでしょう[2]．

10) この結果では $R^2 = 0.2644$ となっています．辛うじて相関はあるかな…？というレベルです．ただし，これが低ければ悪いという基準がないので，中途半端な気持ちになるだけですが….

ここまでで結果の解釈は終了となります．

---

[2] もちろん，0.16 以上は超えていた方がよいという基準も根拠もありません．あくまで著者の経験に基づく記載であることを留意しておいて下さい．人によっては見なくてもよいという場合もあります．

ところで，「p が 0.05 以上の変数はどうしたらいいのか？」という疑問は保留したままでした．「p が 0.05 以上の変数を除外してもう一度解析したらいいのだろうか…？」という質問を受けるときもあります．

この場合は，実は説明変数の最もよい組み合わせを選んでくれる方法（**変数選択法**といいます）があるのです．よく使われる方法は，**ステップワイズ法**（stepwise selection method；**変数増減法**ともいいます．逐次選択法の一つ）という手法です．これによって，R が有効な組み合わせを効率よく選んでくれます．

実際にその方法を行ってみましょう．

● R コマンダーによるステップワイズ法

1） 先ほどの重回帰分析を行った直後でなければなりません．
2） 図 13-7 に従って，R コマンダーのメニューから①［モデル］—②［逐次モデル選択］を選びます．
3） ［方向］の中から，③［増加 / 減少］を選びます．ちなみに［減少 / 増加］でも構いません．［減少］，［増加］は選ばない方が無難です．
4） ④［基準］から［BIC］を選びます（［AIC］を選んでも構いません；以下，参照）．どちらが正しいという基準はないのです．
5） ⑤ OK をクリックします．

結果は，図 13-8 のように出力されます．出力の最も下のところを見ます．変数名がいくつか並んでいますが，これが多くの中から選ばれた有効な説明変数になります．ここでは，身長，年齢，性別 . 数値 . の 3 つとなりました．

これで改めて，ステップワイズ法による重回帰分析が終了しました．特別な事情がない限りは，重回帰分析を行うときはステップワイズ法を使用した方が無難です．**ステップワイズ重回帰分析**とか，**ステップワイズ法による重回帰分析**と呼びます．ところでこの R コマンダーの方法だと，ややこしいのですが，『**BIC 基準によるステップワイズ重回帰分析，BIC 基準によるステップワイズ法による重回帰分析**』と書きます．**"BIC 基準による " という用**

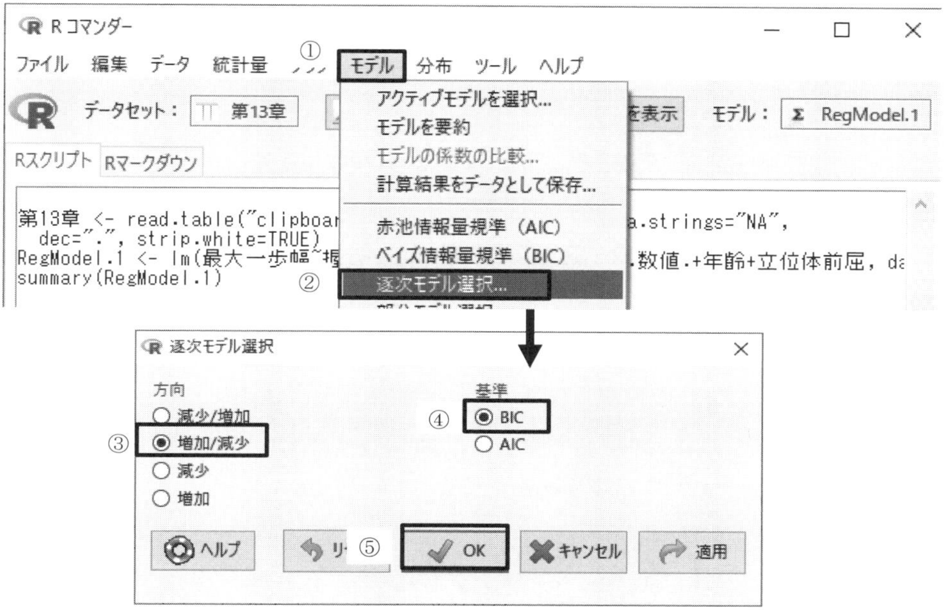

図 13-7　ステップワイズ法による変数選択の手順

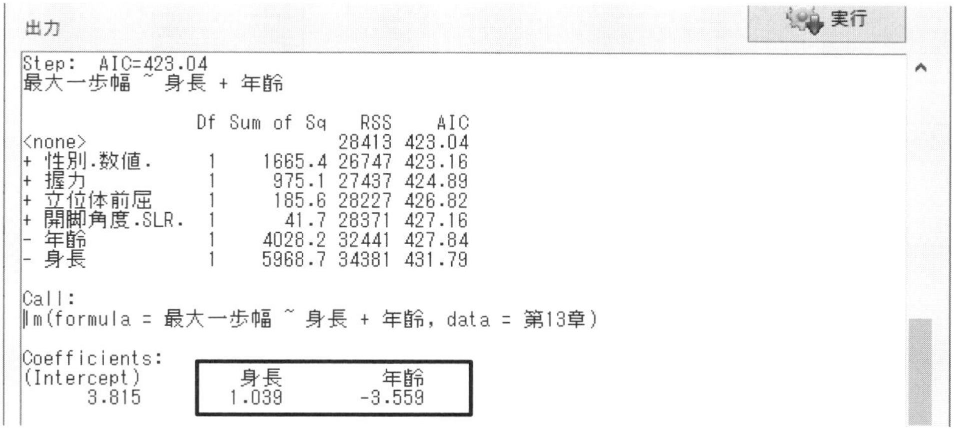

図 13-8　ステップワイズ法で選択された変数のリスト

語が追加されます．この点が特徴的です．

ステップワイズの重回帰分析を行ったら，身長，年齢の２つで回帰分析をしたらいいという結果を得ました．

従って，この２つの説明変数で再度，重回帰分析を実行します．

● R コマンダーによるステップワイズ法で選ばれた説明変数の重回帰分析

1) 図 13-9 に従って，R コマンダーのメニューから①［統計量］—②［モデルへの適合］—③［線形回帰］を選びます
2) ［目的変数（1 つ選択)］の枠から，④“最大一歩幅”を選びます
3) ⑤［説明変数（1 つ以上選択)］の枠から"身長"，"年齢"の２つを選びます．Ctrl キーを押しながら，マウスで複数選んでください．
4) ⑥ OK をクリックします
5) もし，『モデル Reg.Model……』のような警告のダイアログボックスが現れたら⑦ Yes ボタンをクリックします

結果は，図 13-10 のように出力されます．①分散分析の結果は $p<0.05$ かつ $p<0.01$ で有意です．各変数の有意確率ですが，**(Intercept) ＝定数の p 値は無視してください**．変数は確かに $p<0.05$ となっています．ステップワイズ法で解析したのに….R^2 は相変わらず低めです．

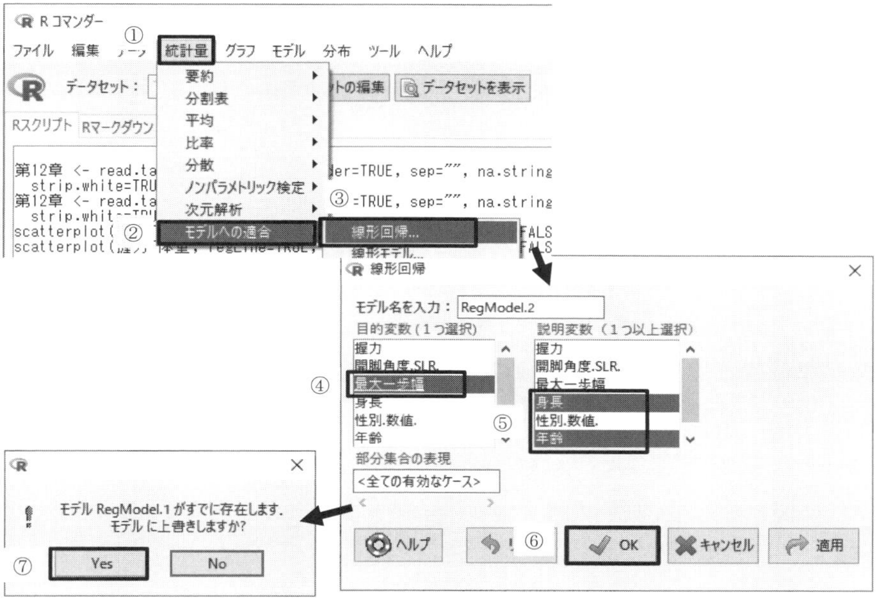

図 13-9　ステップワイズ法で選択された変数を用いて再度，重回帰分析を行う

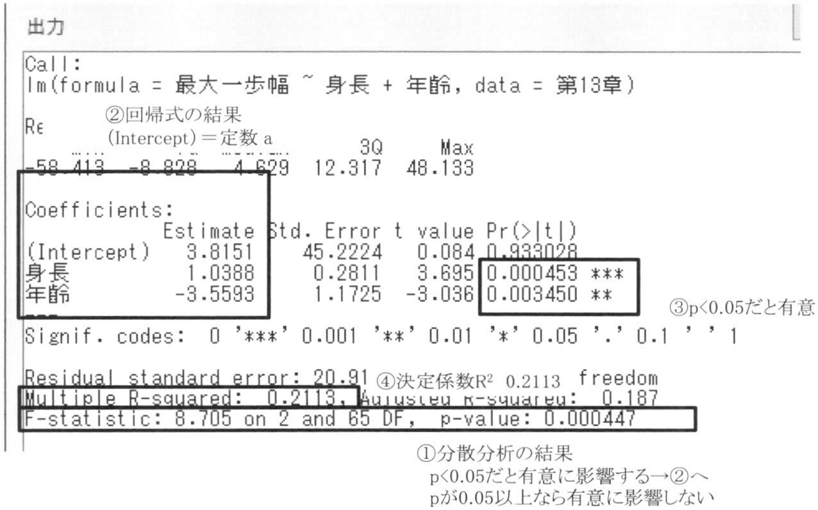

図 13-10　ステップワイズ法で選択された変数による重回帰分析の結果

◇もしAICでステップワイズ法をしていたら？

BICで選ばれた変数に，p<0.05とはならない性別.数値.（p=0.050165）が選ばれます.

実は，"AIC基準による"ステップワイズ法というところに原因があります．AIC基準では，たまに変数の個々のp<0.05は満たされないことがあります．医療系に多い"p<0.05信者"にとっては，非常に受け入れ難い結果です.

論文や学会報告では「Rを用いて，AIC基準によるステップワイズ法の重回帰分析を行い，結果はこうでした」と述べれば間違いはありません．しかし，「p<0.05でなくてもいいのか…？」という気持ちは残ります.

従来はp<0.05だけを選ぶステップワイズ法が主流でしたが，正しさは保証できません．面倒なことは何も考えたくない人は，素直に結果を公表しても何ら支障はありません.

回帰分析（**第12章**）の時もそうでしたが，**影響力を知るために標準化された回帰係数を求めておく必要**があります.

● Rコマンダーによる重回帰分析：標準偏回帰係数の出力手順

まずは変数を標準化します．標準化とは，それぞれ単位が異なるデータ（kgであったりcmであったり）を全部同じスケールに変更することです.

1） 図13-11に従って，Rコマンダーのメニューから①［データ］—②［アクティブデータセットの変数の管理］—③［変数の標準化］を選びます.

2） ［変数（1つ以上選択)］の枠から，④"最大一歩幅"と"身長"，"年齢"を選びます．Ctrl キーを押しながらクリックしてください.

3） ⑤ OK をクリックします.

これで変数の標準化ができました.

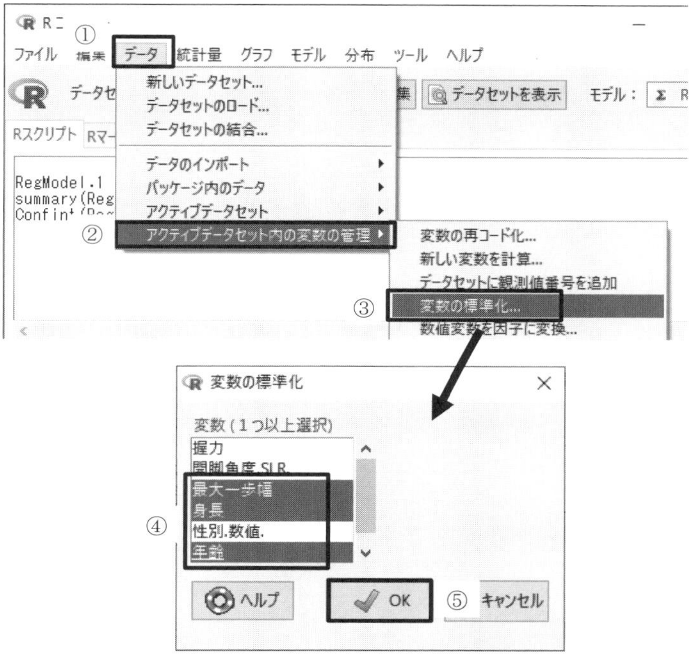

図 13-11　変数の標準化

試しに データセットを表示 ボタンをクリックして，データを見てみて下さい（図 13-12）．右端の方に "Z. 最大一歩幅" など "Z." が付記されて追加されています．

それでは再度，重回帰分析を行います．

1）図 13-13 のようにＲコマンダーのメニューから①［統計量］—②［モデルへの適合］—③［線形回帰］を選びます．
2）［目的変数（1つ選択）］の枠から，④ "Z. 最大一歩幅" を選びます．⑤［説明変数（1つ以上選択）］の枠から "Z. 身長"，"Z. 年齢" の２つを選びます．
3）⑥ OK をクリックします．

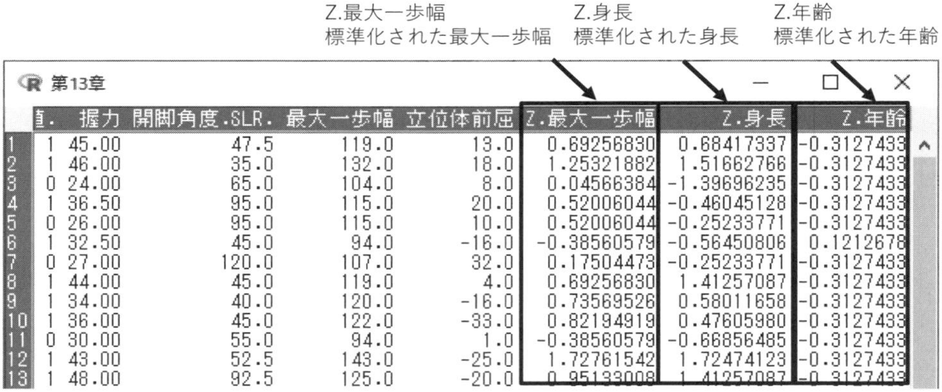

図 13-12　データの右列に標準化された変数が追加される

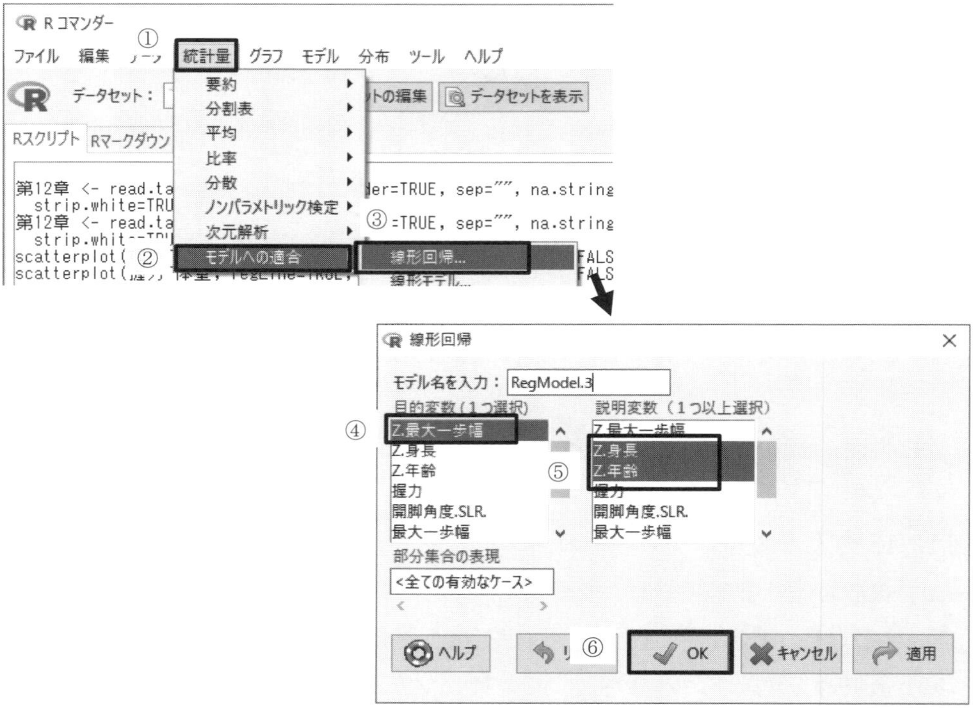

図 13-13　ステップワイズ法で選択された変数を標準化して再々度，重回帰分析を行う

図 13-14 の結果，②四角囲みの［Coefficients］を見ます．（Intercept）は見なくてもよいです．この［Coefficients］のところの数値が，各変数の標準偏回帰係数になります．

標準偏回帰係数 b は説明変数（原因）の影響の度合いを表す指標となります．データの単位に依存しませんので，いかなるデータでも b=1 または b=−1 のときは完全に影響している状態，b=0 のときは完全に関係のない状態を表します．従って，標準偏回帰係数は − 1 ≦ b ≦ 1 の範囲をとり，相関係数と同じような判断をします．つまり，

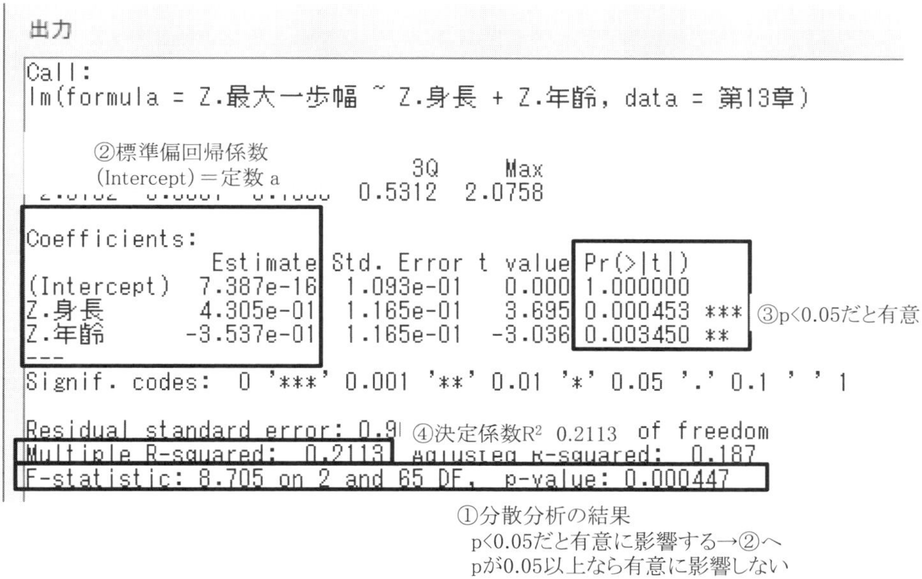

図 13-14　ステップワイズ法で選択された変数を標準化して再々度，重回帰分析を行った結果

- b<｜0.2｜ ⇒ 影響はほとんどない
- ｜0.2｜≦ b <｜0.4｜ ⇒ やや影響がある
- ｜0.4｜≦ b <｜0.7｜ ⇒ 強い影響がある
- ｜0.7｜≦ b ⇒ かなり強い影響がある

と判断します．

ときどき標準偏回帰係数は－1を下回ったり，1を上回ったりすることがありますが，その際には下限－1，上限1と見なすことになっています．

重回帰分析の結果で $p<0.01$ のように有意であっても，標準偏回帰係数 $b<0.2$ のように小さいときもあります．その際には「有意な結果ではあるが，影響はほとんどない」と考えます．

この結果の標準偏回帰係数は，身長が4.305e－01なので0.4305，年齢が－3.537e－01なので－0.3537です．身長が強い影響を示し，最も大きく影響する変数となりました．

ここでの身長の影響は「身長の大きい方が若いからだろう！」といった年齢の影響は考える必要がありません．**重回帰分析で，身長，年齢が組み合わされているので，身長の影響には年齢は考慮不要ですし，同じく年齢の影響を考えるときは身長の影響も考慮不要です．**

●対象者数（標本の大きさ）の確保

解析のために対象者は何人いたらよいかという質問は多くあります．これに関しては，絶対に○人必要です，とはいえません．これに関する明確な研究結果もありません．

目安としては，説明変数の数×10人以上が理想だと思います．年齢と性別と体重を説明変数にしたなら30人以上といった具合です．

しかし，28人だったら解析できないともいえません．人数が満たされていれば，結果の信ぴょう性も高まるだろうという意味で捉えてください．決して解析ができないとか，まったく信頼できないというわけではないので誤解せず．

◇ AIC か？ BIC か？どちらがよい？

AIC（Akaike's Information Criterion；赤池の情報量規準）とBIC（Bayesian information criterion；ベイズ情報量基準）のうち，どちらを使用したらよいかは明確な基準がありません．

AIC は $p=0.05$ に近い有意ではない変数も取り込む傾向があります．$p<0.05$ にこだわるのであれば，BIC を使用するのが適しています※．しかし，変数の $p<0.05$ にこだわることは正しくないと考えます．

AIC は予測精度を考慮したときの非常によいモデルを構築し，BIC は解析の対象となった対象者に適合することを重視してモデルを構築します[2]．理論的な根拠はありませんが，n が大きいときはBIC を使用したほうがよいかもしれません．しかし，“n が大きい”とは，どれくらいかを具体的に説明できません．AIC はよくみかける方法なので，一般を意識すれば使用するのが無難かもしれません．しかしこれも正当な理由ではありません．

ここでの結論としては，

- AIC でも BIC でも，**どちらがよい悪いとは断言できません．**
- **予測式を用いて，他の対象にも応用したいなら** AIC がよいでしょう．対象者以外に対しても応用する上で優れていると考えるからです．**次章の多重ロジスティック回帰分析では，できる限り AIC を使用した方がよい**です．
- **$p<0.05$ で構築される結果を優先したいときは** BIC がよいでしょう．説明変数も少なく選ばれてシンプルな結果になりやすいです．
- 何とも**迷うときは，BIC を用いても間違いではありません．**文章には，**BIC によるステップワイズ法であること**を明記して下さい．

※　それでもまれに p が 0.05 以上の変数も選ばれるときがある．

◇**重回帰分析を行う前に，有意な相関を示す説明変数や有意な差のある変数を選んで解析しなくてもよいでしょうか？**

昔のパソコンで多変量解析を行うときは，数時間もかかるときがありました．従って，事前に相関係数を求めたり，差の検定を行って，有意ではない説明変数を取り除き，有効な説明変数に限定して解析する方法が一般的でした．

現在では，解析が一瞬で終わりますので，そのような事前作業は必要ありません．実は，個々の解析では有意な影響がなくても，何かの説明変数と組み合わせると有意になる変数もあります．

事前に検定を行って除外すると，そのような隠れた変数を除外してしまう危険性があります．試しに１つ１つ検定してみる確認は悪くはありませんが，解析の際は基本的に全変数を対象として下さい．

C. R コマンダーによる重回帰分析の補足出力（通常は行いません）

難易度★★★

R コマンダーでは，回帰分析のための様々な補足情報を出力できます．上で述べた内容で解析は十分できているのですが，補足として「もしかしたら必要になるかも」という事項を数点説明します．

なお，頻繁に使用する内容ではないため，理解できないのであれば無理に読まなくてもよい内容です．

1．回帰式の計算，予測値と残差の出力と確認

重回帰分析のときも，予測値と残差を実際に全対象者で求めて，データに追加することができます．

●Rコマンダーによる予測値と残差の出力

1) 図13-15に従って，Rコマンダーのメニューから①［モデル］—②［計算結果をデータとして保存］を選びます．

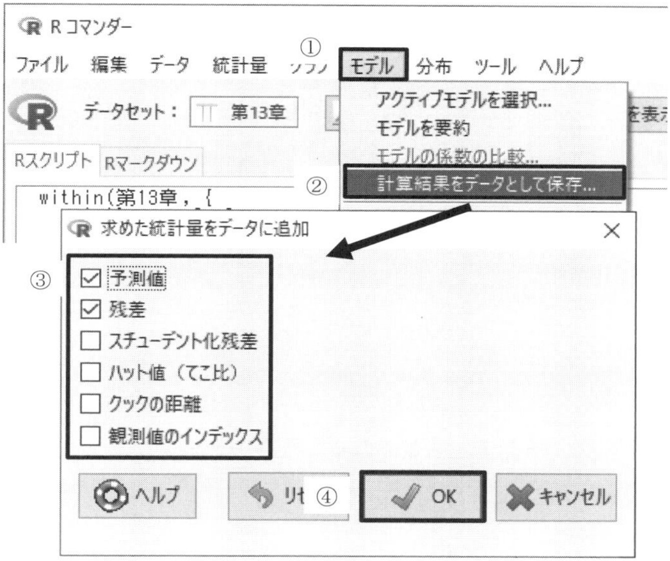

図13-15　予測値と残差の出力手順

2) 新たに出たダイアログボックスで③［予測値］と［残差］にチェックを入れます．

3) ④ OK をクリックします．

4) Rコマンダーで データセットを表示 ボタンをクリックして，データを見てみて下さい（図13-16）．回帰分析の時と同様に右端に“residuals.RegModel.●”（残差）と“fitted.RegModel.●”（予測値）が追加されています（環境によって●の数字が変わりますが気にしないで下さい）[3]．

残差residuals.RegModel.●のプラスマイナス方向に大きい対象者は，例外的な人と考え

---

[3] residuals.RegModel.1とfitted.RegModel.1の“1”は別の数字で出力される時もありますが，結果に影響しませんので気にしないで下さい．

ます．極端に残差の大きい人（例外）を探して，他の人とは大きくかけ離れている原因を追求する残差分析という方法もあります．

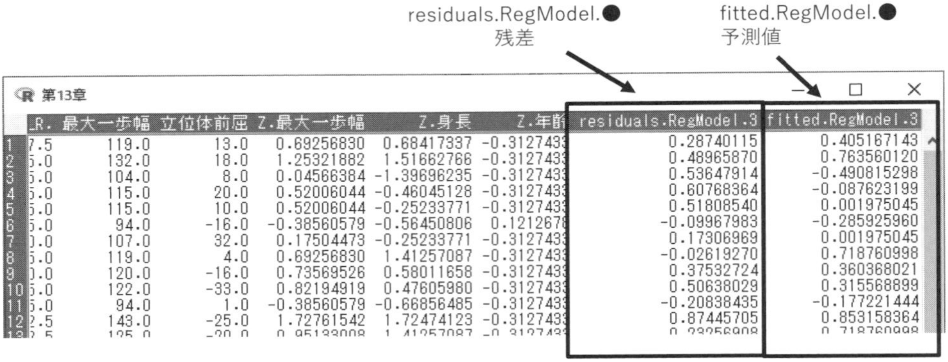

	_R.	最大一歩幅	立位体前屈	Z.最大一歩幅	Z.身長	Z.年齢	residuals.RegModel.3	fitted.RegModel.3
1	7.5	119.0	13.0	0.69256830	0.68417337	-0.3127433	0.28740115	0.405167143
2	5.0	132.0	18.0	1.25321882	1.51662766	-0.3127433	0.48965870	0.763560120
3	5.0	104.0	8.0	0.04566384	-1.39696235	-0.3127433	0.53647914	-0.490815298
4	5.0	115.0	20.0	0.52006044	-0.46045128	-0.3127433	0.60768364	-0.087623199
5	5.0	115.0	10.0	0.52006044	-0.25233771	-0.3127433	0.51808540	0.001975045
6	5.0	94.0	-16.0	-0.38560579	-0.56450806	0.1212678	-0.09967983	-0.285925960
7	0.0	107.0	32.0	0.17504473	-0.25233771	-0.3127433	0.17306969	0.001975045
8	5.0	119.0	4.0	0.69256830	1.41257087	-0.3127433	-0.02619270	0.718760998
9	0.0	120.0	-16.0	0.73569526	0.58011658	-0.3127433	0.37532724	0.360368021
10	5.0	122.0	-33.0	0.82194919	0.47605980	-0.3127433	0.50638029	0.315568899
11	5.0	94.0	1.0	-0.38560579	-0.66856485	-0.3127433	-0.20838435	-0.177221444
12	2.5	143.0	-25.0	1.72761542	1.72474123	-0.3127433	0.87445705	0.853158364
13	2.5	125.0	-20.0	0.95133008	1.41257087	-0.3127433	0.23256908	0.718760998

※residuals.RegModel.●とfitted.RegModel.●の●数字は場合によって変わります．
この例では3になっています．
数字は結果に影響しません．

図 13-16　予測値と残差の確認（既存のデータに追加される）

2.　残差が正規分布に従うか？

回帰分析のときには説明しませんでしたが，回帰分析も重回帰分析でも，一つひとつの変数が正規分布に従うかを確認するのではなく，実は残差が正規分布に従うかを確認するべきなのです．

冒頭で述べた通り，この残差でさえ正規分布に従わないとしても，代わる解析方法が簡単に用意できませんので，"見るだけ…"になってしまいますが．

● R コマンダーによる残差の正規性の確認

1)　図 13-17 に従って，R コマンダーのメニューから①［統計量］—②［要約］—③［正規性の検定］を選びます．

2)　［変数（1 つ選択）］の枠から，正規分布の確認をしたい変数④ residuals.RegModel. ●（残差）を選びます．この●**の数字は，ステップワイズ法を行った後の数字のものを選**

びます．自信が無ければ，再度，ステップワイズ法の重回帰分析を行ってから解析すれば間違いありません．

3）⑤ OK をクリックします．

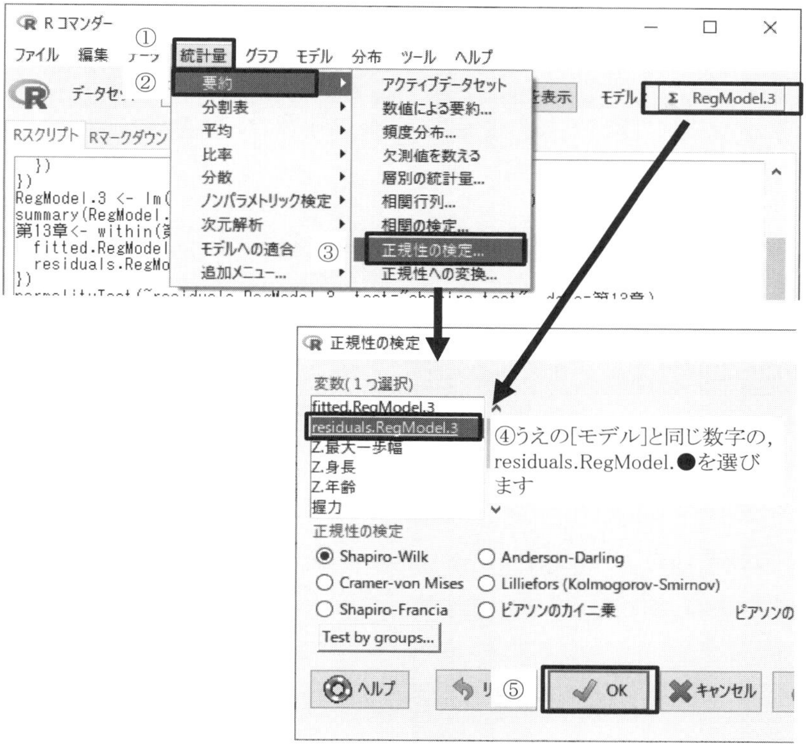

図 13-17　残差の Shapiro-Wilk 検定の手順

結果は，図 13-18 の通りです．p=0.0172 なので，「残差は正規分布に従わない」と判断します．残念ながら重回帰分析には適用できないデータとなります．何度もいいますが代わる解析方法が簡単に用意できませんので打つ手なしです．気にせず，重回帰分析を適用してください．

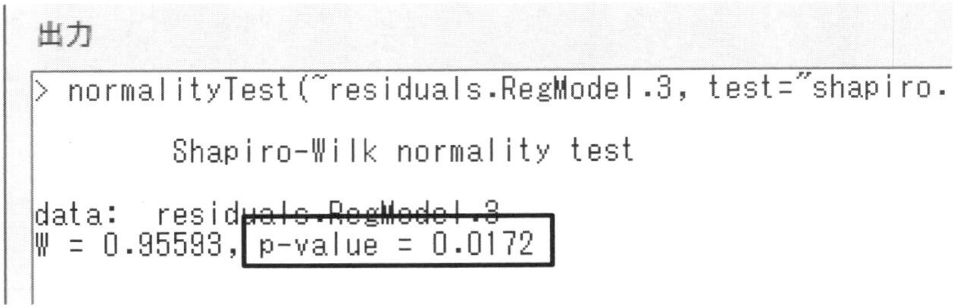
出力
> normalityTest(~residuals.RegModel.3, test="shapiro.
Shapiro-Wilk normality test
data: residuals.RegModel.3
W = 0.95593, p-value = 0.0172

図 13-18　残差の Shapiro-Wilk 検定の結果

D. 検定結果の記載例

- **検定手順の記載例**

体重は握力に影響するかどうかを知るために重回帰分析を行った.

回帰分析の記述は極めて単純です.

重回帰分析の結果は表 12-2 の通りであった. 分散分析の結果は $p<0.01$ で体重は有意に影響した. 標準回帰係数は 0.367 でやや影響した.

と記載します. 表を提示すれば回帰式もわかりますし, 決定係数 R2 も記載しておけば特に文章内で触れる必要はないと思います. 標準回帰係数の記載と評価は, 必ず行ってください. 表の t 値は記載しなくてもよいです.

参考文献・WEB 等

(1) 本書の web ページ：
https://personal.hs.hirosaki-u.ac.jp/pteiki/research/stat5/ （2020 年）
(2) 赤池弘次：AIC と MDL と BIC. 日本オペレーションズ・リサーチ 1996 年 7 月号 , 375-378, 1996.

第14章 2群の違いに対して△△や××（複数）の影響をみる：多重ロジスティック回帰分析

◇本章で解説する事項

- R コマンダーに Excel データを読み込む
- 多重ロジスティック回帰分析の手順
- 結果の解釈

以上が，本章の内容です．

多重ロジスティック回帰分析（Multiple logistic regression analysis）と聞くと何やら面倒なイメージがありますが，適用はかなり重回帰分析と似ています．一つの結果と考える変数（目的変数）に対して，2つ以上の原因と考える変数（説明変数）の影響を調べる点で共通です．従って，**多重ロジスティック回帰分析も多変量解析という手法の中の一つ**となります．

では重回帰分析と同じなのではないか？という疑問を持つと思いますが，決定的な違いは結果変数（目的変数）の形が異なる点です（図 14-1）．

重回帰分析では結果となる目的変数が，握力や筋力，歩行速度などの比率尺度，何らかの評価得点などの間隔尺度，段階的に評価されたグレードなどが該当します（図 14-1a）．

多重ロジスティック回帰分析では，結果変数（目的変数）は，2群分けに限定されるという点が異なります（図 14-1b）．

2群分けということは，生存群・死亡群，向上群・低下群，対照群・疾患群など，2つの群に分けられたデータという意味です．これはある意味，欠点でもあります．**目的変数が3**

群以上に分かれると多重ロジスティック回帰分析は適用できません[1].

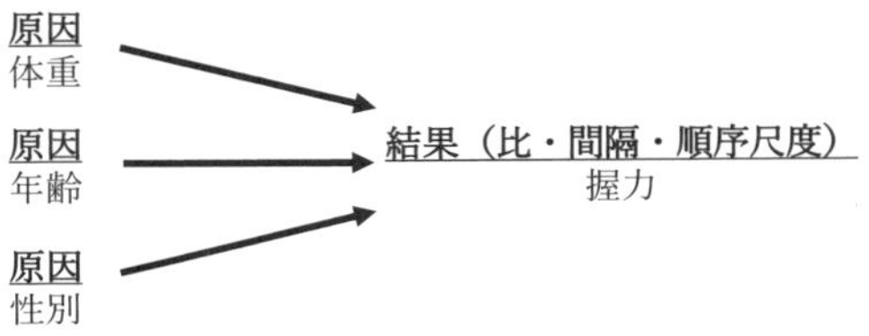

a.重回帰分析

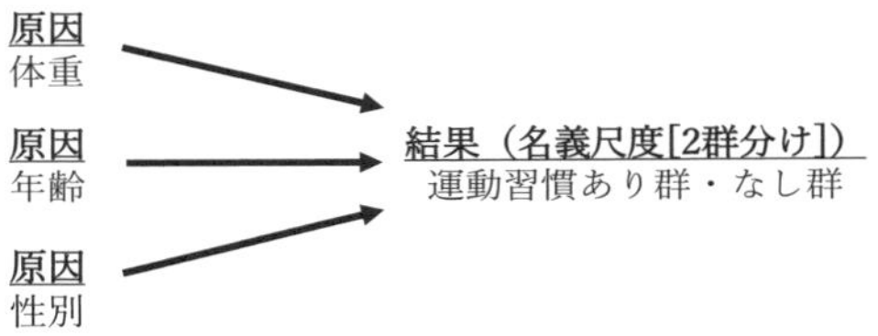

b.多重ロジスティック回帰帰分析

図 14-1　多重ロジスティック回帰分析と重回帰分析

大きな利点としては，**データの分布が何でもよい**という点です．いままで述べてきた手法では，ほとんどが"データは正規分布に従う"という前提条件を必要としていました．**多重ロジスティック回帰分析では，データの分布は何も考えなくても大丈夫**です．この点で，臨床的にはかなりメリットが大きいと考えられています．

実際にデータを使って解析してみましょう．

A. Excel データを R コマンダーに読み込む

本章では，表 14-1 のデータを使用します．このデータの Excel ファイルは著書の Web ページ(1)からダウンロード可能なので，あらかじめ入手しておいてください．

まずは，

1　本書では省略しますが，目的変数が 3 群以上の分類になると多項ロジスティック回帰分析や累積ロジスティック回帰分析という手法を適用します．

表 14-1　地域在住の高齢者における転倒経験と身体機能，生活状況に関する調査結果（表 11-3 の再掲）

転倒経験	性別	年齢	身長	体重	体脂肪率	握力	片脚立ち時間	入院歴	立ちくらみの経験	運動習慣（1週間の日数）	睡眠時間
なし	女性	65	147.6	50.5	31	30	10	0	0	0	7.5
なし	女性	68	149.2	63.3	34.1	25	5	1	0	4	8.5
なし	女性	70	143.8	61.1	37.8	16	9	0	0	4	7
なし	女性	78	153.8	51.9	24.3	24	11	0	0	0	7.5
なし	女性	71	147.8	39.7	19	20	12	0	0	0	7
なし	女性	75	152.4	56.3	30.4	21	16	0	0	0	8
なし	男性	81	165.5	73.3	23.6	27	16	0	0	3	10
なし	女性	82	137.9	48.3	32.2	16	16	0	0	0	8.5
なし	女性	70	148.2	51.5	26.8	26	17	0	0	0	6
なし	男性	79	154.3	47.3	12.9	22	17	0	0	3	9
なし	男性	82	160.1	71.9	19.6	40	18	0	0	0	6
なし	女性	75	145.7	49.7	28.2	18	22	0	0	0	8.5
なし	女性	76	150.4	64.1	40.2	26	22	0	0	4	11.5
なし	女性	80	155.6	55.7	26.2	24	22	0	0	3	9
なし	女性	72	147.5	50.7	27.6	24	25	0	1	0	9.5
なし	女性	77	143.9	47.6	30.5	16	25	0	0	0	9
なし	女性	64	157	68.9	28.1	30	27	0	0	4	5
なし	女性	82	149.8	59.5	39.3	21	28	0	0	3	7
なし	女性	72	145	41.7	23.2	24	30	0	0	2	8
なし	女性	74	148.5	50.1	22.6	23	30	0	0	2	7
なし	女性	71	146.3	39.3	18.4	21	31	1	0	3	9
なし	男性	74	167.1	59.7	17.2	35	31	0	0	3	7
なし	女性	71	150.7	51.1	27.2	19	32	0	0	1	7.5
なし	女性	79	148.7	47.4	23.3	18	33	0	1	4	13.3
なし	女性	69	149.7	53.3	30.6	24	34	0	0	0	6.5
なし	女性	64	154.9	52.5	27	36	35	0	0	1	8
なし	女性	69	155.3	48.7	23.6	24	37	0	0	4	7
なし	女性	76	147.3	48.5	27.5	17	37.5	0	0	0	11
なし	女性	76	145.8	42.9	22	21	40	1	0	0	9
なし	女性	69	146.2	46	24.1	20	42	0	0	1	8
なし	女性	63	150	54.3	36	26	44	0	0	0	7
なし	女性	77	134.4	36.3	24.8	23	45	1	1	4	9
なし	女性	64	147.4	46.3	24.8	28	50	0	0	0	7.75
なし	女性	67	150.6	49.9	25.9	22	53	0	1	0	8
なし	女性	73	144.3	45.7	23.5	17	55	0	0	0	9
なし	女性	74	150.1	57.3	30.4	26	58	1	1	3	17
なし	女性	75	154.2	59.8	33.1	22	58	0	0	4	9
なし	女性	78	159.7	52.9	14.7	36	65	0	0	4	8
なし	男性	75	159.3	53.6	17.1	34	66	0	1	0	7.5
なし	女性	75	151.1	55.2	28.7	20	68	0	0	4	8.5
なし	女性	69	159.5	52.7	13.4	36	70	0	0	0	8.5
なし	女性	76	154.3	57.8	31.2	28	71	0	0	3	8.5
なし	女性	68	149.2	55.9	28.8	26	73	0	0	0	7.5
なし	女性	65	156.4	56.6	28.2	30	79	0	0	0	5
なし	男性	74	164.4	60.2	14.6	41	91	0	0	4	9
なし	女性	71	152.2	49.6	26.3	29	95	0	0	4	10
なし	女性	74	151	49.4	27.5	24	97	0	0	4	11
なし	男性	72	159.7	48.3	14.4	35	98	0	0	5	8
なし	女性	71	154	52.7	28.1	25	104	0	0	0	8
なし	男性	74	162.5	63.2	19.6	37	108	0	0	4	7.5
なし	女性	61	154.1	43.5	19.3	30	120	0	0	3	8
なし	女性	61	160.3	69.2	33.2	30	120	0	0	4	7.3
なし	女性	64	149	56.6	32.5	26	120	0	0	1	6.5
なし	女性	68	145.7	44.3	23.9	18	120	0	0	4	6.5
なし	女性	70	149.8	46.6	28.4	15	120	1	0	0	8
なし	女性	70	152.2	55.1	27.9	27	120	0	0	0	7.25
なし	女性	70	161.8	48.1	17.3	28	120	0	0	3	6.5
なし	女性	71	146.4	51.8	28.7	27	120	0	0	0	8
なし	女性	76	149	47.3	23.6	19	120	0	1	4	9
あり	女性	70	139.1	44	23.3	13	0	1	0	0	8
あり	女性	75	149.9	47.6	21.9	18	8	0	0	0	7.5
あり	女性	83	149.7	65.7	38.7	24	9	0	0	1	10.5
あり	女性	66	155.4	50	22.7	22	10	1	0	0	9
あり	女性	73	143.6	60.7	37.1	24	0	0	1	1	6.5
あり	女性	81	156.3	48.9	17.7	12	12	1	0	0	10.5
あり	女性	74	153.1	49.9	22.8	22	19	0	0	0	12
あり	男性	68	161.2	62.8	22	13	20	0	0	2	7.5
あり	女性	75	157.7	65.2	29.1	22	20	1	0	0	10.5
あり	女性	71	138.4	41	24	25	22	0	0	1	8
あり	女性	73	145.8	41.8	23.3	21	10	1	1	1	11.5
あり	女性	74	149	46.2	27.4	25	0	0	1	2	9
あり	女性	79	146	47.5	23.9	26	25	1	0	0	7
あり	女性	73	148.2	60.6	36.9	21	26	0	0	2	6.5
あり	女性	67	153.5	47.3	21.5	17	32	1	0	0	6.5
あり	女性	74	147.3	47.7	23.5	18	33	0	0	0	7.5
								0＝なし	0＝なし	0＝なし	
								1＝あり	1＝あり	1＝あり	

1）　パソコンで，ダウンロードしたExcelファイルを開いておきます．

2）　また，Rコマンダーも起動しておいてください．

このデータ例は**第11章**でも述べましたが，地域在住の高齢者75名を対象として，転倒経験の有無や握力，片脚立ち時間などの調査を行った結果です．

転倒経験は｛なし，あり｝，性別は｛男性，女性｝と文字で入力されています．入院歴，立ちくらみの経験については，文字ではなく0＝なし，1＝あり，という0–1の数字を割り当てたダミーデータで入力しています．

ちなみに転倒経験や性別を0–1の数値で入力しても構いません．逆に入院歴，立ちくらみの経験を｛あり，なし｝のように文字で入力しても構いません．自分の扱いやすい方で入力してください．

このExcelデータを，Rコマンダーに読み込みます．

● **データの読み込み手順**

1）　まず，データの**変数名とデータ部分のみをマウスで範囲指定**します（図14–2①）．**表3–2（第3章）も確認**してください．

2）　範囲指定後に，右クリックメニューから［コピー］を選びます（図14–2②）．

3）　Rコマンダーに移り（図14–3），メニューから①［データ］—②［データのインポート］—③［テキストファイルまたはクリップボード，URLから］を選びます．

4）　新たに現れたダイアログボックスで④データ名を決めます．最初は"Dataset"と入力されています．このままでも計算には影響ないですが，ここでは"第14章"と書き変えます．Rコマンダーでは，最初にデータ名を決めなければなりません．

5）　図14–3⑤でクリップボードにチェックをいれます．最後に⑥ OK をクリックします．

6）　すでに同じ名前のデータ（第14章というデータ名）が存在している場合は，警告が出ます．上書きしてもよいなら“Yes”を，上書きしないなら“No”をクリックして改め

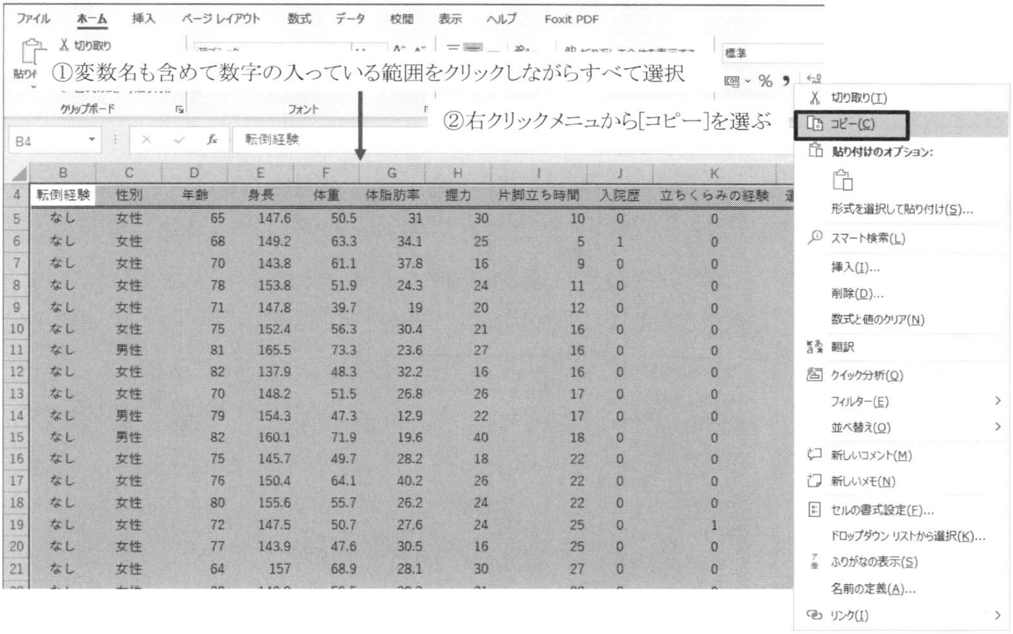

図 14-2　Excel データの範囲指定とコピー

て名前を変えてください．

▶ うまく読み込めたら，R コマンダーの下の［メッセージ］表示に**青字でメッセージが出ます**．もし，**赤字でエラーと出力された時は，もういちど Excel のコピーからやり直します**．またはデータそのものがおかしいときもあるので，表 3-2（第 3 章）を参照してください．

読み込みがうまくできれば，図 14-4 ①の［データセットを表示］をクリックすると，②のようなデータウインドウが出てきます．データが読み込まれていることを確認してください．

閲覧したらデータウインドウは閉じてください．

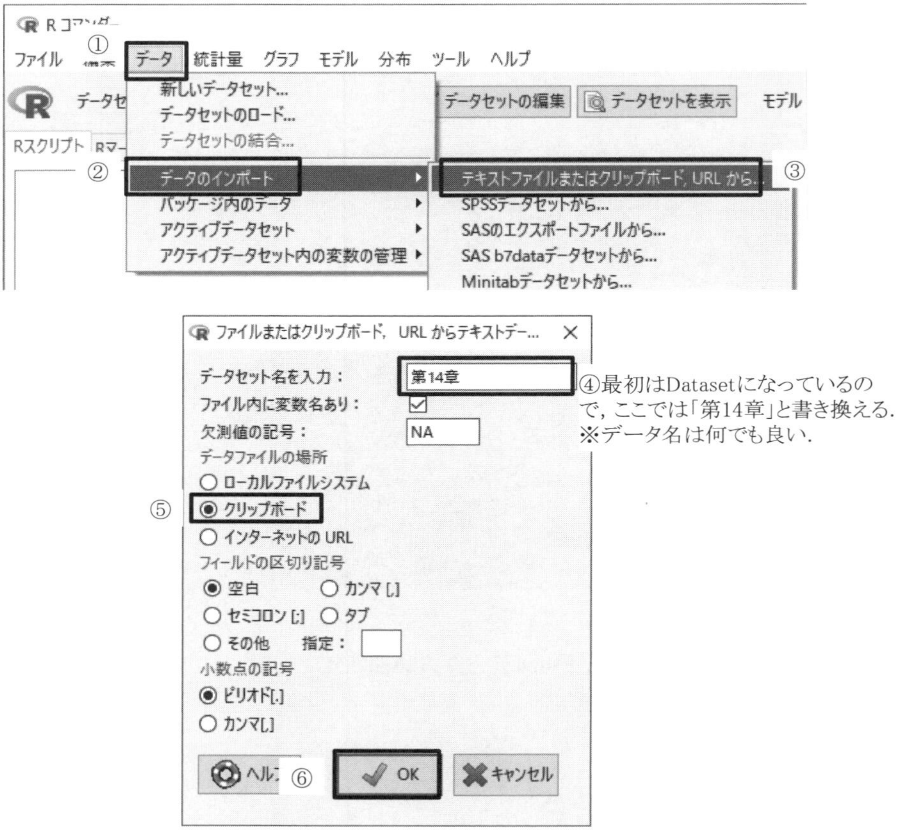

図 14-3　Excel データを R コマンダーに読み込む作業

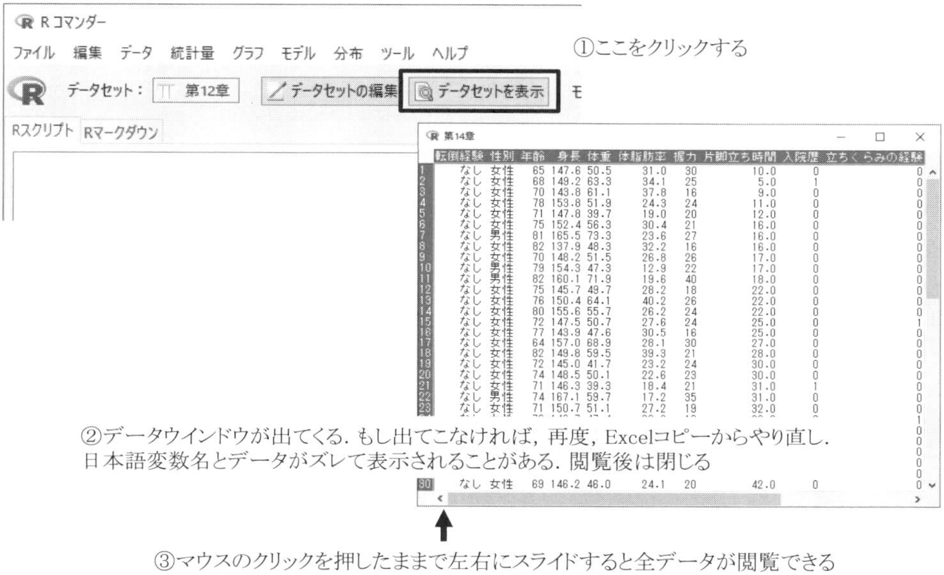

図 14-4　正しくデータが読み込まれたか確認する

B. Rコマンダーによる多重ロジスティック回帰分析の手順

読み込んだデータを使用して,

- 転倒経験あり群・なし群の違いに対して, その他の原因と思われる変数（性別や年齢, 身長, 体重, …）の全てのうち, 何が影響するか？どの組み合わせで影響するか？

を知りたいとします.

- 転倒経験あり群・なし群の違いに対して, 性別が影響するか？
- 転倒経験あり群・なし群の違いに対して, 年齢が影響するか？
- 転倒経験あり群・なし群の違いに対して, 身長が影響するか？

…　…　…　…

という風に１つ１つ検定を行って「これとこれが有意に影響した…」とやってみる方法もありますが，複数の検定を１回で済ますだけではなく，変数間の複雑な関係も考慮して最も影響する変数を挙げ，しかも組み合わせを考えてくれるので，多重ロジスティック回帰分析は便利です．

多重ロジスティック回帰分析では，計算のために平均や sd は使いませんので正規分布も何も関係ありません．気にせず，解析を進めてください．

まずは，転倒経験あり群・なし群の違いに対して，他の変数の何が影響するか？どの組み合わせで影響するか？を検定してみます．

● R コマンダーによる多重ロジスティック回帰分析

1） 図 14-5 に従って，R コマンダーのメニューから①［統計量］—②［モデルへの適合］—③［一般化線形モデル］を選びます．

2） ④［変数（ダブルクリックして式に入れる)］の枠から，まず目的変数（結果変数）となる“転倒経験”をマウスで選び，ダブルクリックします．すると，⑤の枠に“転倒経験”と記述されます．

3） もし，間違えたときは，マウスでカーソル指定して Del キー，または BackSpace キーで削除し，やり直して下さい．

4） その後，④から説明変数（原因変数）を順次ダブルクリックしていくと，次々⑥の枠に記述されていきます．**多重ロジスティック回帰分析では，文字のデータ（因子変数）も解析できます．**転倒経験［因子］，性別［因子］と表示されているはずです．

5） 説明変数と説明変数の間は "+" で表示されます．もし，間違えたときは，マウスで指定後， Del キー，または BackSpace キーで削除し，やり直して下さい[2]．

6） 説明変数と説明変数は半角の "+" で接続されるので，やり直したときに記載されなかったときはキーボードから入力して下さい．もしくは，重複したときは Del キー，または BackSpace キーで削除して下さい．

---

2 実際の変数名をキーボードから入力しても解析できます．

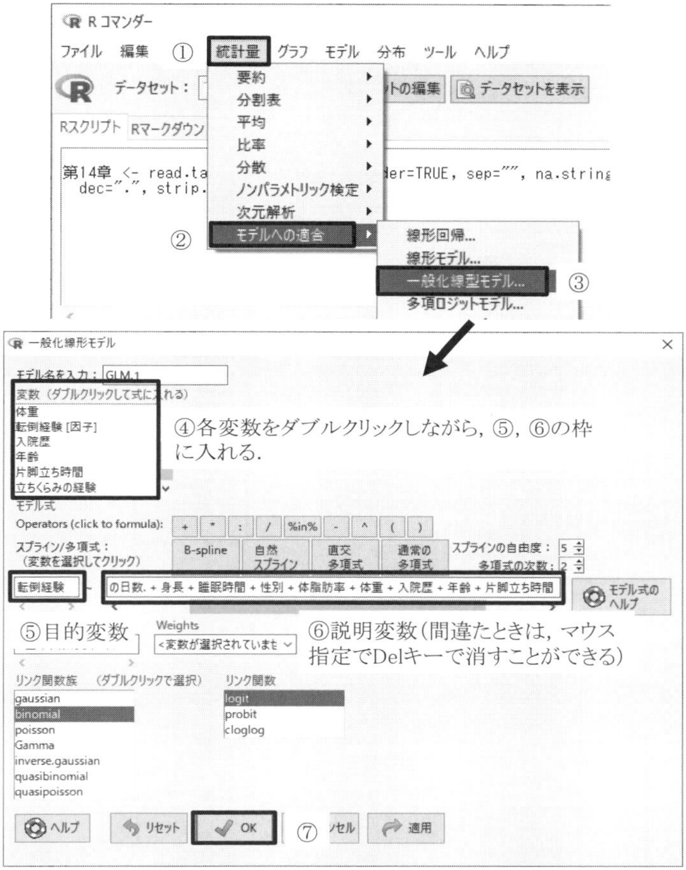

図 14-5　多重ロジスティック回帰分析の手順

7)　全部入れたら⑦ OK をクリックします．

結果は，図 14-6 のように出力されます．

［Pr（> |Z|）］①のところに各変数の確率が出力されます．また，図 14-6 ②のところにそれぞれ，**オッズ比**（odds ratio）が出力されます．

出力　　　　　　　　　　　　　　　　　　　　　　　　　　　実行

```
> GLM.1 <- glm(転倒経験 ~ 握力 + 運動習慣.1週間の日数. + 身長 + 睡眠時間 + 性別
+   片脚立ち時間 + 立ちくらみの経験, family=binomial(logit), data=第14章)

> summary(GLM.1)

Call:
glm(formula = 転倒経験 ~ 握力 + 運動習慣.1週間の日数. + 身長 +
    睡眠時間 + 性別 + 体脂肪率 + 体重 + 入院歴 + 年齢 + 片脚立ち時間 +
    立ちくらみの経験, family = binomial(logit), data = 第14章)

Deviance Residuals:
     Min        1Q    Median        3Q       Max
-2.31432   0.00136   0.06445   0.39391   1.26401

Coefficients:
                       Estimate Std. Error z value Pr(>|z|)
(Intercept)           -10.42699   29.16059  -0.358   0.7207
握力                    0.19012    0.10458   1.818   0.0691 .
運動習慣.1週間の日数.   0.72815    0.39599   1.839   0.0659 .
身長                    0.04336    0.18709   0.232   0.8167
睡眠時間               -0.04175    0.30634  -0.136   0.8916
性別[T.男性]            0.66739    3.03145   0.220   0.8258
体脂肪率                0.11516    0.23218   0.496   0.6199
体重                   -0.12757    0.18449  -0.692   0.4892
入院歴                 -1.98063    1.17396  -1.687   0.0916 .
年齢                    0.03058    0.11034   0.277   0.7817
片脚立ち時間            0.09917    0.03932   2.522   0.0117 *
立ちくらみの経験       -1.44372    1.36392  -1.059   0.2898
---
Signif. codes:  0 '***' 0.001 '**' 0.01 '*' 0.05 '.' 0.1 ' ' 1

(Dispersion parameter for binomial family taken to be 1)

    Null deviance: 77.751  on 74  degrees of freedom
Residual deviance: 37.858  on 63  degrees of freedom
AIC: 61.858

Number of Fisher Scoring iterations: 8

> exp(coef(GLM.1))  # Exponentiated coefficients ("odds ratios")
     (Intercept)               握力 運動習慣.1週間の日数.
0.00002962217      1.20939356086          2.07123621149
         身長           睡眠時間           性別[T.男性]
1.04431051542      0.95911010853          1.94913680197
     体脂肪率               体重                 入院歴
1.12205752266      0.88022860724          0.13798234850
         年齢       片脚立ち時間       立ちくらみの経験
1.03104903941      1.10425560019          0.23604811652
```

①各変数のp値

②各変数のオッズ比
(Intercept[定数]は見ない)

図 14-6　多重ロジスティック回帰分析の結果

●オッズ比とは

オッズ比は，目的変数（結果）に対する説明変数（原因）の影響の大きさを表します．一方の群が他方の群よりも，何倍その原因を持っているかを表す数値[3]です．オッズ比は倍数

[3] 正しくは，一方の群のオッズ（要因ありの人数÷要因なしの人数）に対する他方の群のオッズの比（倍数）です．現実には把握しにくい指標で，単純に倍数として捉えるのは無理があります．しかし本書では，イメージしやすくするために倍数として説明しています．

で表すので，**1のときは1倍，すなわち何も影響しないという意味**になります．そして**0＜オッズ比＜∞の範囲をとります**．**1よりも小さいほど，大きいほど影響が大きい**となります．いくつかの例と計算式を表14-2に掲載しておきます．計算式は知らなくても問題ありません．

図14-6②の運動習慣.1週間の日数.は約2.07倍，体脂肪率は約1.12倍，体重は約0.88倍と出力されています．運動習慣.1週間の日数.（約2.07倍）と体脂肪率（約1.12倍）を比べると，**運動習慣.1週間の日数.の方が数字は大きいので，影響力は大きいと思うでしょう**．ここで**重要な事項**を述べます．

多重ロジスティック回帰分析では，説明変数の数値が1増えると，目的変数の1に割り当てられた群になることを示しています．

以上の解析では，転倒経験あり群・なし群を0-1型のダミー変数として入力していればわかりやすいのですが，現状ではどちらが1に割り当てられているかわかりません．

ordered(第14章$転倒経験)

※ordered(データ名$文字の変数名)と入力します

のようにRスクリプトに入力すれば，

Levels: あり < なし

と出力されますので，**あり群が小さい方つまり0，なし群が大きい方つまり1**とわかります．

以上のことから，

- 運動習慣.1週間の日数.のオッズ比は約2.07です．運動習慣は1日単位で測定されています．従って，運動習慣が1日増えると2.07倍，転倒なしの群（1の群）になる，という意味です[4]．
- 体脂肪率のオッズ比は約1.12ですから，体脂肪率が1%増えると1.12倍，転倒なしの群（1の群）になる，という意味です．

---

[4] 正確には「転倒なしの群は運動習慣が1日増えるという原因を2.07倍持っている」という意味です．まわりくどいので，わかりやすい言い回しで記載しました．

文字の説明変数，性別｛男性，女性｝の場合はどうかというと，

同様に

ordered（第 14 章 $ 性別）

のように R スクリプトに入力すれば，

Levels: 女性 < 男性

と出力されます．**女性が小さい方つまり 0，男性が大きい方つまり 1** とわかります．

図 14-6 ②の性別［T. 男性］のオッズ比は約 1.95 倍です．従って，女性（= 0）に対して男性（= 1）は，約 1.95 倍，転倒なしの群（1 の群）になる，という意味です．

オッズ比は各説明変数の単位に依存しますので，標準化された値ではありません．オッズ比どうしの大小を単純比較できません．

▶ オッズ比が大きいことは確かですが，他と比べて影響が大きいとは単純には解釈できません．

ところで，体重約 0.88 倍は，運動習慣.1 週間の日数．よりも大きいでしょうか？小さいでしょうか？

オッズ比が 1 よりも大きい時なら，2 倍，3 倍，4 倍，…の順に影響が大きくなることはわかります．1 よりも小さいなら，0.5 倍，0.1 倍，0.05 倍，…の順に影響が大きくなっていきます．

表 14-2a. を見て下さい．要因 A があってもなくても転倒する人数は同じです．この場合は，オッズ比 1 です．

表 14-2b. では要因 A があると転倒しない 10 人に対して転倒する人 20 人なので転倒リスクは 2 倍に増えます．逆に要因 A がないと転倒する 10 人に対して転倒しない 20 人なので転倒リスクは 1/2 倍に減ります．結局，要因 A があるかないかで 2 ÷ 1/2 = 4 倍の影響力があると考えます．計算はともかく，要因 A があるときの転倒なし 10 人，要因 A がないときの転倒あり 10 人に対して，それぞれ 2 倍ずつ多くなるので 4 倍と考えてもよいでしょ

表 14-2　オッズ比の例

a.オッズ比が1の例

		要因A	
		あり	なし
転倒経験	あり	10	10
	なし	10	10

オッズ比：（転倒あり要因あり×転倒なし要因なし）/（転倒なし要因あり×転倒なし要因あり）

オッズ比　1 倍

b.オッズ比が4倍の例

		要因A	
		あり	なし
転倒経験	あり	20	10
	なし	10	20

オッズ比　4 倍

c.オッズ比が9倍の例

		要因A	
		あり	なし
転倒経験	あり	30	10
	なし	10	30

オッズ比　9 倍

d.オッズ比が0.25倍の例

		要因A	
		あり	なし
転倒経験	あり	10	20
	なし	20	10

オッズ比　0.25 倍

e.オッズ比が0.11倍の例

		要因A	
		あり	なし
転倒経験	あり	10	30
	なし	30	10

オッズ比　0.111111 倍

※表のセル内数字は人数

う．表 14-2c. では同じく 3 倍，3 倍なので影響力は 9 倍になります．**要因 A があると転倒しやすくなるという悪影響**を及ぼしています．

逆に，表 14-2d. では要因 A があると転倒しない 20 人に対して転倒する人 10 人なので転倒リスクは 1/2 倍に減ります．要因 A がないと転倒する 20 人に対して転倒しない 10 人なので転倒リスクは 2 倍に増えます．結局，要因 A があるかないかで 1/2 ÷ 2 = 0.25 倍の影響力があると考えます．**0.25 倍ということは，要因 A があると転倒する人が減るわけなので，転倒し難くなるよい方向の影響を持つ**ということになります．

従って，**オッズ比が 1 よりも小さいときは，逆（負）の影響力を持つという意味**になります．**オッズ比が 2 倍（正の影響）の時は，逆（負の影響）を考えると 1/2 = 0.5 倍と同等**です．**4 倍（正の影響）の時は 1/4 = 0.25 倍（負の影響）で同等**です．同じく，**0.5 倍（負の**

影響）は 1/0.5 = 2 倍（正の影響）であり，0.25 倍（負の影響）は 1/0.25 = 4 倍（正の影響）と換算できます.

では，運動習慣.1 週間の日数.の約 2.07 倍と体重約 0.88 倍はどちらのオッズ比が大きいか，正負を無視して比べると，体重は 1/0.88 ≒ 1.14 なので，運動習慣.1 週間の日数.の方がオッズ比は大きいとなります[5].

● R コマンダーによるステップワイズ法の多重ロジスティック回帰分析

これで解析は終わりか…と思いますが，実は違います．いま行った方法は，説明変数を全て解析しています．重回帰分析と同様に**多重ロジスティック回帰分析でも有効な説明変数に絞る方法，ステップワイズ法があります.**

上では無駄な作業をしてもらったわけですが，もし「理論的に有効かどうかわからないが，私はこの変数とこの変数が影響するかを見たいのだ！[6]」というのであれば，上述の方法で解析して下さい.

「たくさんデータを集めたけど，どれとどれが影響するかは，私も統計は理解していないのでわからない…」というのであれば，次に述べる**ステップワイズ法の多重ロジスティック回帰分析が妥当**です.

非常に難しいイメージですが，手間がかかるだけで高度な知識は必要ありません．順を追ってゆっくり行ってください.

(1)　有意な変数の出力

1)　図 14-5 **の手順（全部の変数で解析した）を行った後，という前提になります.** 図 14-5 **の手順を行わないと以降の解析はできません**．また，図 14-5 の手順の後に他の解析を行ってからだと，もしかしたら結果が異なることもあります.

5　上述の通り，説明変数間のオッズ比の大小で単純に影響力の大きさを比較できません.

6　重回帰分析でも同様なのですが，説明変数の p 値に関係なく，自分の好きな説明変数を使って解析をする方法を強制投入法といいます．強制投入法の結果を公表する際には，その説明変数がどうしても必要であるという強い根拠が必要になります.

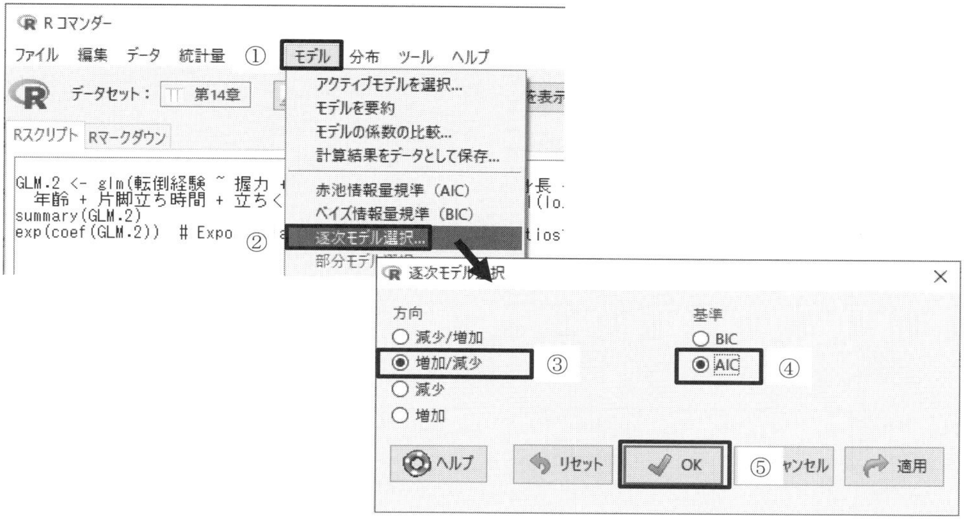

図 14-7　ステップワイズ法による多重ロジスティック回帰分析の手順

2)　図 14-7 に従って，R コマンダーのメニューから①［モデル］—②［逐次モデル選択］を選びます.

3)　新しく出たダイアログボックスの③［方向］で［増加 / 減少］にチェックを入れます. 次に，［基準］で④［AIC］を選びます. しかし，［BIC］を選んでも絶対間違いということはありません（**第 13 章**も参照）. 多重ロジスティック回帰分析の場合は，AIC を選ぶ方が無難です.

4)　⑤ OK ボタンをクリックします.

結果は，図 14-8 のように出力されます. 有意な変数が羅列されます. 片脚立ち時間，入院歴，運動習慣.1 週間の日数.，握力の 4 つです. それぞれの変数の下に数値が述べられていますが，これは係数ですので特に解読しなくてもよいです.

これで終わりではありません，まだ続きます.

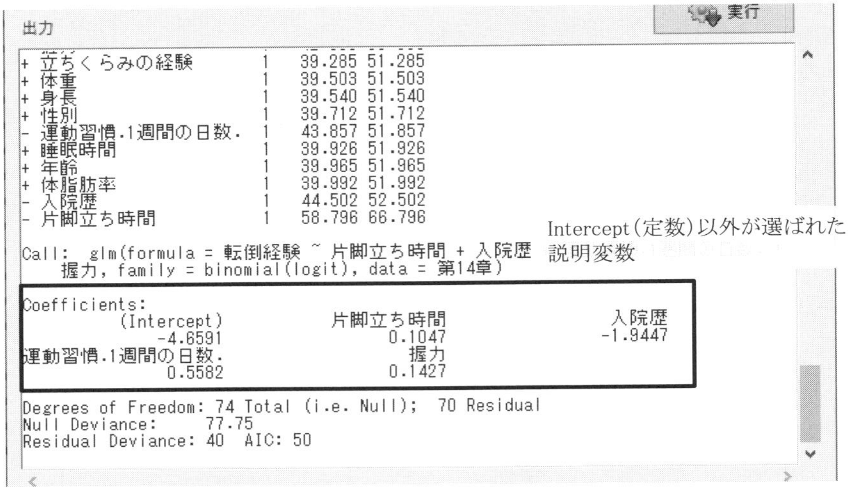
出力
実行
+ 立ちくらみの経験 1 39.285 51.285
+ 体重 1 39.503 51.503
+ 身長 1 39.540 51.540
+ 性別 1 39.712 51.712
- 運動習慣.1週間の日数. 1 43.857 51.857
+ 睡眠時間 1 39.926 51.926
+ 年齢 1 39.965 51.965
+ 体脂肪率 1 39.992 51.992
- 入院歴 1 44.502 52.502
- 片脚立ち時間 1 58.796 66.796
Call: glm(formula = 転倒経験 ~ 片脚立ち時間 + 入院歴
握力, family = binomial(logit), data = 第14章)
Coefficients:
(Intercept) 片脚立ち時間 入院歴
-4.6591 0.1047 -1.9447
運動習慣.1週間の日数. 握力
0.5582 0.1427
Degrees of Freedom: 74 Total (i.e. Null); 70 Residual
Null Deviance: 77.75
Residual Deviance: 40 AIC: 50
Intercept（定数）以外が選ばれた説明変数

図 14-8　ステップワイズ法による多重ロジスティック回帰分析の結果

(2)　有意な変数の有意確率とオッズ比の出力

1）　図 14-9 に従って，R コマンダーのメニューから①［統計量］—②［モデルへの適合］—③［一般化線形モデル］を選びます．

2）　④説明変数の羅列されている枠から，握力，運動習慣.1 週間の日数.，入院歴，片脚立ち時間以外をマウスでカーソル指定し，Del キー，または BackSpace キーで削除します．

3）　④枠内の記述を " 握力 + 運動習慣.1 週間の日数. + 入院歴 + 片脚立ち時間 " とします(順番は問いません)．"+" と変数名の間の半角スペースは，いくつ入っていても問題ありません．

4）　⑤ OK ボタンをクリックします．

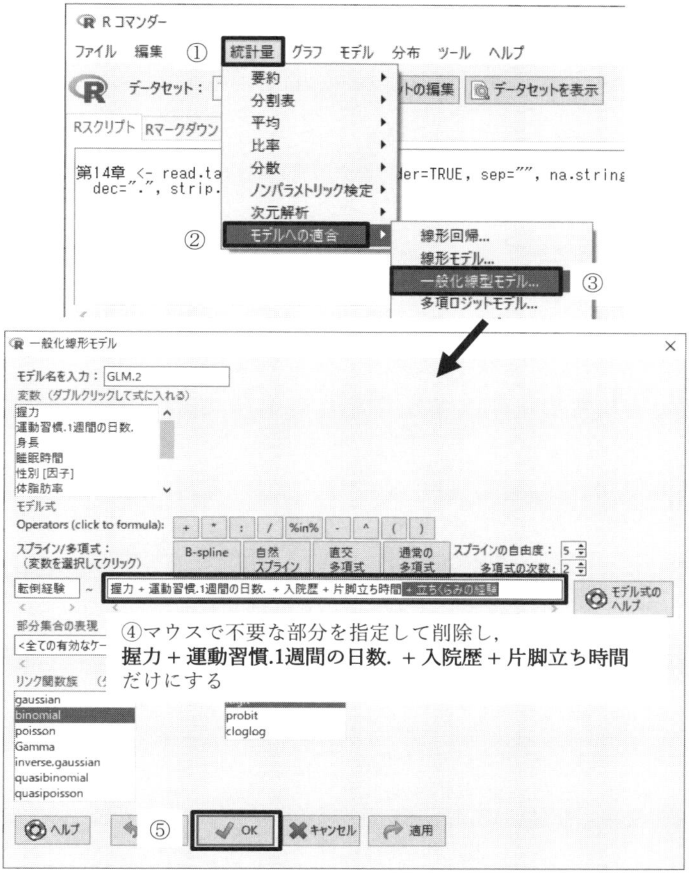

図 14-9　再度，ステップワイズ法による多重ロジスティック回帰分析の手順

結果は，図 14-10 のように出力されます．有意な変数が羅列されます．
ここの結果では，各変数の有意確率と（調整された）オッズ比が出力されます．

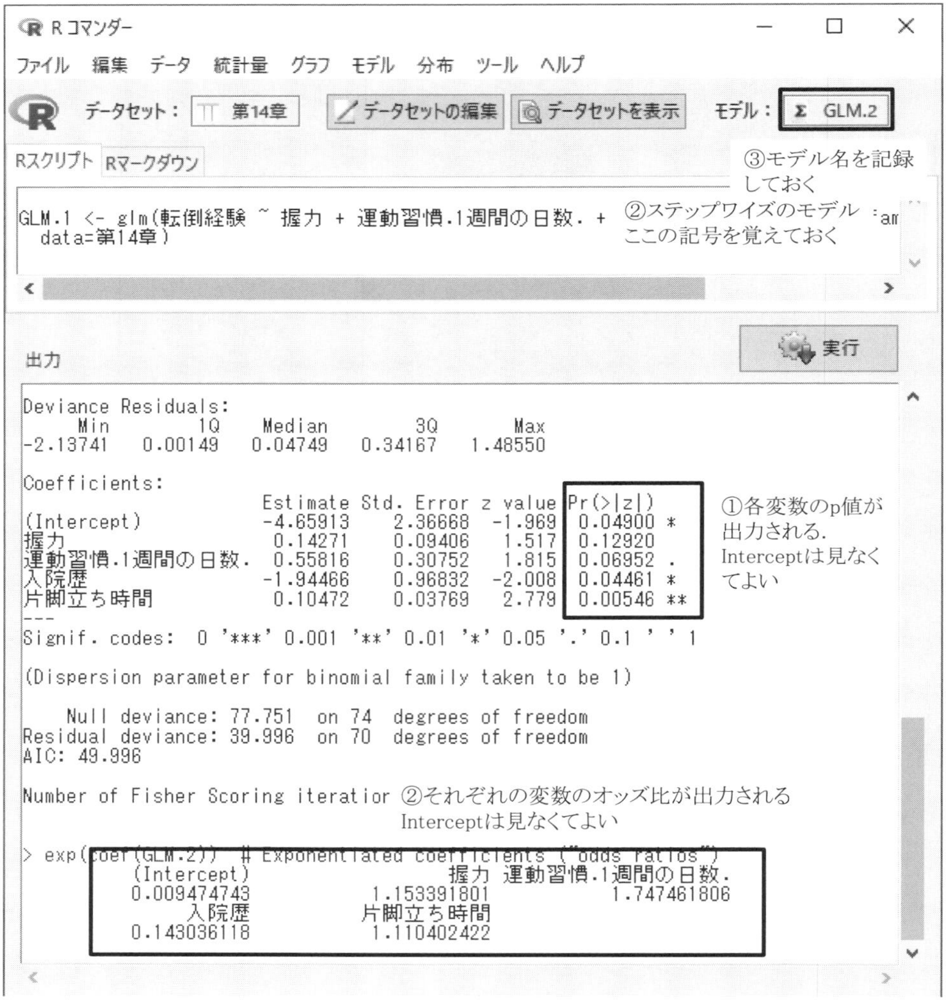
R コマンダー
ファイル 編集 データ 統計量 グラフ モデル 分布 ツール ヘルプ
データセット： 第14章
データセットの編集
データセットを表示
モデル： Σ GLM.2
③モデル名を記録しておく
Rスクリプト Rマークダウン
GLM.1 <- glm(転倒経験 ~ 握力 + 運動習慣.1週間の日数. +
data=第14章)
②ステップワイズのモデル ここの記号を覚えておく
実行
出力
Deviance Residuals:
Min 1Q Median 3Q Max
-2.13741 0.00149 0.04749 0.34167 1.48550
Coefficients:
Estimate Std. Error z value Pr(>|z|)
(Intercept) -4.65913 2.36668 -1.969 0.04900 *
握力 0.14271 0.09406 1.517 0.12920
運動習慣.1週間の日数. 0.55816 0.30752 1.815 0.06952 .
入院歴 -1.94466 0.96832 -2.008 0.04461 *
片脚立ち時間 0.10472 0.03769 2.779 0.00546 **

Signif. codes: 0 '***' 0.001 '**' 0.01 '*' 0.05 '.' 0.1 ' ' 1
①各変数のp値が出力される．Interceptは見なくてよい
(Dispersion parameter for binomial family taken to be 1)
Null deviance: 77.751 on 74 degrees of freedom
Residual deviance: 39.996 on 70 degrees of freedom
AIC: 49.996
Number of Fisher Scoring iteratior
②それぞれの変数のオッズ比が出力される Interceptは見なくてよい
> exp(coef(GLM.2)) # Exponentiated coefficients ("odds ratios")
(Intercept) 握力 運動習慣.1週間の日数.
0.009474743 1.153391801 1.747461806
入院歴 片脚立ち時間
0.143036118 1.110402422

図 14-10 ステップワイズ法による多重ロジスティック回帰分析の結果

1) ①のところには，各変数の p 値が出力されます．これは **Wald《ワルド》 検定**という方法で，実は**多重ロジスティック回帰分析とは本質が異なる検定**です．そのため，ときどき $p<0.05$

ではない変数も存在します．握力と運動習慣.1 週間の日数．は確かに 0.05 以上となっています．**これらの p 値は，必ずしも $p<0.05$ である必要はありません**．出力結果そのままを解釈すれば問題ありません．ただし，以降に述べる**尤度比検定（またはモデル χ^2 検定）**の結果は，**必ず $p<0.05$ でなくてはなりません**．

2）　②には，各変数のオッズ比が掲載されています．例えば握力は，1.153391801 となっています．オッズ比は，その変数が 1 だけ変化したときの影響力を表します．

3）　オッズ比は大きいほど影響力は大きいのですが，各変数の単位で変わります．

4）　この結果の有意確率を尤度比検定で求めます．尤度比検定のためには，まず定数項の多重ロジスティック回帰分析を行い，この結果と比較する必要があります．

5）　この有意な変数の組み合わせによる結果の名称は，③［モデル］のところを見ます．ここでは "GLM.2" となっています．"2" の数字は，その時々で変わりますので，自分の結果をよく覚えておいて下さい．ここでは，"GLM.2" として説明を続けます

◇説明変数が $p<0.05$ でなくてもよい？

AIC によるステップワイズ法の多重ロジスティック回帰分析を適用した場合，$p<0.05$ ではない変数が選ばれることもあります．本章では，気にする必要はないと記載しました．

実は，説明変数 1 つ 1 つの p 値を計算する方法を Wald 検定というのですが，この方法は多重ロジスティック回帰分析の計算理論と矛盾するために有効ではないという意見[(2)][(3)]があります．

他方，BIC によるステップワイズ法では，$p<0.05$ の変数が選ばれやすくなります．本章の例でも，BIC で解析すると $p<0.05$ だけの変数が選ばれます．

AIC は，簡単にいえばデータの元となった対象者以外の適合も考慮して変数を選ぶ性質を持っていて，BIC は対象者を重視して変数を選ぶ特徴があります．

解析の目的として一般化を強く意識するなら，AIC が適しています．偏った性質の対象者ではなく，n が大きければ，BIC を適用してもよいでしょう．

しかし，この意見もあくまで著者の意見なので，どちらを選んだら間違いないとはいえません．

(3)　定数項の多重ロジスティック回帰分析

1)　図 14-11 に従って，R コマンダーのメニューから①［統計量］―②［モデルへの適合］―③［一般化線形モデル］を選びます

2)　④説明変数の羅列されている枠にカーソル移動して Del キー，または BackSpace キーで全て削除します．

3)　④に半角数字の "1" を入力します．

4)　⑤ OK ボタンをクリックします

5)　ここで，図 14-11 ⑥**のような警告が出た場合，R コマンダー右上の⑦［モデル：GLM.●］を見ます．●と数字が違うなら，そのまま Yes をクリック，数字が同じ場合は No を押して，⑧に戻り，"GLM.●" の●に 1 を足して書き直し（図 14-11 ⑦が "GLM.2" の場合は "GLM.3" として），再度⑤の OK をクリックします**[7]**.**

以前に，別のデータで多重ロジスティック回帰分析を行った際には，この警告が出ることがあります．

6)　図 14-12 の①を見ます．通常は，先ほどの有意な結果 "GLM.2" の次の数字が入って "GLM.3" となります．この GLM.3 が定数項のモデルとなります．これもよく覚えておいてください．

---

[7]　他の解析でも同じような警告が出ることがありますが，その場合は迷わず Yes をクリックします．この定数項の多重ロジスティック回帰分析のときだけ，数字が重複しないように設定します．

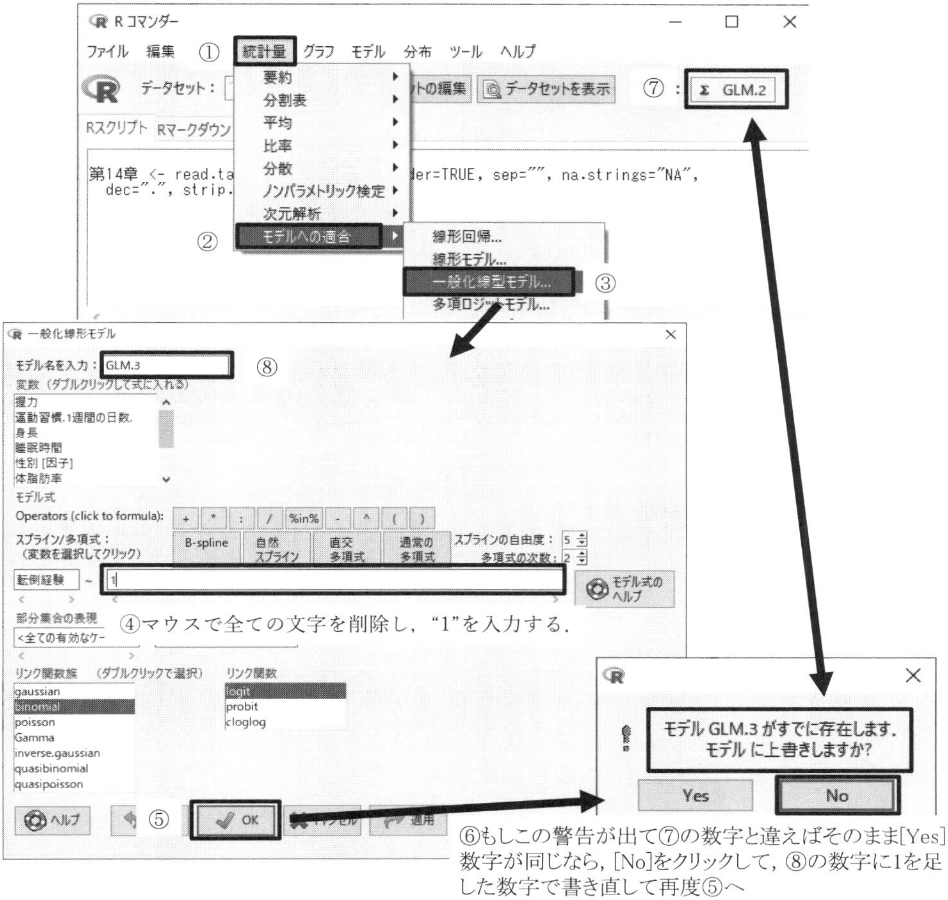

図 14-11　定数のみのモデルによる多重ロジスティック回帰分析の手順

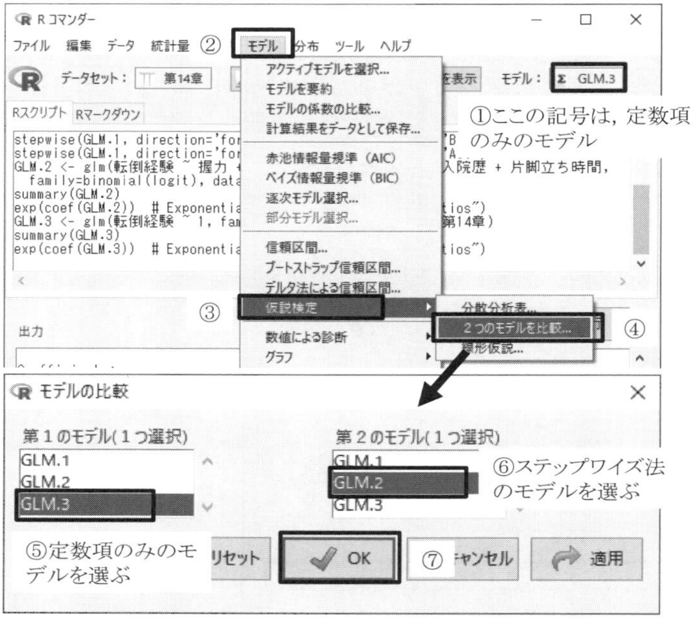

図 14-12　モデルχ^2検定の手順（図 14-11 の直後）

（4）　尤度比検定

1）　図 14-12 に②から［モデル］—③［仮説検定］—④［2 つのモデルを比較］を選びます

2）　⑤［第 1 のモデル（1 つ選択)］で，うえの定数項のモデル "GLM.3" を選びます．そして⑥［第 2 のモデル（1 つ選択)］で，さきほどのステップワイズ法の結果 "GLM.2"（有意な変数に限定して行った解析結果のモデル［図 14-10 の③］）を選びます．なお，第 1 と第 2 のモデルを逆に選んでも結果は同じになります．

3）　⑦ OK ボタンをクリックします

結果は，図 14-13 のように出力されます．四角で囲ったところが，尤度比検定の結果です．ここは必ず $p<0.05$ でなくてはなりません．

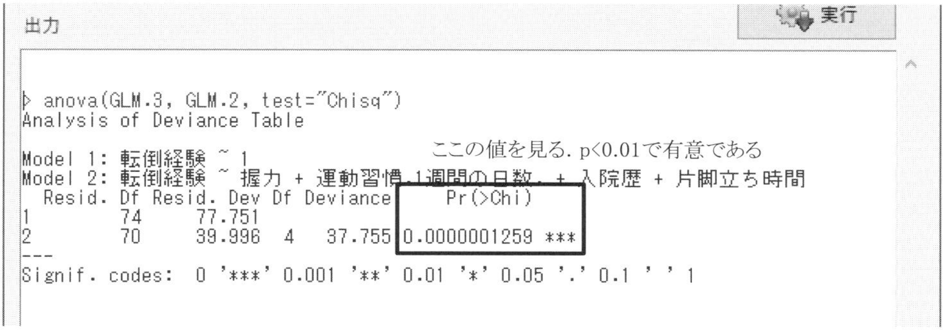
出力
実行
> anova(GLM.3, GLM.2, test="Chisq")
Analysis of Deviance Table
ここの値を見る. p<0.01で有意である
Model 1: 転倒経験 ~ 1
Model 2: 転倒経験 ~ 握力 + 運動習慣.1週間の日数. + 入院歴 + 片脚立ち時間
Resid. Df Resid. Dev Df Deviance Pr(>Chi)
1 74 77.751
2 70 39.996 4 37.755 0.0000001259 ***

Signif. codes: 0 '***' 0.001 '**' 0.01 '*' 0.05 '.' 0.1 ' ' 1

図 14-13　尤度比検定の結果

以上で，多重ロジスティック回帰分析の手順は終わりです．

これ以上の詳しい情報が必要な人は以下の手順も参考にしてください．以下は必ず行う作業ではありません．しかし，記載を求められることもあるので，参考までに説明しておきます．

● R コマンダーによるオッズ比の 95%信頼区間

1)　図 14-14 ①の［モデル］が，ステップワイズ法による多重ロジスティック回帰分析のモデル名になっていることを確認します．モデル名の表示は，他の解析を行うと変わる恐れがあります．もしくは，再起動すると "GLM.2" の "2" という数字が変わる恐れがあります．
2)　本章では GLM.2 のままなので図 14-14 ①で間違いありません．もし，違うモデル名になっていたら，①［GLM.2］の部分をクリックして，②から適切なモデル名を選び，③ OK ボタンをクリックして修正して下さい．
3)　モデル名を忘れたというときは，図 14-9 に従ってもういちどステップワイズ法で選ばれた説明変数の解析を行います．この直後であれば，モデルの確認は不要です．そのまま以下の手順を行います．
4)　図 14-14 の④［モデル］—⑤［信頼区間］を選びます．

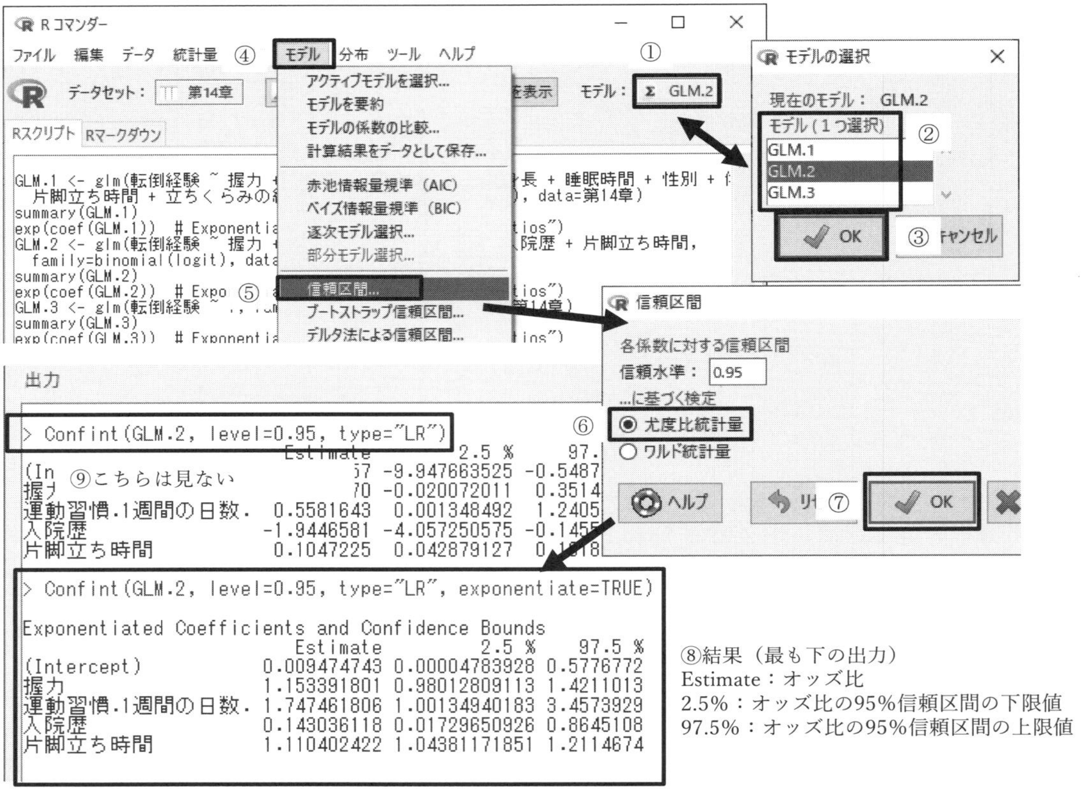
R コマンダー
ファイル 編集 データ 統計量 ④ モデル 分布 ツール ヘルプ
①
データセット： 第14章
モデル： Σ GLM.2
Rスクリプト Rマークダウン
アクティブモデルを選択...
モデルを要約
モデルの係数の比較...
計算結果をデータとして保存...
赤池情報量規準（AIC）
ベイズ情報量規準（BIC）
逐次モデル選択...
部分モデル選択...
⑤ 信頼区間...
ブートストラップ信頼区間...
デルタ法による信頼区間...
モデルの選択
現在のモデル： GLM.2
モデル（1つ選択） ②
GLM.1
GLM.2
GLM.3
OK ③ キャンセル
信頼区間
各係数に対する信頼区間
信頼水準： 0.95
...に基づく検定
⑥ 尤度比統計量
ワルド統計量
ヘルプ ⑦ OK
出力
> Confint(GLM.2, level=0.95, type="LR")
⑨こちらは見ない
運動習慣.1週間の日数. 0.5581643 0.001348492
入院歴 -1.9446581 -4.057250575
片脚立ち時間 0.1047225 0.042879127
> Confint(GLM.2, level=0.95, type="LR", exponentiate=TRUE)
Exponentiated Coefficients and Confidence Bounds
Estimate 2.5 % 97.5 %
(Intercept) 0.009474743 0.00004783928 0.5776772
握力 1.153391801 0.98012809113 1.4211013
運動習慣.1週間の日数. 1.747461806 1.00134940183 3.4573929
入院歴 0.143036118 0.01729650926 0.8645108
片脚立ち時間 1.110402422 1.04381171851 1.2114674
⑧結果（最も下の出力）
Estimate：オッズ比
2.5%：オッズ比の95%信頼区間の下限値
97.5%：オッズ比の95%信頼区間の上限値

図 14-14　オッズ比の 95%信頼区間の手順と結果

5）新たに出たダイアログボックスから⑥［尤度比統計量］にチェック，その後⑦ OK ボタンをクリックします．

6）⑧のところに結果が出ます．［Intercept］のところは定数なので見ません．［Estimate］はオッズ比です．

7）説明変数と説明変数は半角の "+" で接続されるので，やり直したときに記載されなかったときはキーボードから入力して下さい．もしくは，重複したときは Del キー，または BackSpace キーで削除して下さい．

8）全部入れたら⑦ OK をクリックします．

結果は，図 14-14 ⑧のように出力されます．最も下の出力を見て下さい．その上に出力される⑨の出力と間違わないで下さい．

コマンドの赤字で

Confint(GLM.2, level=0.95, type="LR", exponentiate=TRUE)

という風に，**後半に " exponentiate=TRUE " の付記されている方**を見ます．

［Estimate］がオッズ比で，それぞれ 2.5％が下限，97.5％が上限です．" 握力 " は，オッズ比が 1.153391801 で 95％信頼区間は 0.98012809113~1.4211013 となります．Intercept は定数なので見なくても大丈夫です．

● R コマンダーによる Hosmer-Lemeshow の検定

※インターネットに接続されていることが条件です

“ResourceSelection” というパッケージをダウンロードします．手順は，**第 10 章**を参照して下さい．または，本章の解説ページ

https://personal.hs.hirosaki-u.ac.jp/pteiki/research/stat5/menu10.html を参照してください．（図 14-15，図 14-16）

準備ができたら，以下の手順で進めます．

1） R コマンダーの画面（図 14-17）で，①［モデル］の名前を確認します．この例では，GLM.2 となっています．ステップワイズ法で選ばれた後に他の多重ロジスティック回帰分析は行っていないことが前提となります．

2） もし，モデル名を忘れたというときは，図 14-9 に従ってもういちどステップワイズ法で選ばれた説明変数の解析を行います．この直後であれば，モデルの確認は不要です．そのまま以下の手順を行います．

3） R スクリプトのところ，最下行に②全て半角で，

hoslem.test(GLM.2$y, GLM.2 $fitted.values)

と入力します．GLM.2 は場合によって 3，4，5，…，と数字が変わりますので，必ず 2 とは限りません．

4） ③［実行］ボタンをクリックします．

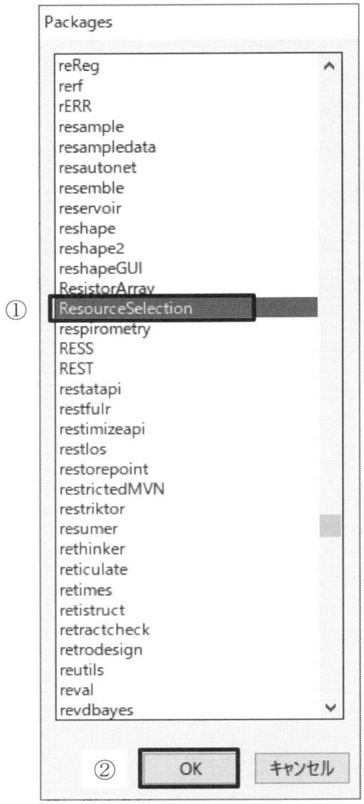
Packages
reReg
rerf
rERR
resample
resampledata
resautonet
resemble
reservoir
reshape
reshape2
reshapeGUI
ResistorArray
①
ResourceSelection
respirometry
RESS
REST
restatapi
restfulr
restimizeapi
restlos
restorepoint
restrictedMVN
restriktor
resumer
rethinker
reticulate
retimes
retistruct
retractcheck
retrodesign
reutils
reval
revdbayes
②
OK
キャンセル

図 14-15　ResourceSelection パッケージのインストール

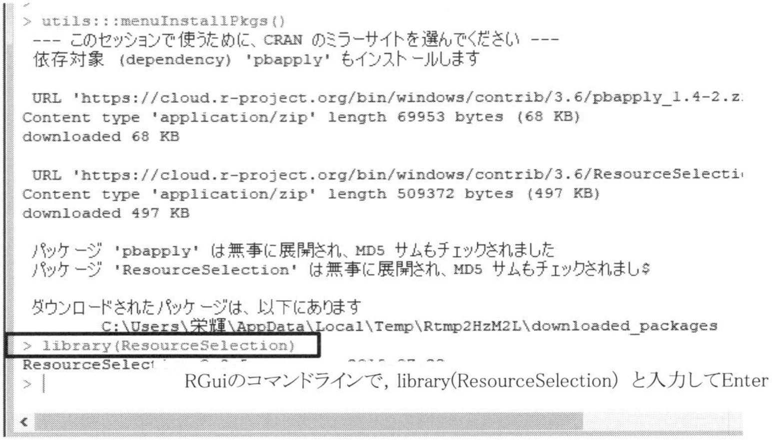
> utils:::menuInstallPkgs()
--- このセッションで使うために、CRAN のミラーサイトを選んでください ---
依存対象 (dependency) 'pbapply' もインストールします
URL 'https://cloud.r-project.org/bin/windows/contrib/3.6/pbapply_1.4-2.z
Content type 'application/zip' length 69953 bytes (68 KB)
downloaded 68 KB
URL 'https://cloud.r-project.org/bin/windows/contrib/3.6/ResourceSelecti
Content type 'application/zip' length 509372 bytes (497 KB)
downloaded 497 KB
パッケージ 'pbapply' は無事に展開され、MD5 サムもチェックされました
パッケージ 'ResourceSelection' は無事に展開され、MD5 サムもチェックされまし$
ダウンロードされたパッケージは、以下にあります
C:\Users\栄輝\AppData\Local\Temp\Rtmp2HzM2L\downloaded_packages
> library(ResourceSelection)
ResourceSelect
>
RGuiのコマンドラインで，library(ResourceSelection) と入力してEnter

図 14-16　ResourceSelection パッケージの起動

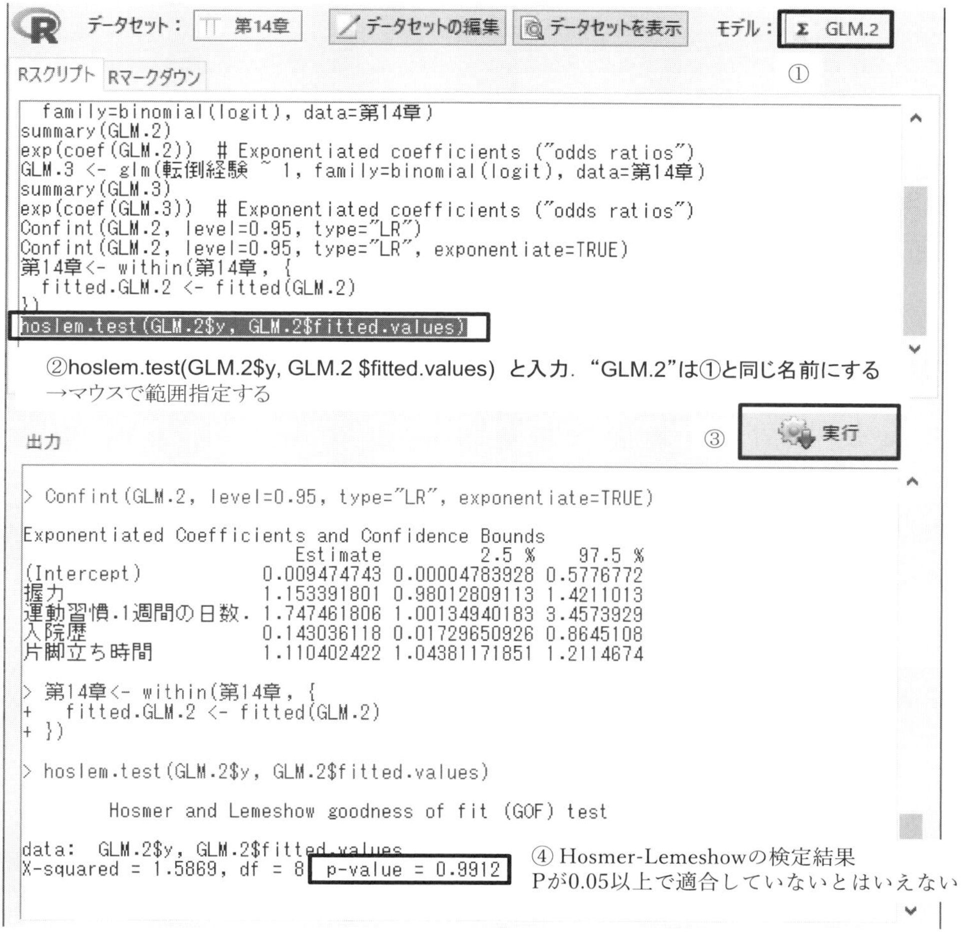

データセット： 第14章
データセットの編集
データセットを表示
モデル： Σ GLM.2
Rスクリプト
Rマークダウン
①
family=binomial(logit), data=第14章)
summary(GLM.2)
exp(coef(GLM.2)) # Exponentiated coefficients ("odds ratios")
GLM.3 <- glm(転倒経験 ~ 1, family=binomial(logit), data=第14章)
summary(GLM.3)
exp(coef(GLM.3)) # Exponentiated coefficients ("odds ratios")
Confint(GLM.2, level=0.95, type="LR")
Confint(GLM.2, level=0.95, type="LR", exponentiate=TRUE)
第14章<- within(第14章, {
fitted.GLM.2 <- fitted(GLM.2)
})
hoslem.test(GLM.2$y, GLM.2$fitted.values)
②hoslem.test(GLM.2$y, GLM.2 $fitted.values) と入力．"GLM.2"は①と同じ名前にする
→マウスで範囲指定する
出力
③
実行
> Confint(GLM.2, level=0.95, type="LR", exponentiate=TRUE)
Exponentiated Coefficients and Confidence Bounds
Estimate 2.5 % 97.5 %
(Intercept) 0.009474743 0.00004783928 0.5776772
握力 1.153391801 0.98012809113 1.4211013
運動習慣.1週間の日数. 1.747461806 1.00134940183 3.4573929
入院歴 0.143036118 0.01729650926 0.8645108
片脚立ち時間 1.110402422 1.04381171851 1.2114674
> 第14章<- within(第14章, {
+ fitted.GLM.2 <- fitted(GLM.2)
+ })
> hoslem.test(GLM.2$y, GLM.2$fitted.values)
Hosmer and Lemeshow goodness of fit (GOF) test
data: GLM.2$y, GLM.2$fitted.values
X-squared = 1.5869, df = 8, p-value = 0.9912
④ Hosmer-Lemeshowの検定結果
Pが0.05以上で適合していないとはいえない

図 14-17　Hosmer-Lemeshow の検定：R コマンダーウインドウで R スクリプトにコマンドを入力

結果は，図 14-17 ④に出力されます．**Hosmer-Lemeshow の検定は，p が 0.05 以上の時に，『有意に適合していないとはいえない（＝適合している）』と判断**します．ここは，p<0.05 になると不都合なのです．

●多重共線性の確認

多重ロジスティック回帰分析でも，解析を行う前に**多重共線性**（multicollinearity）が存在しないかを確認しなければなりません．**多重共線性はあらゆる多変量解析で共通した確認事項**です．

多重共線性は，**複数の説明変数の間に相関係数の高いものが存在するときに起こります**．解析の前に，説明変数にしようと思っている変数間で相関係数の高いものが無いか，もしあればどちらか一方を解析に含めないという対策が必要です．

全説明変数間の相関係数を求めて，まず r ≧ 0.9 のような組み合わせがあれば，必ず一方を除外します．**もし r ≧ 0.7 のような組み合わせがあれば，本質的に似た変数ではないかよく考えて，除外するかしないか判断して下さい**．慣れないうちは一人で行わずに周囲の専門家に聞くのもよいでしょう．

●対象者数（標本の大きさ）の確保

解析のために人数は何人いたらよいかという問題があります．重回帰分析と同様に，絶対に○人必要です，とはいえません．これに関する明確な研究結果もありません．

重回帰分析と同様に，**目安としては説明変数の数× 10 人以上が理想**となるのですが，多重ロジスティック回帰分析はそう単純ではありません．できるだけ多く人数を集めるとしかいいようがありません．解析に慣れないうちは，人数を気にして解析を恐れずに行ってみて下さい．

C. R コマンダーによる多重ロジスティック回帰分析の予測スコア出力

難易度★★★

R コマンダーでは，多重ロジスティック回帰分析のための様々な補足情報を出力できます．ここではよく参考とされる予測スコアの出力手順を述べます．

なお，頻繁に使用する内容ではないため，**理解できないのであれば無理に読まなくてもよい内容です**．

● R コマンダーによる予測値の出力

1) まず，①［モデル］がステップワイズ法で選ばれた説明変数で行ったモデルであることを確認します．本章では GLM.2 となっています．［モデル］の表示が GLM.3 などに変わって表示されている場合は，①のモデル名をクリックして②から GLM.2 を選び，③ OK ボタンをクリックして修正しておきます．上述の手順で進めてきた場合は，GLM.2 で大丈夫ですが，引き続いて別の多重ロジスティック回帰分析を行った場合は数字が変更となりますので注意してください．

2) 図 14-18 に従って，R コマンダーのメニューから④［モデル］—⑤［計算結果をデータとして保存］を選びます．

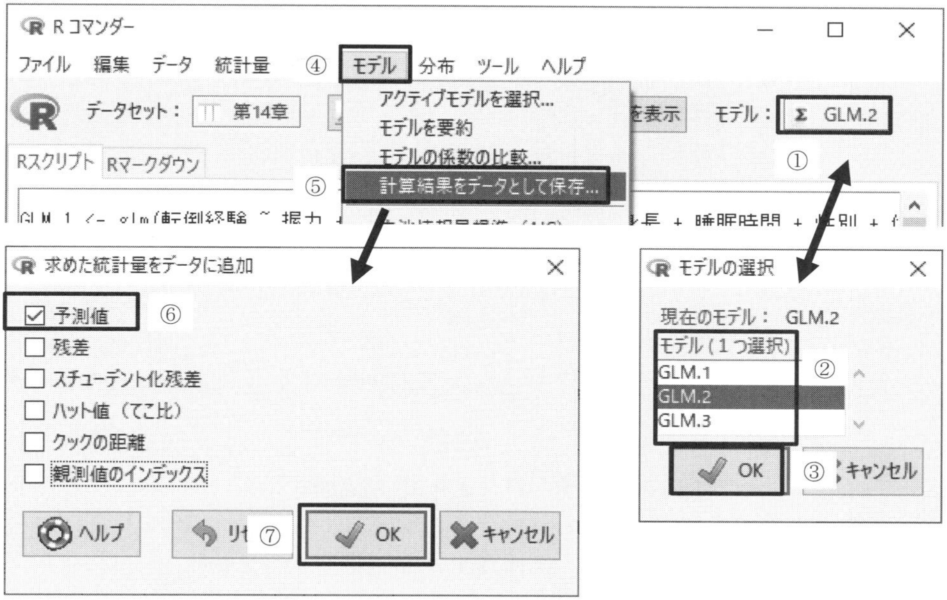

図 14-18　予測値の求め方

3) 新たに出たダイアログボックスで⑥［予測値］にチェックを入れます．

4) ⑦ OK をクリックします．

5) R コマンダーで データセットを表示 ボタンをクリックして，データを見てみて下さい（図 14-19）．回帰分析や重回帰分析の時と同様に右端に“fitted.GLM.2”（予測値）が追加されています[8]．

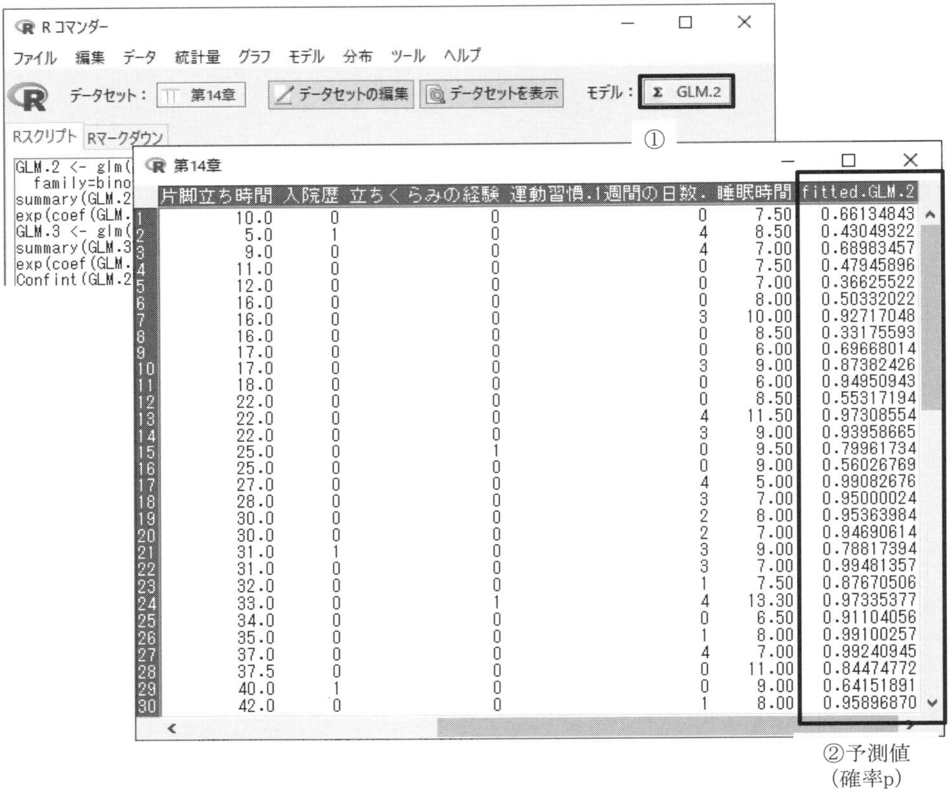

	片脚立ち時間	入院歴	立ちくらみの経験	運動習慣.1週間の日数.	睡眠時間	fitted.GLM.2
1	10.0	0	0	0	7.50	0.66134843
2	5.0	1	0	4	8.50	0.43049322
3	9.0	0	0	4	7.00	0.68983457
4	11.0	0	0	0	7.50	0.47945896
5	12.0	0	0	0	7.00	0.36625522
6	16.0	0	0	0	8.00	0.50332022
7	16.0	0	0	3	10.00	0.92717048
8	16.0	0	0	0	8.50	0.33175593
9	17.0	0	0	0	6.00	0.69668014
10	17.0	0	0	3	9.00	0.87382426
11	18.0	0	0	0	6.00	0.94950943
12	22.0	0	0	0	8.50	0.55317194
13	22.0	0	0	4	11.50	0.97308554
14	22.0	0	0	3	9.00	0.93958665
15	25.0	0	1	0	9.50	0.79961734
16	25.0	0	0	0	9.00	0.56026769
17	27.0	0	0	4	5.00	0.99082676
18	28.0	0	0	3	7.00	0.95000024
19	30.0	0	0	2	8.00	0.95363984
20	30.0	0	0	2	7.00	0.94690614
21	31.0	1	0	3	9.00	0.78817394
22	31.0	0	0	3	7.00	0.99481357
23	32.0	0	0	1	7.50	0.87670506
24	33.0	0	1	4	13.30	0.97335377
25	34.0	0	0	0	6.50	0.91104056
26	35.0	0	0	1	8.00	0.99100257
27	37.0	0	0	4	7.00	0.99240945
28	37.5	0	0	0	11.00	0.84474772
29	40.0	1	0	0	9.00	0.64151891
30	42.0	0	0	1	8.00	0.95896870

図 14-19　予測値（確率 p）が追加される

fitted.GLM.2 は 0~1 の範囲をとる予測確率 p となります．これは，目的変数が 0 群か 1 群であると考え，1 群になる確率を表します．従って，予測確率 p が 0 なら 1 群になる確率 0% = 0 群，p が 1 なら 1 群になる確率は 100% = 1 群というわけです．

もし，目的変数（結果変数）を 0，1 で入力していれば，fitted.GLM.2 の予測確率が 0（0

8　fitted.GLM.2 の“2”はモデル名によって別の数字で出力される時もありますが，結果に影響しませんので気にしないで下さい．

%）＜ p ＜ 0.5（50%）の人は 0 の群，0.5（50%）＜ p ＜ 1（100%）の人は 1 の群と判別します．もちろん 0.49 や 0.51 の人は，かなり際どい判定になりますが…．

ところで，このデータ例では，目的変数は転倒経験｛あり・なし｝の文字で入力しています．どちらが 0 群でどちらが 1 群かはわかりません．

その判断のためには，記述統計値（平均や sd など）を求めるとわかります．

記述統計値の求め方は**第 3 章**でも述べていますが，再度説明します．

●目的変数が文字データだったときに記述統計値により 0，1 群を確認

1）　図 14-20 に従って，R コマンダーのメニューから①［統計量］—②［要約］—③［数値による要約］を選びます．

2）　④［変数（1 つ以上選択)］から，1 つの変数を選びます．どのデータでも構いません．ここでは " 握力 " を選んでいます．

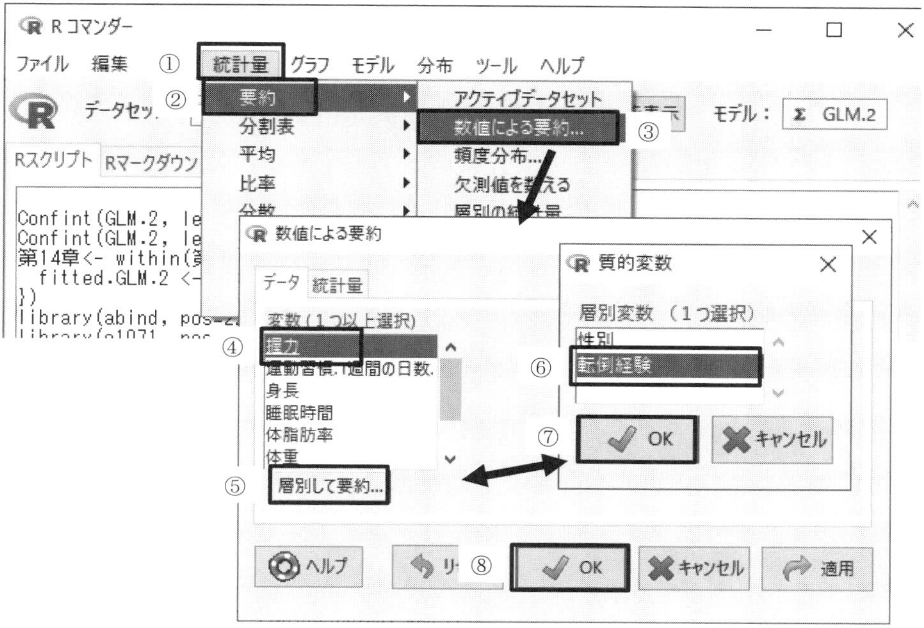

図 14-20　転倒経験のあり・なし群別に握力の記述統計値を求める手順

3)　⑤ 層別して要約 ボタンをクリックして，⑥［層別変数（1つ選択)］から“転倒経験”を選びます．その後，⑦ OK ボタンをクリックします．

4)　続いて，⑧ OK ボタンをクリックします．

結果は，図 14-21 のように出力され，群分けの表示を見て下さい．上から並んでいる順に，0，1 と割り当てられて“fitted.GLM.2”（予測値）が計計算されます．

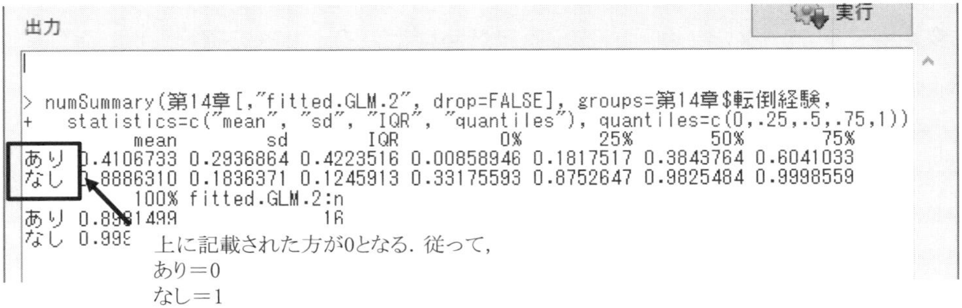
出力
実行
> numSummary(第14章[,"fitted.GLM.2", drop=FALSE], groups=第14章$転倒経験,
+   statistics=c("mean", "sd", "IQR", "quantiles"), quantiles=c(0,.25,.5,.75,1))
mean sd IQR 0% 25% 50% 75%
あり 0.4106733 0.2936864 0.4223516 0.00858946 0.1817517 0.3843764 0.6041033
なし 0.8886310 0.1836371 0.1245913 0.33175593 0.8752647 0.9825484 0.9998559
100% fitted.GLM.2:n
上に記載された方が0となる．従って，
あり＝0
なし＝1

図 14-21　転倒経験のあり・なし群別に握力の記述統計値を求めた結果

この場合は，ありが 0，なしが 1 です．それでは，図 14-19 の手順でもう一度データを見てみましょう．最も上の行 1 のひとは，転倒なし群です．なし群は実際の値（群）は 1 群とみなされます．予測確率値（fitted.GLM.2）は 0.66134843 となっています．結構 0.5 に近いですが，0.5 ＜ p なので 1 群で実際の値と一致しています．2 行目のひとも転倒なし群＝ 1 群です．実際の値は 0.43049322 で，今度は p<0.5，つまり 0 群（＝あり群）です．予測は外れています．

このようにして「誰が予測から外れたか？誰が 0.5 ぎりぎりの値となったか（もう少しで別の群に判別されるグレーな位置の対象者）？」などの個別検討も可能となります．

●実際の値と予測値の分割表

上記の「R コマンダーによる予測値の出力」から順に行っていないと出力できません．

1)　実際の転倒あり群・なし群の判別と，予測値を 0.5 で 0，1 群に区切った判別群で分割表を作り，どれくらいの人が実際の値と予測値で一致しているかという，判別的中率を知る方法もあります．

2）判別的中率は，対象者＝標本がどれくらい一致したかを見るだけなので，推定という意味はありません．従って，判別的中率が高くても，あくまで対象者の話であり，類似した対象者にも当てはまるとは限りません．提示する統計値として重要性は低いのですが，参考程度に見てみる程度であればよいでしょう．

3）まず，fitted.GLM.2（予測確率）を 0.5 で 0，1 群の 2 群に分けるコマンドを R スクリプトに入力します（図 14-22 ①）．

```
第 14 章 $ 予測群 <-as.factor(as.numeric(第 14 章 $fitted.GLM.2>=0.5))
```

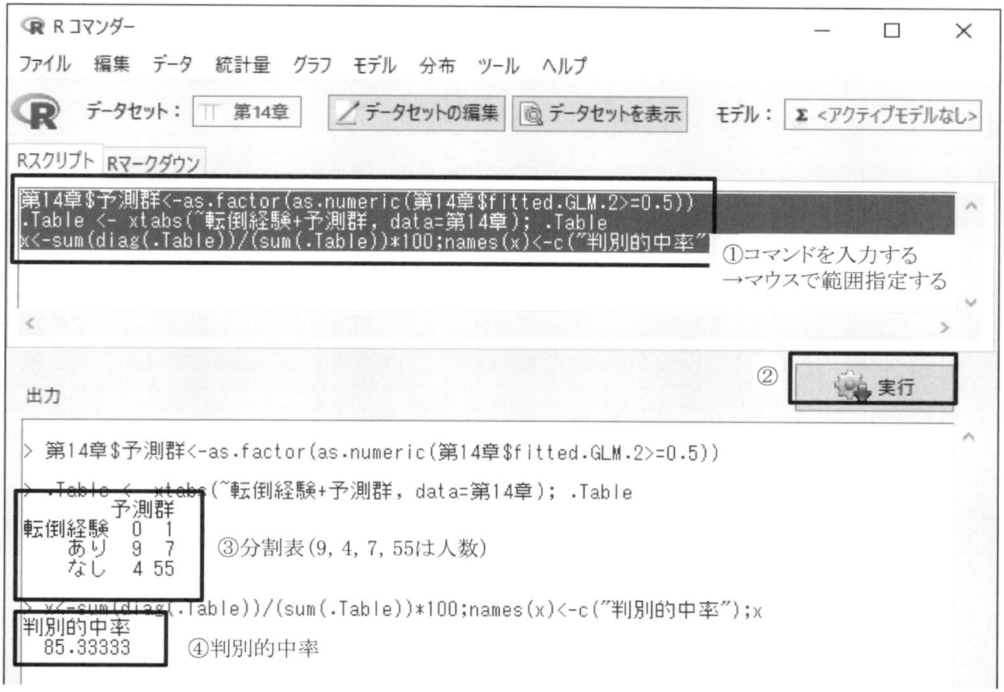
R コマンダー
ファイル 編集 データ 統計量 グラフ モデル 分布 ツール ヘルプ
データセット： 第14章
データセットの編集
データセットを表示
モデル： Σ <アクティブモデルなし>
Rスクリプト
Rマークダウン
第14章$予測群<-as.factor(as.numeric(第14章$fitted.GLM.2>=0.5))
.Table <- xtabs(~転倒経験+予測群, data=第14章); .Table
x<-sum(diag(.Table))/(sum(.Table))*100;names(x)<-c("判別的中率"
①コマンドを入力する
→マウスで範囲指定する
②
実行
出力
> 第14章$予測群<-as.factor(as.numeric(第14章$fitted.GLM.2>=0.5))
予測群
転倒経験 0 1
あり 9 7
なし 4 55
③分割表(9, 4, 7, 55は人数)
判別的中率
85.33333
④判別的中率

図 14-22　予測確率を p=0.5 で 2 群に分けて分割表を作成し判別的中率を出力するためのコマンド入力と実行

```
.Table <- xtabs(~ 転倒経験 + 予測群 , data= 第 14 章); .Table
x<-sum(diag(.Table))/(sum(.Table))*100;names(x)<-c(" 判別的中率 ");x
```

これは，データ名が“第14章”，予測確率が“fitted.GLM.2”だったときに，“第14章”データに“予測群”の変数名で追加するという意味です．

解析の都度，データ名や予測確率（fitted.GLM.2）の名前に合わせて記述を適宜変えてください．

3行のコマンドを入力します．入力が面倒であれば，著書のWebページ（1）からコピー&ペーストした方が確実で簡単です．

1）　コマンド3行をマウスで範囲指定して図14-22②［実行］ボタンをクリックします．
2）　結果が出力されます．③は実際の転倒経験あり・なし群（2行）と予測の0＝あり，なし＝1（2列）の分割表となります．このデータ例のように，従属変数の転倒経験あり・なし群が文字で入力されている場合は，Rコマンダーの方で自動に{0＝あり，なし＝1}に変換して解析しています．
3）　実際の転倒経験あり群で予測群0（＝あり）と予測された人は9名，実際の転倒経験なし群で予測群1（＝なし）と予測された人は55名，合計64名の人は，予測が的中しています．実に，全対象者75名中64名の人が的中しているので，判別的中率は64/75×100≒85.33333%となります．約85.3%の人が解析の結果から予測的中しているというわけです．
4）　判別的中率は，いくら以上あればよいという基準はありません．また上述の通り，あくまで対象者の75名中の的中率なので，広く一般化できるというものでもありません．経験的には70%以上と考えられますが，何も理論的な根拠がないのが弱点です．

D. 解析で得られる結果の説明

1．尤度比検定

まず何よりもさきに尤度比検定の結果を見て下さい．これが$p<0.05$で有意でなければな

りません．ここが，もしpが0.05以上であれば，有意に影響する変数はない，として解析終了します．

2．各説明変数の有意確率

説明変数の有意確率は全て $p<0.05$ であれば望ましいのですが，ステップワイズ法による解析の場合は，仮にpが0.05以上の変数があっても間違いではありません．

3．オッズ比とオッズ比の95%信頼区間

オッズ比は，前述した通り一方の群が他方の群よりも何倍その原因を持っているかという意味を表すものです[9]．例えば，転倒なし群は転倒あり群に比べて，過去の入院歴という原因を（図14-10のオッズ比から）0.143倍持っていると解釈します．

本章のデータはRコマンダーのなかで，転倒あり群が0，転倒なし群が1と仮定されています．オッズ比は理解しやすい形に表現すると，その要因が1単位増えると何倍1の群になるかと説明しています．

握力は，kg単位なので1kg，運動習慣は日単位なので1日，入院歴は{なし＝0，あり＝1}なので，なし→ありへ，片脚立ち時間は秒単位なので1秒，それぞれ1単位増えたときに，オッズ比の倍率だけ0群（あり群）から1群（なし群）になるという意味を表します．

オッズ比の95%信頼区間は，**第6章**で述べた差の95%信頼区間と同じ解釈をします．握力のオッズ比は1.153倍でしたが95%信頼区間は0.980~1.421倍です（図14-14）．対象者数をn≒∞まで増やすとオッズ比は95%の可能性で，この95%信頼区間の間の値になると推定します．

4．Hosmer-Lemeshowの検定

Hosmer-Lemeshowの検定は結果の適合度を表します．この検定の特徴は $p<0.05$ が適合

9　これも前に述べた通り（P.276），正しくは各群のオッズの比，つまりオッズの倍数を意味します．

していることを意味しているのではなく，p が 0.05 以上のときに解析結果は適合していることを意味します．

5．判別的中率

判別的中率は，実際の群分けと予測値に基づく群分けがどれくらい一致したかを表します．100％であれば完全一致します．

しかし，今回の対象者に 100％完全一致しても，対象者とならなかった他の人に適合するとは限りません．他の対象者に対する推測の意味は持たないのが欠点であり，あくまで今回の対象者に限った適合指標にしかならないという制約がつきます．

E．検定結果の記載例

● 検定手順の記載例

対象者 75 名を対象に転倒経験あり群となし群に分け，性別，年齢，握力，片脚立ち時間，過去の入院歴の有無などについて評価し，これらに差があるか，多重ロジスティック回帰分析を適用した．説明変数（独立変数）の選択には，AIC に基づくステップワイズ法を用いた．

多重ロジスティック回帰分析は，差の検定の多変量版とも考えてよいので，以下のような書き方でもよいです．

対象者 75 名を対象に転倒経験あり群となし群の差に対して，性別，年齢，握力，片脚立ち時間，過去の入院歴の有無など，差があるか，多重ロジスティック回帰分析を適用した．説明変数（独立変数）の選択には，AIC に基づくステップワイズ法を用いた．

多重ロジスティック回帰分析を適用した，という記載で，1 つ 1 つの差を検定したのではなく，複数の変数を同時に解析したという意図は読み取れます．

解析結果は，尤度比検定で判断し，選択された各説明変数のオッズ比とオッズ比の95％信頼区間も求めた．また，Hosmer-Lemeshowの検定により，適合度も評価した．全ての解析にはRx.x.x（CRAN，freeware）を用いて，Hosmer-Lemeshowの検定にはResourceSelectionパッケージを利用した．全ての検定において有意水準はp=0.05とした．

結果を判定する指標については，何よりも①尤度比検定を優先させます．②各変数の有意確率は，Wald検定といって多重ロジスティック回帰分析の理論と合致しないものなので，pが0.05以上となるものがあっても問題ありません．

③オッズ比は，なるべく参考にします．④Hosmer-Lemeshowの検定は提示できれば提示してよいです．また，⑤判別的中率も重要ではありませんので提示は不要ですが，記載する分には構わないと思います．

解析の結果は表14-3の通りであった．尤度比検定の結果はp<0.01で有意であり，握力，運動習慣，入院歴，片脚立ち時間が選択された．

変数名	係数	オッズ比	95%信頼区間		p値	
			下限	上限		
定数	-4.659	0.009	0.000	0.578	0.049	*
握力	0.143	1.153	0.980	1.421	0.129	
運動習慣（1週間の日数）	0.558	1.747	1.001	3.457	0.070	
入院歴	-1.945	0.143	0.017	0.865	0.045	*
片脚立ち時間	0.105	1.110	1.044	1.211	0.005	**

尤度比検定　p<0.01　　Hosmer-Lemeshowの検定 p ＝0.991

表14-3　多重ロジスティック回帰分析の結果

表に十分な情報は掲載してあるので，文章で詳細に触れる必要はありません．もし表が提示できず，記載スペースが限られているときは，①尤度比検定の結果，②各変数のオッズ比（定数は不要）だけでも掲載すればよいと思います．

判別的中率まで載せる必要はありません．仮に判別的中率が高くても，一般化には及ばないので注意してください．

参考文献・WEB等

(1) 本書のwebページ：
https://personal.hs.hirosaki-u.ac.jp/pteiki/research/stat5/ （2020年）

(2) 下野 嘉子：Rを用いた一般化線形モデル（回帰係数編）：カウントデータを例に．雑草研究55（4）：287-294，2010.

(3) Hauck WW, Donner A：Wald's Test as Applied to Hypotheses in Logit Analysis. Journal of the American Statistical Association 72(360):851-853,1977.

第15章 3条件以上のデータの変化を調べる：反復測定分散分析

難易度★★★

◇本章で解説する事項

- R コマンダーに Excel データを読み込む
- 反復測定による分散分析
- 多重比較法
- 結果の解釈

反復測定による分散分析はもともと面倒なのですが，R の関数やパッケージではなく，別の方法で解析しますので，さらに手順が厄介です．

R になれない人は，必ず読んでくださいというレベルではありません．

反復測定による分散分析（Repeated Measures ANOVA）は，**対応のある t 検定を 3 条件以上の差に拡張した検定**と思ってもらえばよいと思います．

例えば表 15-1 は，経時的に 2017 年 4 月から 2019 年 9 月にかけて，25 名の小学生を対象に体重を測定した架空のデータになります．

このデータを見て，2017 年 4 月～2019 年 9 月までに体重は変化している，つまり体重に差があるといえるかどうかを検定したいと考えます．条件は，2017 年 4 月から始まって 6 条件あります．N=25 に対して 6 回繰り返し測定（対応がある）していることになります．

これら 6 条件の差の検定のために，2 条件ずつの組み合わせで対応のある t 検定を適用したいところですが，3 条件以上の差の検定には，やはり分散分析を使用します．分散分析のうちでも特に対応のある差を見るときは，反復測定による分散分析を適用します．

表 15-1　小学生を対象とした経時的な体重の変化（n=25）

2017年4月	2017年9月	2018年4月	2018年9月	2019年4月	2019年9月
39.6	40.7	41.3	42.3	44.5	47.1
25.4	26.7	27.7	29.8	31.1	34.2
36.6	38.5	40.9	44.1	46.6	51.5
28.1	30.5	31.2	35.5	37.2	40.9
22.3	26.8	27.5	31.4	32.1	35.5
33.1	35.9	35.1	37.9	40.3	42.1
21.9	23.9	24.3	26.5	28.2	31.6
35.0	36.6	38.7	41.5	43.9	49.8
37.7	35.8	36.8	39.9	41.1	46.3
29.9	33.9	33.8	34.8	36.3	40.1
28.7	30.5	30.8	33.5	34.5	36.1
36.9	41.1	43.9	46.1	48.9	51.3
30.8	32.4	33.9	36.1	36.9	40.9
34.9	37.7	39.1	41.5	41.9	45.4
25.7	27.2	27.8	30.0	30.5	33.1
37.2	39.6	39.4	41.0	42.4	47.1
35.2	35.9	40.3	44.1	47.0	49.8
27.3	28.5	30.7	32.7	35.3	39.3
32.0	34.9	41.4	44.8	42.7	44.7
26.5	29.6	32.0	37.5	42.4	49.1
36.9	37.7	41.1	45.3	52.2	58.0
28.8	31.7	34.3	37.9	40.2	43.8
25.3	27.7	29.8	33.3	36.9	41.2
26.6	27.9	30.0	30.5	33.4	37.8
22.6	23.9	24.2	26.1	27.1	29.5

単位：kg

A. Excel データを R コマンダーに読み込む

本章では，表 15-1 のデータを使用します．このデータの Excel ファイルは著書の Web ページ(1)からダウンロード可能なので，あらかじめ入手しておいてください．
まずは，

1) パソコンで，ダウンロードした Excel ファイルを開いておきます．
2) また，R コマンダーも起動しておいてください．

このデータ例は小学生を対象として，定期的に体重を計測し，体重に変化があるかどうか，いい換えれば期間の経過で体重に差があるかどうかを検定したいと考えています．

分散分析に共通の手順なのですが，まず期間全体の経過によって変化（差）があるかどうかを反復測定による分散分析で検定し，もし有意差があれば 1 つ 1 つの時期の間に差があるかを多重比較法で検定します．

まずは，この Excel データを R コマンダーに読み込みます．

● データの読み込み手順

1) まず，データの**変数名とデータ部分のみをマウスで範囲指定**します（図 15-1 ①）．**表 3-2（第 3 章）も確認**してください．
2) 範囲指定後に，右クリックメニューから［コピー］を選びます（図 15-1 ②）．
3) R コマンダーに移り（図 15-2），メニューから①［データ］—②［データのインポート］—③［テキストファイルまたはクリップボード，URL から］を選びます．
4) 新たに現れたダイアログボックスで④データ名を決めます．最初は "Dataset" と入力されています．このままでも計算には影響ないですが，ここでは " 第 15 章 " と書き変えます．R コマンダーでは，最初にデータ名を決めなければなりません．
5) 図 15-2 ⑤でクリップボードにチェックをいれます．最後に⑥ OK をクリックします．

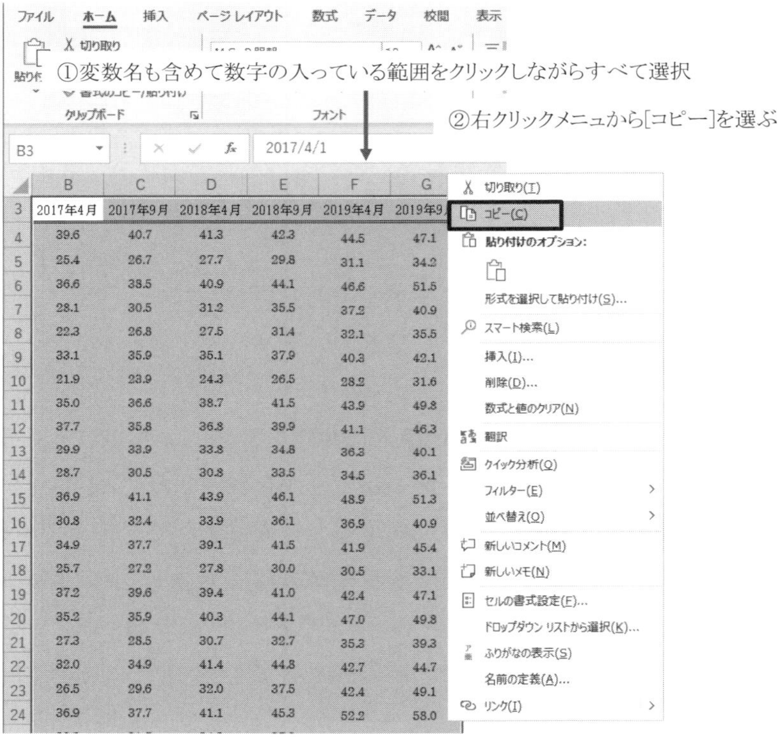
①変数名も含めて数字の入っている範囲をクリックしながらすべて選択
②右クリックメニューから[コピー]を選ぶ

図 15-1　Excel データの範囲指定とコピー

6)　すでに同じ名前のデータ（第 15 章というデータ名）が存在している場合は，警告が出ます．上書きしてもよいなら “Yes” を，上書きしないなら “No” をクリックして改めて名前を変えてください．

▶　うまく読み込めたら，R コマンダーの下の［メッセージ］表示に**青字でメッセージが出ます**．もし，**赤字でエラーと出力された時は，もういちど Excel のコピーからやり直します**．またはデータそのものがおかしいときもあるので，表 3-2（第 3 章）を参照してください．

読み込みがうまくできれば，図 15-3 ①の データセットを表示 をクリックすると，②のようなデータウインドウが出てきます．データが読み込まれていることを確認してください．

閲覧したらデータウインドウは閉じてください.

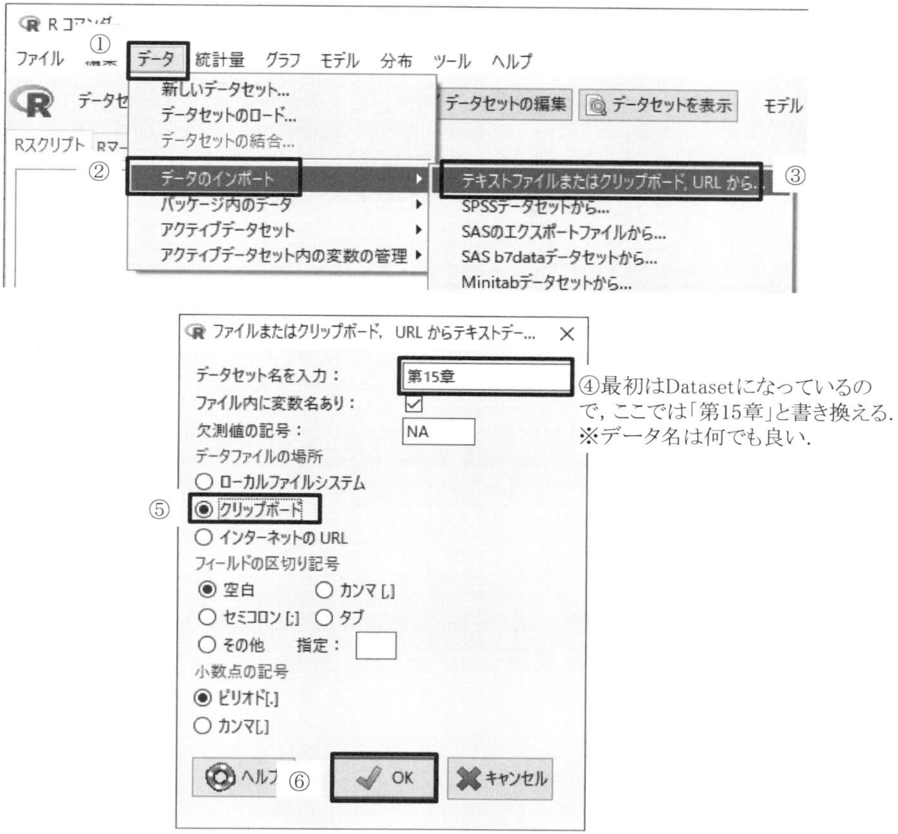

図 15-2　Excel データを R コマンダーに読み込む作業

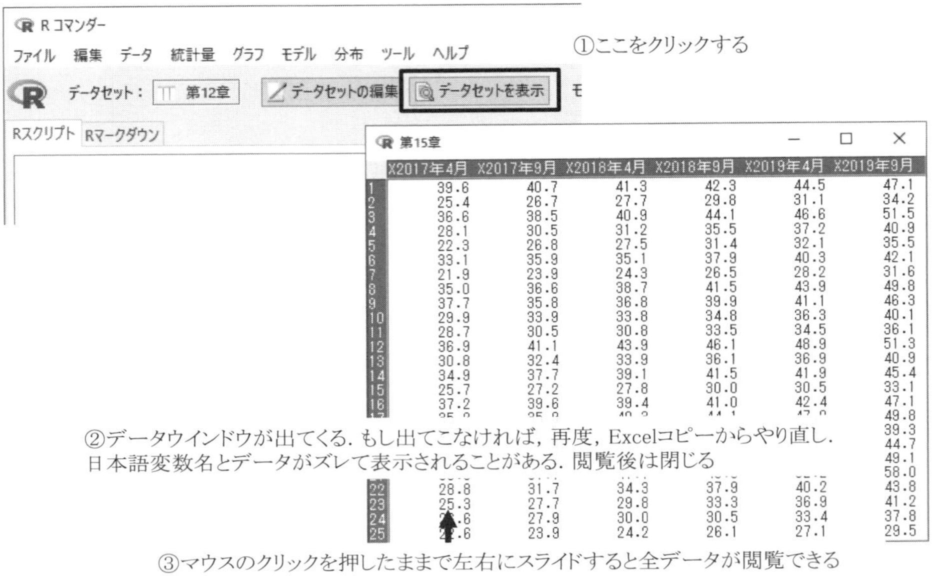
R コマンダー
ファイル 編集 データ 統計量 グラフ モデル 分布 ツール ヘルプ
データセット： 第12章
データセットの編集
データセットを表示
Rスクリプト Rマークダウン
①ここをクリックする
第15章
X2017年4月 X2017年9月 X2018年4月 X2018年9月 X2019年4月 X2019年9月
②データウインドウが出てくる. もし出てこなければ，再度，Excelコピーからやり直し.
日本語変数名とデータがズレて表示されることがある. 閲覧後は閉じる
③マウスのクリックを押したままで左右にスライドすると全データが閲覧できる

図 15-3　正しくデータが読み込まれたか確認する

B. R コマンダーによる反復測定分散分析の手順

読み込んだデータを使用して,

- 経時的に測定した体重の平均に変化（差）があるかどうか？

を知りたいとします.

- 2017 年 4 月の平均体重と 2017 年 9 月の平均体重に差があるか？
- 2017 年 4 月の平均体重と 2018 年 4 月の平均体重に差があるか？
- 2017 年 4 月の平均体重と 2018 年 9 月の平均体重に差があるか？

…　…　…　…

という風に1つ1つ対応のあるt検定を繰り返して「これとこれが有意に差があった…」とみる方法は間違いになります．少なくとも2回以上の対応あるt検定を繰り返すときは，反復測定による分散分析を適用させなければなりません．

1．反復測定の分散分析

ところで，Rを使用して反復測定による分散分析を行うためには簡単ではなく，パッケージを使用しなければなりません．

本書では，**パッケージではなくプログラムの関数として無料配布されているANOVA君というプログラムを活用**します．本プログラムは配布元となるwebページ(2)に様々な研究論文に基づく根拠も述べられており，またパッケージを使用するよりも簡単ですので，活用してみます．本書ではANOVA君のプログラムに著者が日本語表記を追加したプログラムを使用します．（注：Mac OSでは日本語が文字化けするかもしれないので，ANOVA君を使用したほうが無難です）

初めの設定がややこしいですが，一度設定すれば簡単に使用できますので，チャレンジしてみて下さい．

● Rに関数を読み込ませる

1）まず，インターネットに接続されているパソコンで本書のwebページ(1)から第15章のページ(3)を開いてください（図15-4）．
2）図15-4に従って，webページ内の［ここをクリック］をクリックします．
3）図15-5のような関数の画面が現れます．その後，画面の文字上，どこでもいいのでクリックしてから，Ctrlキーを押してから同時にAキーも押します．文字が全て範囲指定されます．
4）その後，右クリック，メニューから［コピー］を選びます．
5）すぐにRGui画面に移り（図15-6），コマンドプロンプト（>|と赤字になっているところ）を①クリックします．
6）図15-6②右クリックしてメニューから［ペースト］を選んでください．

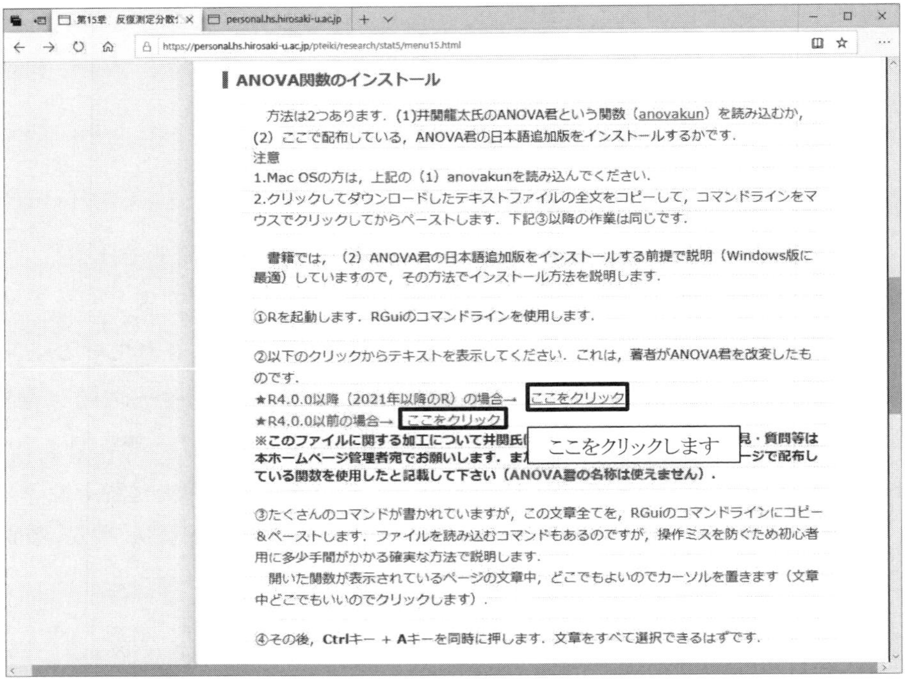
第15章 反復測定分散
personal.hs.hirosaki-u.ac.jp
https://personal.hs.hirosaki-u.ac.jp/pteiki/research/stat5/menu15.html
ANOVA関数のインストール
方法は2つあります．(1)井関龍太氏のANOVA君という関数（anovakun）を読み込むか，
(2) ここで配布している，ANOVA君の日本語追加版をインストールするかです．
注意
1.Mac OSの方は，上記の（1）anovakunを読み込んでください．
2.クリックしてダウンロードしたテキストファイルの全文をコピーして，コマンドラインをマウスでクリックしてからペーストします．下記③以降の作業は同じです．
書籍では，（2）ANOVA君の日本語追加版をインストールする前提で説明（Windows版に最適）していますので，その方法でインストール方法を説明します．
①Rを起動します．RGuiのコマンドラインを使用します．
②以下のクリックからテキストを表示してください．これは，著者がANOVA君を改変したものです．
★R4.0.0以降（2021年以降のR）の場合→ ここをクリック
★R4.0.0以前の場合→ ここをクリック
ここをクリックします
※このファイルに関する加工について井関氏
見・質問等は
本ホームページ管理者宛でお願いします．ま
ージで配布し
ている関数を使用したと記載して下さい（ANOVA君の名称は使えません）．
③たくさんのコマンドが書かれていますが，この文章全てを，RGuiのコマンドラインにコピー＆ペーストします．ファイルを読み込むコマンドもあるのですが，操作ミスを防ぐため初心者用に多少手間がかかる確実な方法で説明します．
開いた関数が表示されているページの文章中，どこでもよいのでカーソルを置きます（文章中どこでもいいのでクリックします）．
④その後，Ctrlキー ＋ Aキーを同時に押します．文章をすべて選択できるはずです．

図 15-4　本書の web ページにある第 15 章のページ (3)

7) 図 15-6 ③少し待つと（フリーズしたかのように止まりますが，何もせずに待ってください），コマンドが次々入力されていきます．

8) 図 15-6 ④再度コマンドプロンプトの状態になります．これで，設定終了です．

9) なお R を終了するときに，「作業スペースを保存しますか？」の問いに必ず「はい」をクリックしてください．次回以降は，この貼り付け作業が不要となります．もし，「いいえ」を選んだり，途中で強制終了するようなことがあると，上記作業をもう一度繰り返します．

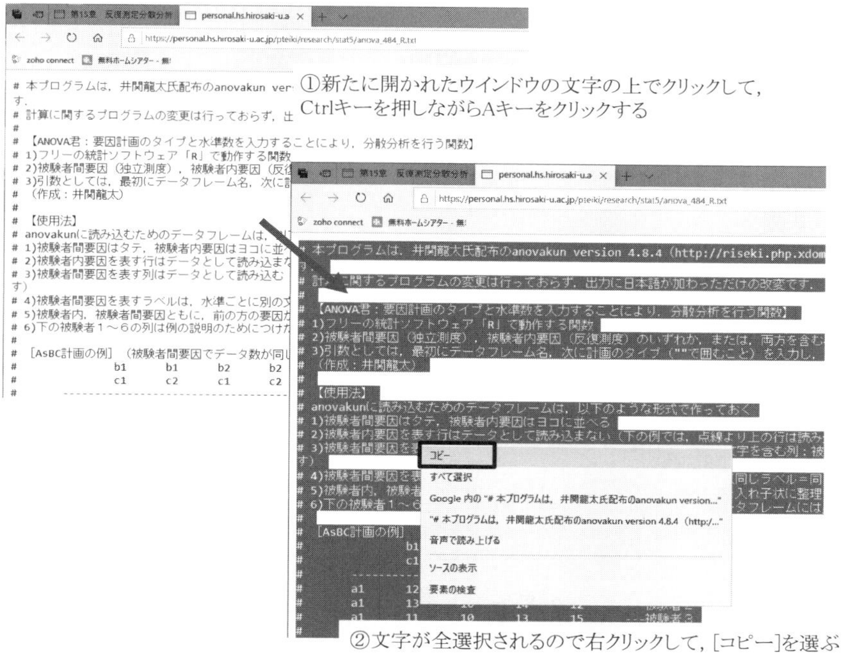
①新たに開かれたウインドウの文字の上でクリックして，
Ctrlキーを押しながらAキーをクリックする
コピー
すべて選択
ソースの表示
要素の検査
②文字が全選択されるので右クリックして，[コピー]を選ぶ

図 15-5　関数のコマンドを範囲指定コピーする

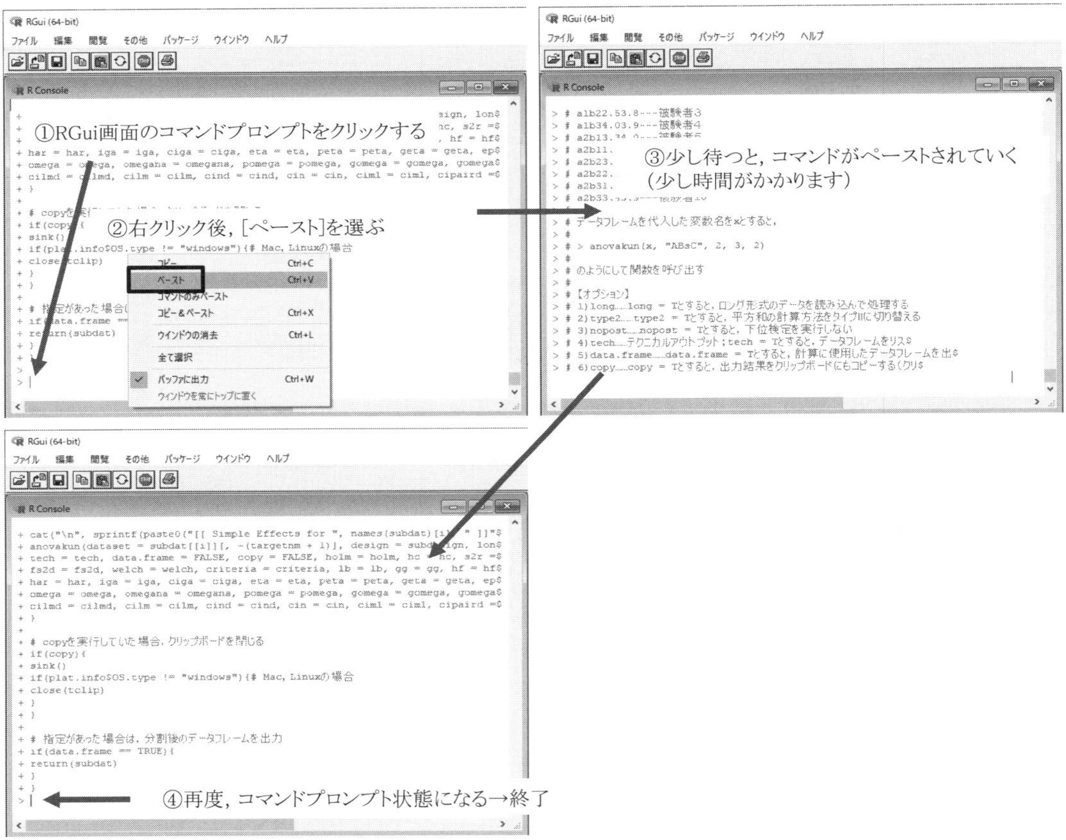
①RGui画面のコマンドプロンプトをクリックする
②右クリック後，[ペースト]を選ぶ
③少し待つと，コマンドがペーストされていく
(少し時間がかかります)
④再度，コマンドプロンプト状態になる→終了

図 15-6　コピーしたらすぐに Rgui 画面に貼り付ける

● R コマンダーで反復測定による分散分析を行う

1）　反復測定による分散分析は，メニューを操作せずに R スクリプトのみ使用します．

2）　データ名は“第 15 章”として説明します．もし，“Dataset”などのように別の名前の時はコマンド内の“第 15 章”をデータ名に置き換えるだけです．

3）　データの形式は，**表 15-1** と同じく，被検者人数 n の行，条件分の列となる形式で入力してください．

①　差を見たいデータ以外の変数は Excel 上で削除して編集した後に，R コマンダーへ

読み込んでください.

② データの未入力は“NA”と半角英数で入力しておきます．ただし，“NA”の存在する対象者は解析から除外されます.

4) Rスクリプトに以下のコマンドを入力します．別のコマンドが入力されている場合は，その下の行から入力しても大丈夫です（図 15-7 ①).

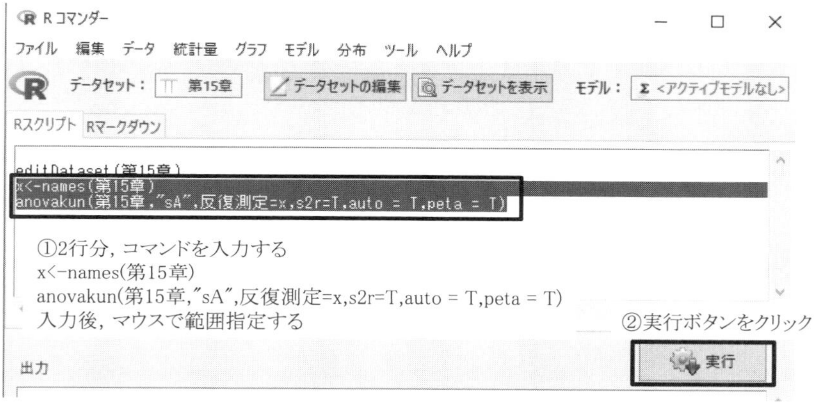

Rコマンダー
ファイル 編集 データ 統計量 グラフ モデル 分布 ツール ヘルプ
データセット： 第15章
データセットの編集
データセットを表示
モデル： Σ <アクティブモデルなし>
Rスクリプト
Rマークダウン
editDataset(第15章)
x<-names(第15章)
anovakun(第15章,"sA",反復測定=x,s2r=T,auto = T,peta = T)
①2行分，コマンドを入力する
x<-names(第15章)
anovakun(第15章,"sA",反復測定=x,s2r=T,auto = T,peta = T)
入力後，マウスで範囲指定する
②実行ボタンをクリック
実行
出力

図 15-7 Rスクリプトにコマンドを入力

x<-names(第 15 章)

anovakun(第 15 章,"sA", 反復測定 =x,s2r=T,auto = T,peta = T,cipair = T)

5) 上記コマンドの入力が難しいようであれば，本書の第 15 章に関する web ページ [3] からコピー&ペーストした方が簡単です（図 15-8).

6) 図 15-7 ①のように入力したコマンド部分をマウスで範囲指定し，②［実行］ボタンをクリックします.

結果は，図 15-9，図 15-10 のように出力されます.

1) 図 15-9 ①では記述統計値が出力されます.

2) 図 15-9 ②では平均差の 95%信頼区間（Franz《フランツ》-Loftus《ロフタス》の方法によるペアワイズの 95%

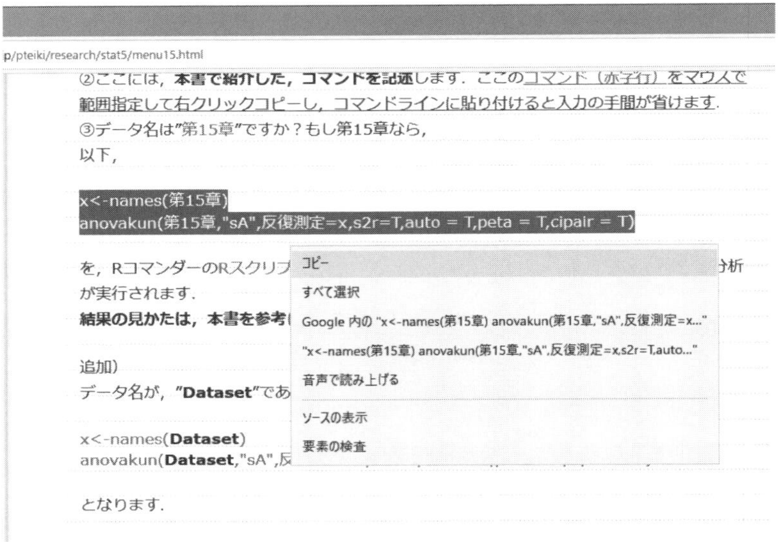
p/pteiki/research/stat5/menu15.html
②ここには，本書で紹介した，コマンドを記述します．ここのコマンド（赤字行）をマウスで範囲指定して右クリックコピーし，コマンドラインに貼り付けると入力の手間が省けます．
③データ名は"第15章"ですか？もし第15章なら，
以下，
x<-names(第15章)
anovakun(第15章,"sA",反復測定=x,s2r=T,auto = T,peta = T,cipair = T)
を，Rコマンダーのスクリプ
分析
が実行されます．
結果の見かたは，本書を参考
追加）
データ名が，"Dataset"であ
x<-names(Dataset)
anovakun(Dataset,"sA",反
となります．
コピー
すべて選択
Google 内の "x<-names(第15章) anovakun(第15章,"sA",反復測定=x..."
"x<-names(第15章) anovakun(第15章,"sA",反復測定=x,s2r=T,auto..."
音声で読み上げる
ソースの表示
要素の検査

図 15-8　web ページ (3) のコマンドをコピーする方が簡単である

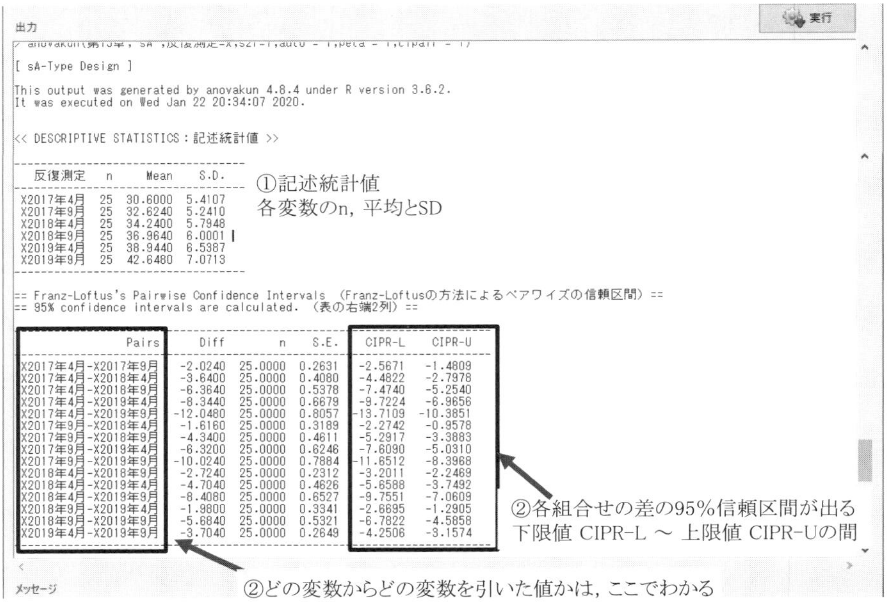
出力
実行
[sA-Type Design]
This output was generated by anovakun 4.8.4 under R version 3.6.2.
It was executed on Wed Jan 22 20:34:07 2020.
<< DESCRIPTIVE STATISTICS：記述統計値 >>
①記述統計値
各変数のn，平均とSD
== Franz-Loftus's Pairwise Confidence Intervals （Franz-Loftusの方法によるペアワイズの信頼区間）==
== 95% confidence intervals are calculated. （表の右端2列）==
②各組合せの差の95%信頼区間が出る
下限値 CIPR-L ～ 上限値 CIPR-Uの間
メッセージ
②どの変数からどの変数を引いた値かは，ここでわかる

反復測定	n	Mean	S.D.
X2017年4月	25	30.6000	5.4107
X2017年9月	25	32.6240	5.2410
X2018年4月	25	34.2400	5.7948
X2018年9月	25	36.9640	6.0001
X2019年4月	25	38.9440	6.5387
X2019年9月	25	42.6480	7.0713

Pairs	Diff	n	S.E.	CIPR-L	CIPR-U
X2017年4月-X2017年9月	-2.0240	25.0000	0.2631	-2.5671	-1.4809
X2017年4月-X2018年4月	-3.6400	25.0000	0.4080	-4.4822	-2.7978
X2017年4月-X2018年9月	-6.3640	25.0000	0.5378	-7.4740	-5.2540
X2017年4月-X2019年4月	-8.3440	25.0000	0.6679	-9.7224	-6.9656
X2017年4月-X2019年9月	-12.0480	25.0000	0.8057	-13.7109	-10.3851
X2017年9月-X2018年4月	-1.6160	25.0000	0.3189	-2.2742	-0.9578
X2017年9月-X2018年9月	-4.3400	25.0000	0.4611	-5.2917	-3.3883
X2017年9月-X2019年4月	-6.3200	25.0000	0.6246	-7.6090	-5.0310
X2017年9月-X2019年9月	-10.0240	25.0000	0.7884	-11.6512	-8.3968
X2018年4月-X2018年9月	-2.7240	25.0000	0.2312	-3.2011	-2.2469
X2018年4月-X2019年4月	-4.7040	25.0000	0.4626	-5.6588	-3.7492
X2018年4月-X2019年9月	-8.4080	25.0000	0.6527	-9.7551	-7.0609
X2018年9月-X2019年4月	-1.9800	25.0000	0.3341	-2.6695	-1.2905
X2018年9月-X2019年9月	-5.6840	25.0000	0.5321	-6.7822	-4.5858
X2019年4月-X2019年9月	-3.7040	25.0000	0.2649	-4.2506	-3.1574

図 15-9　反復測定による分散分析の結果①

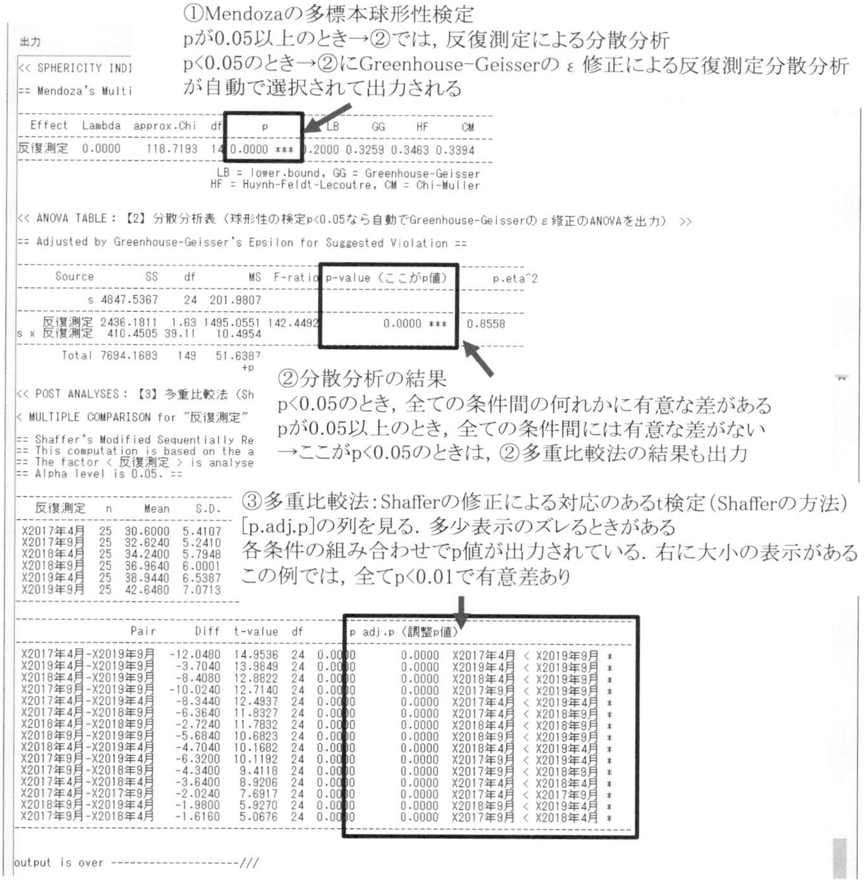

①Mendozaの多標本球形性検定
pが0.05以上のとき→②では，反復測定による分散分析
p<0.05のとき→②にGreenhouse-Geisserの ε 修正による反復測定分散分析
が自動で選択されて出力される
出力
<< SPHERICITY INDI
== Mendoza's Multi
Effect Lambda approx.Chi df p LB GG HF CM
反復測定 0.0000 118.7193 14 0.0000 *** .2000 0.3259 0.3463 0.3394
LB = lower.bound, GG = Greenhouse-Geisser
HF = Huynh-Feldt-Lecoutre, CM = Chi-Muller
<< ANOVA TABLE : 【2】分散分析表（球形性の検定p<0.05なら自動でGreenhouse-Geisserのε修正のANOVAを出力） >>
== Adjusted by Greenhouse-Geisser's Epsilon for Suggested Violation ==
Source SS df MS F-ratio p-value（ここがp値） p.eta^2
s 4847.5367 24 201.9807
反復測定 2436.1811 1.63 1495.0551 142.4492 0.0000 *** 0.8558
s x 反復測定 410.4505 39.11 10.4954
Total 7694.1683 149 51.6387
+p
②分散分析の結果
p<0.05のとき，全ての条件間の何れかに有意な差がある
pが0.05以上のとき，全ての条件間には有意な差がない
→ここがp<0.05のときは，②多重比較法の結果も出力
<< POST ANALYSES : 【3】多重比較法（Sh
< MULTIPLE COMPARISON for "反復測定"
== Shaffer's Modified Sequentially Re
== This computation is based on the a
== The factor < 反復測定 > is analyse
== Alpha level is 0.05. ==
③多重比較法：Shafferの修正による対応のあるt検定（Shafferの方法）
[p.adj.p]の列を見る．多少表示のズレるときがある
各条件の組み合わせでp値が出力されている．右に大小の表示がある
この例では，全てp<0.01で有意差あり
反復測定 n Mean S.D.
X2017年4月 25 30.6000 5.4107
X2017年9月 25 32.6240 5.2410
X2018年4月 25 34.2400 5.7948
X2018年9月 25 36.9640 6.0001
X2019年4月 25 38.9440 6.5387
X2019年9月 25 42.6480 7.0713
Pair Diff t-value df p adj.p（調整p値）
X2017年4月-X2019年9月 -12.0480 14.9536 24 0.0000 X2017年4月 < X2019年9月 *
X2019年4月-X2019年9月 -3.7040 13.9849 24 0.0000 X2019年4月 < X2019年9月 *
X2018年4月-X2019年9月 -8.4080 12.8822 24 0.0000 X2018年4月 < X2019年9月 *
X2017年9月-X2019年9月 -10.0240 12.7140 24 0.0000 X2017年9月 < X2019年9月 *
X2017年4月-X2019年4月 -8.3440 12.4937 24 0.0000 X2017年4月 < X2019年4月 *
X2017年4月-X2018年9月 -6.3640 11.8327 24 0.0000 X2017年4月 < X2018年9月 *
X2018年4月-X2018年9月 -2.7240 11.7832 24 0.0000 X2018年4月 < X2018年9月 *
X2018年9月-X2019年9月 -5.6840 10.6823 24 0.0000 X2018年9月 < X2019年9月 *
X2018年4月-X2019年4月 -4.7040 10.1682 24 0.0000 X2018年4月 < X2019年4月 *
X2017年9月-X2019年4月 -6.3200 10.1192 24 0.0000 X2017年9月 < X2019年4月 *
X2017年9月-X2018年9月 -4.3400 9.4118 24 0.0000 X2017年9月 < X2018年9月 *
X2017年4月-X2018年4月 -3.6400 8.9206 24 0.0000 X2017年4月 < X2018年4月 *
X2017年4月-X2017年9月 -2.0240 7.6917 24 0.0000 X2017年4月 < X2017年9月 *
X2018年9月-X2019年4月 -1.9800 5.9270 24 0.0000 X2018年9月 < X2019年4月 *
X2017年9月-X2018年4月 -1.6160 5.0676 24 0.0000 X2017年9月 < X2018年4月 *
output is over --------------------///

図 15-10　反復測定による分散分析の結果②

信頼区間[4]）が出力されます．どの変数からどの変数を引いた信頼区間かは左列の［pairs］でわかります．下限値がCIPR-L，上限値がCIPR-Uで表示されます．なお，この95％信頼区間が適切な方法か否かは，議論の分かれるところです[1]．

3）図15-10に従って，結果を見ます．まず，①Mendoza《メンドーサ》の多標本球形性検定の結果を見ます．このp値が0.05以上なら通常の『反復測定による分散分析』，このp値が $p<0.05$ なら『Greenhouse-Geisser《グリーンハウス カイザー》の ε《イプシロン》 修正による反復測定分散分析』を見ます．

4)　このプログラムでは，勝手に選択して②に出力します．

5)　結果では① Mendoza の多標本球形性検定の結果が p<0.01 なので，②では Greenhouse-Geisser の ε 修正による反復測定分散分析の結果が出力されています．

6)　②の p 値が 0.05 以上なら『全ての条件（水準）間には有意差なし』で解析は終了です．P<0.05 なら『何れかの条件（水準）間に有意差がある』となり，③多重比較法へ進みます．

7)　③多重比較法は，Shaffer《シェイファー》の修正による対応のある t 検定（略して，Shaffer の方法と呼ぶこともあります）が出力されます．

8)　全ての組み合わせが『p<0.01 で有意差あり』となっています．右列には，どちらの条件の平均が大きいかを不等号で表しています．

これにより，全ての条件間に有意差のあることがわかりました．

2.　Shapiro-Wilk の検定：全てのデータを一度に済ます方法

手順が前後逆になりました．反復測定による分散分析では，いちおうデータが正規分布に従うことを前提にしています．そのため，実は事前に Shapiro-Wilk の検定を行っておく必要がありました[1]．

第 7 章図 7-6 と同様に各条件について正規分布を確認すればよいのですが，条件数が多くなると操作を何度も繰り返さなければならず，結構大変です．

これもまた，R スクリプトを利用すれば，一度に出力できます．

1)　データ名が“第 15 章”であることを前提にします．**図 15-11** ①のように R スクリプト画面に

pair.shapiro(第 15 章)

と入力します．データ名以外は，半角英数です．

2)　入力後はマウスで範囲指定してから，②［実行］ボタンをクリックします．

1　手順を逆に説明したのは，E. のところで述べますが，正規分布に従うかという確認は本当に必要か，疑問をもつからです．

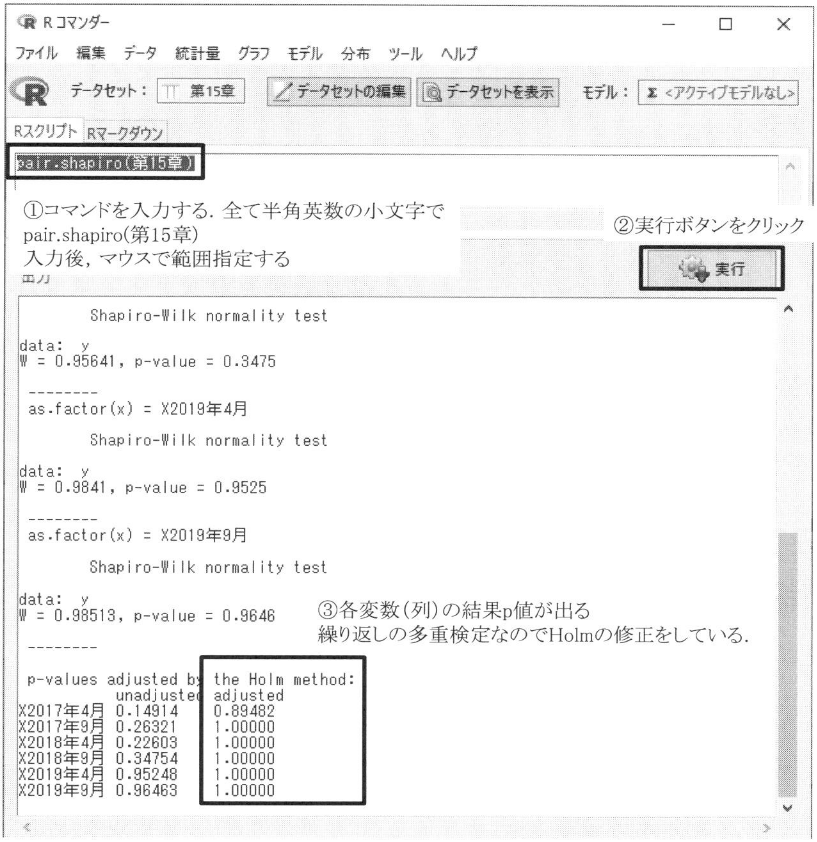
Rコマンダー
ファイル 編集 データ 統計量 グラフ モデル 分布 ツール ヘルプ
データセット： 第15章
データセットの編集
データセットを表示
モデル： Σ <アクティブモデルなし>
Rスクリプト
Rマークダウン
pair.shapiro(第15章)
①コマンドを入力する．全て半角英数の小文字で
pair.shapiro(第15章)
入力後，マウスで範囲指定する
②実行ボタンをクリック
実行
Shapiro-Wilk normality test
data: y
W = 0.95641, p-value = 0.3475
----
as.factor(x) = X2019年4月
Shapiro-Wilk normality test
data: y
W = 0.9841, p-value = 0.9525
----
as.factor(x) = X2019年9月
Shapiro-Wilk normality test
data: y
W = 0.98513, p-value = 0.9646
③各変数(列)の結果p値が出る
繰り返しの多重検定なのでHolmの修正をしている．
----
p-values adjusted by the Holm method:
unadjusted adjusted
X2017年4月 0.14914 0.89482
X2017年9月 0.26321 1.00000
X2018年4月 0.22603 1.00000
X2018年9月 0.34754 1.00000
X2019年4月 0.95248 1.00000
X2019年9月 0.96463 1.00000

図 15-11　R コマンダーで複数列の Shairo-Wilk の検定を行う手順と結果

3）　出力の部分に③結果がでます．［adjusted］という列が，各変数（列）の p 値です．2 回以上の Shapiro-Wilk の検定の繰り返しなので，Holm の修正による Shapiro-Wilk の検定を行っています．$p<0.05$ であれば正規分布に従わないと判断します．

4）　この例では，全て p が 0.05 以上なので，『全ての変数は正規分布に従わないとはいえない』と判断します．ゆえに，反復測定による分散分析を適用できます．

3.　Friedman の検定：データが正規分布に従わない場合の差

もし各条件のデータが正規分布に従わないとしたら，代わりに Friedman《フリードマン》の検定を行います[2].

同じ“第 15 章”のデータを使用して，解析します.

● R コマンダーで Friedman の検定を行う

1）　解析は，メニューを操作せずに R スクリプトのみ使用します.

2）　データ名は“第 15 章”として説明します．もし，データが“Dataset”などのように別の名前の時はコマンド内の“第 15 章”をデータ名に置き換えるだけです.

3）　図 15-12 ①の①［統計量］—②［ノンパラメトリック検定］—③［フリードマンの順位和検定］を選びます.

4）　新たに出てきたダイアログボックスの④［繰り返しのある変量（2 つ以上選択)］の枠から，比較したい変数全てをクリックして選びます.

5）　クリックで複数選択するときは，キーボードの Ctrl キーを押しながらクリックします.

6）　⑤ OK ボタンをクリックします.

結果は図 15-13 のように出力されます．最下行の［p-value］が結果です．p=2.2e-16 なので，p<0.01 で，『全変数の何れかの間に有意な差がある』と判断します.

次は，具体的にどの変数とどの変数に差があるかを多重比較法で検定します．多重比較法の名称はそれぞれ異なりますが，まず全体で差があるかを検定してから，有意な差があったときは，さらに多重比較法で検定する手順は，1 元配置分散分析，反復測定による分散分析と同じです.

Friedman の検定の後は，Holm の修正による Wilcoxon の符号付順位検定を行います.

1）　Holm の修正による Wilcoxon の符号付順位検定もメニューを操作せずに R スクリプト

2　後にも述べますが，この選択法は正しいかどうかは不明です.

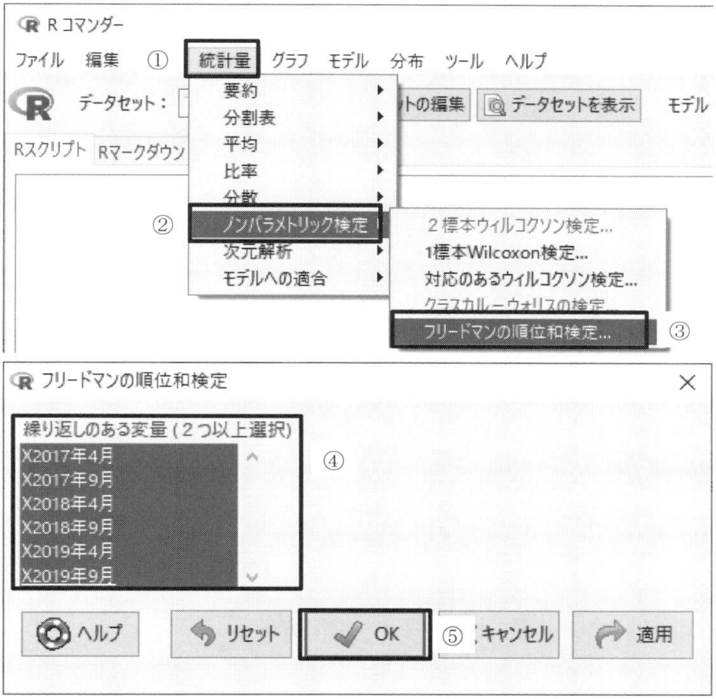

図 15-12　R コマンダーによる Friedman の検定の手順

出力

```
+   strip.white=TRUE)

> local({
+   .Responses <- na.omit(with(Dataset, cbind(X2017年4月, X2017年9月
+   X2018年9月, X2019年4月, X2019年9月)))
+   cat("¥nMedians:¥n")
+   print(apply(.Responses, 2, median))
+   friedman.test(.Responses)
+ })

Medians:
X2017年4月 X2017年9月 X2018年4月 X2018年9月 X2019年4月 X2019年9月
      29.9       32.4       33.9       37.5       40.2       42.1

        Friedman rank sum test

data:  .Responses
Friedman chi-squared = 120.2, df = 5, p-value < 2.2e-16
```

ここがp値　p=2.2e-16＝0.0000…0016

図 15-13　R コマンダーによる Friedman の検定の結果

のみ使用します.

2) データ名は“第 15 章”として説明します．もし，データが“Dataset”などのように別の名前の時はコマンド内の“第 15 章”をデータ名に置き換えるだけです.

図 15-14 の①のように R スクリプトに

holm.test（第 15 章）

と入力します．入力後，マウスで範囲指定します.

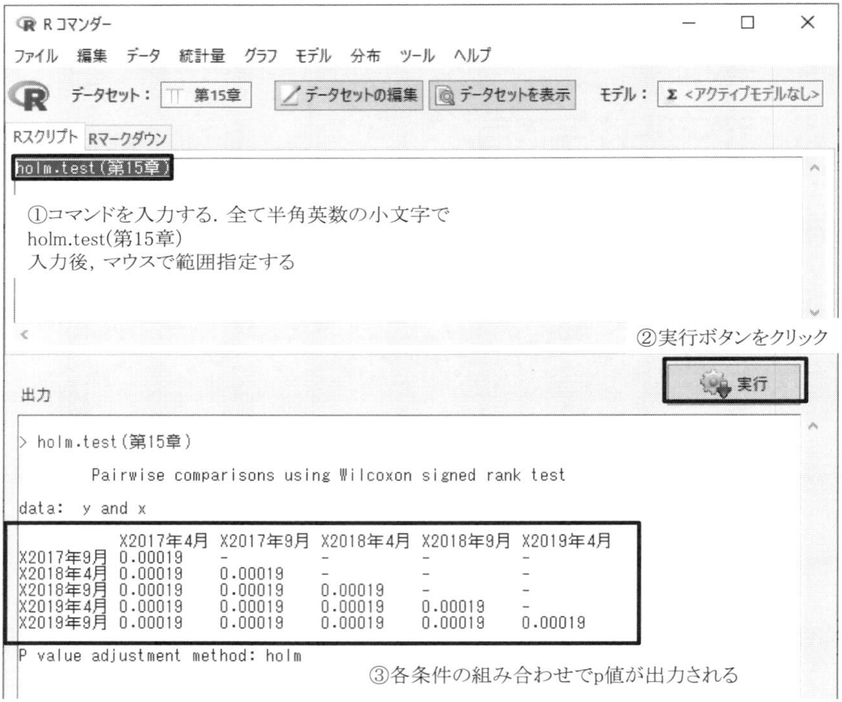
R コマンダー
ファイル 編集 データ 統計量 グラフ モデル 分布 ツール ヘルプ
データセット： 第15章
データセットの編集
データセットを表示
モデル：
Σ <アクティブモデルなし>
Rスクリプト
Rマークダウン
holm.test(第15章)
①コマンドを入力する．全て半角英数の小文字で
holm.test(第15章)
入力後，マウスで範囲指定する
②実行ボタンをクリック
実行
出力
> holm.test(第15章)
Pairwise comparisons using Wilcoxon signed rank test
data: y and x
X2017年4月 X2017年9月 X2018年4月 X2018年9月 X2019年4月
X2017年9月 0.00019 - - - -
X2018年4月 0.00019 0.00019 - - -
X2018年9月 0.00019 0.00019 0.00019 - -
X2019年4月 0.00019 0.00019 0.00019 0.00019 -
X2019年9月 0.00019 0.00019 0.00019 0.00019 0.00019
P value adjustment method: holm
③各条件の組み合わせでp値が出力される

図 15-14 R コマンダーで Holm の修正による Wilcoxon の符号付順位検定の手順と結果

3) その後，②［実行］ボタンをクリックします

4) 結果が，③の出力部分に出ます．全ての組み合わせの検定後の p 値が出力されます.

5) この例では，全て，p=0.00019 となっています．問題が起きているわけではありません．全ての組み合わせで『p<0.01 で有意差あり』となります.

C. R コマンダーによる反復測定データのエラーバーグラフを描く手順

エラーバーグラフは，R コマンダーメニューの［グラフ］—［平均のプロット］で出力できるのですが，対応のある変数のエラーバーグラフは簡単に出力できません．

もしどうしても出力したいときは，またまた R スクリプトを利用します．「スクリプトは面倒だ…」という人は Excel を利用して描いた方がよいかもしれません．念のため，R スクリプトを利用した出力方法を説明します．

1) 図 15-15 ① R スクリプトのところに

errorbar(第 15 章)

と入力します．

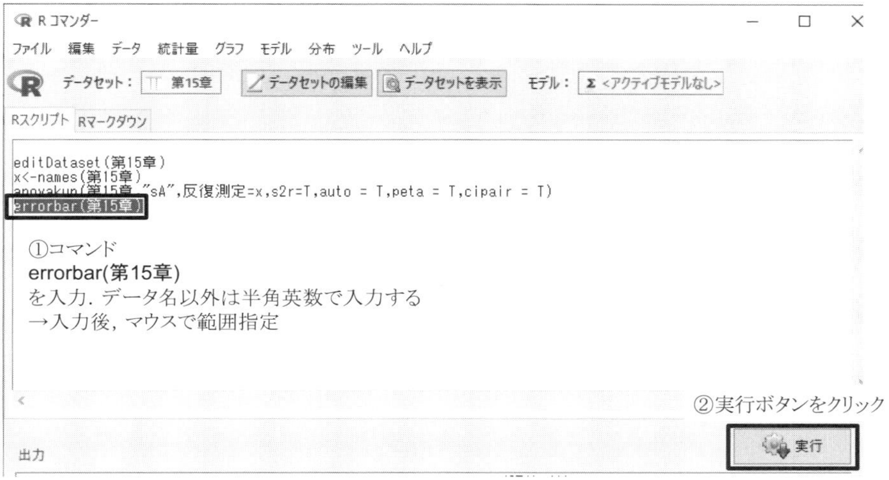
R コマンダー
ファイル 編集 データ 統計量 グラフ モデル 分布 ツール ヘルプ
データセット： 第15章
データセットの編集
データセットを表示
モデル： Σ <アクティブモデルなし>
Rスクリプト
Rマークダウン
editDataset(第15章)
x<-names(第15章)
anovakun(第15章,"sA",反復測定=x,s2r=T,auto = T,peta = T,cipair = T)
errorbar(第15章)
①コマンド
errorbar(第15章)
を入力．データ名以外は半角英数で入力する
→入力後，マウスで範囲指定
②実行ボタンをクリック
実行
出力

図 15-15　エラーバーグラフの出力

2) 入力後，マウスで入力部分だけ範囲指定して，②［実行］ボタンをクリックします．

3) RGui の画面にエラーバーグラフが出力されます（図 15-16）．このグラフでは，横軸のラベルが，1，2，3，…と数字になっています．これらは，生データの 1 列目，2 列目，3 列目，…という意味です．

4) グラフを右クリック，メタファイルにコピーして，パワーポイントで編集すれば，いろ

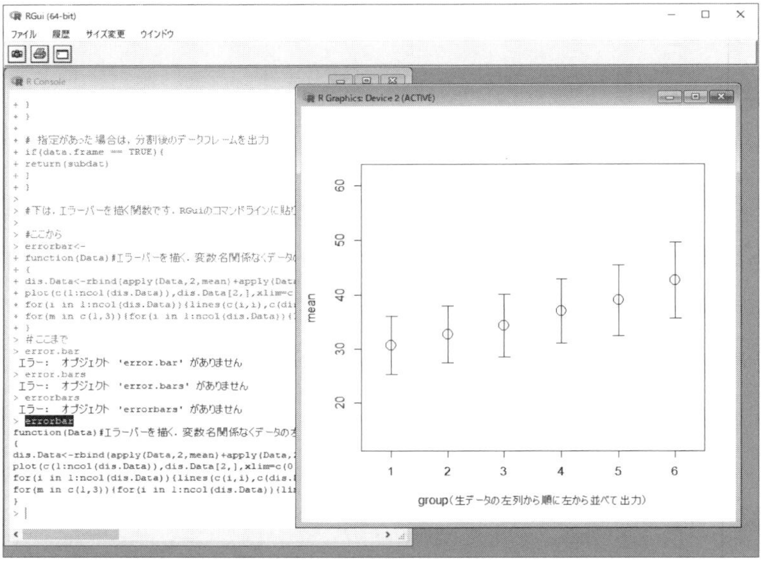
RGui (64-bit)
ファイル 履歴 サイズ変更 ウインドウ
R Console
+ }
+ }
+
+ # 指定があった場合は，分割後のデータフレームを出力
+ if(data.frame == TRUE){
+ return(subdat)
+ }
+ }
>
> #下は，エラーバーを描く関数です．RGuiのコマンドラインに貼
>
> #ここから
> errorbar<-
+ function(Data)#エラーバーを描く．変数名関係なくデータ
+ {
+ dis.Data<-rbind(apply(Data,2,mean)+apply(Dat
+ plot(c(1:ncol(dis.Data)),dis.Data[2,],xlim=c
+ for(i in 1:ncol(dis.Data)){lines(c(i,i),c(di
+ for(m in c(1,3)){for(i in 1:ncol(dis.Data)){
+ }
> #ここまで
> error.bar
エラー: オブジェクト 'error.bar' がありません
> error.bars
エラー: オブジェクト 'error.bars' がありません
> errorbars
エラー: オブジェクト 'errorbars' がありません
> errorbar
function(Data)#エラーバーを描く．変数名関係なくデータの
{
dis.Data<-rbind(apply(Data,2,mean)+apply(Data,
plot(c(1:ncol(dis.Data)),dis.Data[2,],xlim=c(0
for(i in 1:ncol(dis.Data)){lines(c(i,i),c(dis.
for(m in c(1,3)){for(i in 1:ncol(dis.Data)){li
}
>
R Graphics: Device 2 (ACTIVE)
mean
20
30
40
50
60
1
2
3
4
5
6
group（生データの左列から順に左から並べて出力）

図 15-16　出力されたエラーバーグラフ

いろと変更できます．

D. 球形性の検定について

球形性とは，各条件間の分散が等しいかどうか[3]を検定する手法です．反復測定の分散分析では，この球形性が保証されないとなりません．そこで，差を見たい条件が3つ以上のときには，事前にMauchly《モークリー》の球面性検定を行って，球形性が成立するかを判断します．詳細は千野 (5) による論文を参考にして下さい．

本章ではMauchlyの球面性検定の代わりにMendozaの多標本球面性検定を出力します．どちらが正しいとは断言できませんので，どちらでも構わないのですが，ここでは応用性の高いMendozaの多標本球面性検定を使用しています．

3　この表現は正しくないですが，理解しやすくするためにかなり端折って説明しています．

もし，Mendozaの多標本球面性検定で$p<0.05$になったときに，反復測定の分散分析による結果をそのまま解釈するには差が出やすくなるので，Greenhouse-Geisserのε修正による反復測定分散分析を参考にします．この点についても議論されているところで，Greenhouse-Geisserのε修正の結果がふさわしいといえるかとか，他の指標がよいとか，いくつかの判断指標を組み合わせるGreenhouse-Geisserの3段階手続き[5]という方法も考案されています（図15-17）．

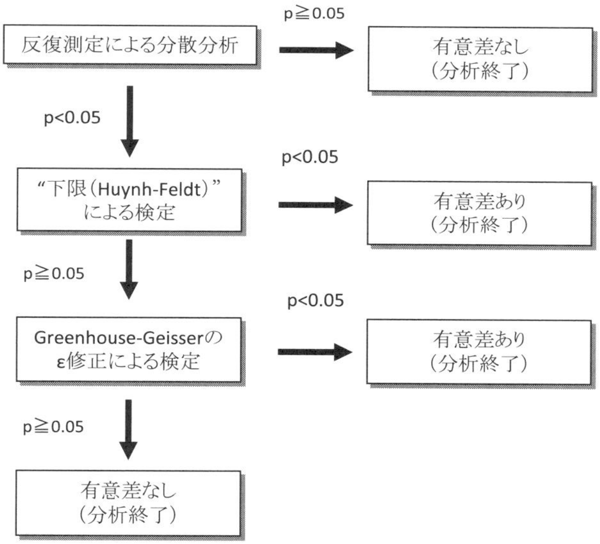

図15-17　反復測定の分散分析におけるGreenhouse-Geisserの3段階手続き

また，使い分けの基準として$p<0.05$でよいか，そもそもMendozaの多標本球面性検定は行わずに全てのケースでGreenhouse-Geisserのε修正をした方がよいという意見もありますので，どの方法が正しいとは言い切れない現状です．

そうしたなかでの，本章ではMendozaの多標本球面性検定で$p<0.05$になったときに，Greenhouse-Geisserのε修正を行うルールで検定を進めています．必ずしも推奨された方法ではないことに留意してください．

E. 反復測定による分散分析と Friedman の検定との関係について

反復測定による分散分析は，他の分散分析と同様に対象となるデータが正規分布に従うことが前提となり，正規分布に従わないときは，Friedman の検定で代用しました．

しかし，そもそも Friedman の検定が反復測定による分散分析のノンパラメトリックな手法[4]として認められるかどうかは不明です．不明なので，Friedman の検定を使用しなければ間違いというわけではないですし，使用したから正解というわけでもありません．

それでは，正規分布しないデータに対して反復測定による分散分析は適用しても間違いはないのかという疑問ですが，それも曖昧なところです．

いずれにしてもこの章で行っている検定の手順については，絶対に正しい方法はありません．考え方の異なる人が居てもおかしくないという現状も覚えておいてください．

F. 多重比較法の使い分けについて

いままで①1元配置分散分析，② Welch の補正による1元配置分散分析，③ Kruskal-Wallis の検定，④反復測定による分散分析，⑤ Friedman の検定のそれぞれで，有意差が見られた後は，多重比較法を行いました．

わかりにくいので，**表 15-2** にまとめてみました．知識の整理をしておきましょう．

表 15-2　多群・多変数の差の検定と多重比較法

群または変数全体の差の検定	正規分布	等分散性	次に行う多重比較法
1元配置分散分析	する	する	Tukeyの方法
Welchの補正による1元配置分散分析	する	しない	Games-Howellの方法
Kruskal-Wallisの検定	しない	−	Steel-Dwassの方法
反復測定による分散分析	する	−	Shafferの修正による対応のあるt検定†
Friedmanの検定	しない	−	Holmの修正によるWilcoxonの符号付順位検定†

† Bonferoni，Holm，Shafferの修正のうちどれを使っても良い．Rコマンダーでは，それぞれShaffer，Holmの修正で行わざるを得ないだけである．Bonferoni＞Holm＞Shafferの修正の順に有意差が出にくく，利用できるなら，常にShafferの方法が推奨される．Bonferoniの方法は，差が出にくくなる欠点があり，他の方法が使えないときに限った方が良い．

4　ノンパラメトリックな手法とは，データが正規分布しないときに使用する統計的検定，統計的解析法の総称となります．対して，正規分布に従う統計的検定，統計的解析法の総称はパラメトリックな手法と呼ばれます．

G. 検定結果の記載例

- **検定手順の記載例**

2017年4月から2019年9月にかけて，25名の中学生を対象に体重を測定した．各年ごとに4月と9月，合計6回繰り返し測定した．この間で体重は変化しているかどうかを検定する．

まず，Shapiro-Wilk検定により全変数が正規分布しているか否かを検定した．何れかの変数が正規分布に従わないときはFriedmanの検定を適用し，有意な差が認められた後に，多重比較法としてHolmの修正によるWilcoxonの符号付順位検定を適用した．

正規分布に従うとみなされた時は，Mendozaの多標本球形性検定によって球形性が保たれているかいないか検定する．Mendozaの多標本球形性検定で有意な結果（$p<0.05$）が得られた時はGreenhouse-Geisserのε修正による反復測定分散分析を適用し，それ以外の時は反復測定による分散分析を適用した．分散分析で有意差が見られた時は，どの条件とどの条件に差があるかをShafferの修正による対応のあるt検定で検定した．全ての検定の有意水準は$p=0.05$とした．

検定の手順は，できるだけ具体的に記載する方がよいでしょう．ただし学会抄録などで字数制限があるときは，最終的に適用した検定名を記載するだけでもよいと思います．

2017年4月から2019年9月にかけて定期的に体重を合計6回繰り返し測定し，変化しているかどうかを反復測定による分散分析で検定した．有意差が見られたときは，次にShafferの修正による対応のあるt検定で検定で検定した．

かなり省略されますので，あくまで最低限の記述です．使用した分散分析（またはFriedman検定）の名称と多重比較法の名称を記載します．

結果は，

検定の結果，全群は正規分布に従わないとはいえず，Mendozaの多標本球形性検定によって有意に球形性が保たれていなかったので，Greenhouse-Geisserのε修正による反復測定の分散分析を適用したところ，有意差が見られた（図15-10）．

Shafferの修正による対応のあるt検定の結果，全ての条件間に有意差が認められた（$p<0.01$；図15-10）．

分散分析の結果は，p値のみの提示でも問題ありません．表はあまり詳しく記載する必要はありません．

Tukeyの多重比較法の結果は，群が多いときは図15-14のような表にした方が理解しやすいと思います．

参考文献・WEB等

(1) 本書のwebページ：https://personal.hs.hirosaki-u.ac.jp/pteiki/research/stat5/index.html

(2) ANOVA君－井関龍太のページ：
http://riseki.php.xdomain.jp/index.php?ANOVA%E5%90%9B.　（2020年2月）

(3) 第15章反復測定分散分析－本書のwebページ：
https://personal.hs.hirosaki-u.ac.jp/pteiki/research/stat5/menu15.html

(4) Franz VH, Loftus GR: Standard errors and confidence intervals in within-subjects designs: Generalizing Loftus and Masson (1994) and avoiding the biases of alternative accounts. Psychonomic Bulletin & Review 19(3)：395-404,2012.

(5) 千野直仁：行動研究における反復測定デザインANOVAの誤用-I．愛知学院大学心身科学部紀要 9：45-54，2013.

索　引

■数　字

■欧　字

■ア　行

■カ　行

■サ　行

■タ　行

■ナ・ハ行

■マ・ヤ・ラ行

■著者紹介

対馬《つしま》 栄輝《えいき》

学 歴　1991 年　弘前大学医療技術短期大学部理学療法学科卒業
　　　　2000 年　弘前大学大学院理学研究科情報科学専攻（統計学，データ解析学）修了
　　　　2006 年　弘前大学大学院医学研究科（公衆衛生学講座）修了

職 歴　1991 年　津軽保健生活協同組合健生病院勤務
　　　　1997 年　弘前大学医療技術短期大学部理学療法学科（助手）
　　　　2000 年　弘前大学医学部保健学科理学療法学専攻（助手）

現 在　弘前大学大学院保健学研究科健康支援科学領域老年保健学分野（教授）
　　　　医学博士，理学修士，理学療法士，運動器専門理学療法士

所属学会　日本理学療法士協会，日本運動器理学療法学会，日本股関節学会，
　　　　日本老年医学会，日本公衆衛生学会，理学療法科学会

著 書　『医療系研究論文の読み方・まとめ方』（2010，東京図書）
　　　　『医療系データのとり方・まとめ方 第 2 版』（2021，東京図書（共著））
　　　　『よくわかる医療統計』（2015，東京図書）
　　　　『SPSS で学ぶ医療系データ解析 第 2 版』（2016，東京図書）
　　　　『SPSS で学ぶ医療系多変量データ解析 第 2 版』（2018，東京図書）

●カバーデザイン＝山崎幹雄デザイン室

R《アール》コマンダーで簡単《かんたん》！　医療系《いりょうけい》データ解析《かいせき》

2021年 4 月25日　第 1 刷発行
2023年10月25日　第 2 刷発行

著 者　対馬 栄輝
発行所　東京図書株式会社
〒 102-0072　東京都千代田区飯田橋 3-11-19
振替 00140-4-13803　電話 03(3288)9461
http://www.tokyo-tosho.co.jp/

ISBN 978-4-489-02358-3